Les Indiscrétions de l'Histoire

TROISIÈME SÉRIE

DU MÊME AUTEUR

Marat inconnu.
Balzac ignoré.
Napoléon jugé par un Anglais.
Les Curiosités de la médecine.

Le Cabinet secret de l'Histoire. 4 volumes.
Les Indiscrétions de l'Histoire, 2 volumes.
Les Morts mystérieuses de l'Histoire, 1 volume.
Remèdes d'autrefois. 1 volume.

Poisons et Sortilèges, 2 volumes.
La Névrose révolutionnaire, 1 volume.

Remèdes de bonnes femmes (en collaboration avec
le Dr Barraud).
Les Morts mystérieuses de l'Histoire, 2e série.
Les Curiosités du corps humain.
Les Curiosités historiques de la médecine.

DOCTEUR CABANÈS

Les Indiscrétions de l'Histoire

TROISIÈME SÉRIE

MŒURS D'AUTREFOIS : LE NOEUD DE L'AIGUILLETTE. — LES CAUSES GRASSES A L'ANCIEN PARLEMENT. — LA RECHERCHE DE LA PATERNITÉ AU TEMPS JADIS.

PROBLEMES MÉDICO-HISTORIQUES : QUEL FUT LE POISON DONNÉ A SOCRATE ? — COMMENT EST MORT ALEXANDRE LE GRAND ? — LA MALADIE SECRÈTE DE CALVIN. — UNE HYSTÉRIQUE COURONNÉE : LA REINE CHRISTINE DE SUÈDE. — NAPOLÉON Ier ÉTAIT-IL ÉPILEPTIQUE ? — LES DERNIERS MOMENTS DU DUC DE BERRY. — UNE SULTANE FRANÇAISE.

VARIÉTÉS RÉVOLUTIONNAIRES : A QUI DOIT-ON IMPUTER LA MORT DE LAVOISIER ? — LA RÉPUBLIQUE N'A PAS BESOIN DE SAVANTS. LE MOT ET LA CHOSE. — UNE INFIRMERIE-PRISON SOUS LA TERREUR.

PARIS

ALBIN MICHEL, ÉDITEUR

59, RUE DES MATHURINS, 59

MŒURS D'AUTREFOIS

LES INDISCRÉTIONS DE L'HISTOIRE

(*Troisième série*)

LE NOEUD DE L'AIGUILLETTE

I

Une reine de Perse, voyant qu'on « *tourmentait* » un cheval, demanda ce qu'on lui faisait ; on lui répondit, avec force périphrases, qu'on voulait le rendre *hongre*. — « Que de mal on se donne ! répliqua-t-elle ; faites-lui boire du café, et vous arriverez au résultat que vous cherchez (1). »

On connaît la fameuse thèse soutenue, en 1695, à la Faculté de médecine de Paris, et dont l'auteur prouvait jusqu'à l'évidence que l'habitude du café rendait

(1) *Improvisateur*, t. III, p. 397. Le café est accusé, depuis longtemps, de produire de pareils effets. Cf. LINNÉ, dans sa dissertation *Potus coffeæ*, Amœn. acad., t. VI. MURRAY (*Apparat. medic.*, t. I, p. 565) cite en preuve le témoignage d'OLÉARIUS, *Itinerar persic.*, p. 578, et de HECQUET, *Traité des Dispenses de Carême*, Paris, 1709, p. 495, livre dévot qu'on lisait au réfectoire des religieuses à Port-Royal. Celles-ci se montrèrent si scandalisées de certains détails, que l'auteur dut les supprimer dans les éditions ultérieures.

les hommes inhabiles à engendrer, et les femmes à concevoir.

Pour justifier cette propriété attribuée au café, de rendre frigides ceux qui en font abus, on cite l'exemple de Voltaire, qui, on le sait, usait plus que de raison de cet excitant cérébral, ce qui ne l'empêcha pas d'atteindre un âge avancé, mais ce qui l'aurait, d'assez bonne heure, considérablement refroidi à l'égard du sexe.

Il ne s'en montrait pas moins fort jaloux des femmes qu'il aimait, témoin Mme du Châtelet. Un des biographes les plus autorisés du philosophe a rapporté une curieuse conversation, au cours de laquelle Mme du Châtelet, rappelant à Voltaire son « insuffisance » finit par lui faire accepter d'avoir pour suppléant son ami Saint-Lambert, de préférence à un étranger. Voltaire se laissa persuader, et un nouveau ménage à trois s'établit de ce jour-là. C'est la même Mme du Châtelet qui, se trouvant enceinte du fait de Saint-Lambert, s'était rapprochée, pendant quelques jours, de son mari, pour obtenir de son époux au moins l'apostille. — Quel besoin a-t-elle donc, dit un mauvais plaisant, d'aller voir son mari ? — Sans doute une envie de femme grosse, riposta une autre bonne langue.

Cette réputation anaphrodisiaque du café est d'ailleurs fort ancienne. Quelques auteurs ont même nommé le café *potus caponum* liqueur des chapons.

L'alcool, qui a eu longtemps la réputation d'augmenter les désirs, n'aurait cette action que d'une façon tout à fait éphémère : « Il diminue la résistance aux tendances perverses (Marie Manacéine, Forel, etc.), qui sont plutôt liées à l'impotence ; l'absence de désirs vient bientôt.

« Dans l'alcoolisme, comme dans la neurasthénie en général, les désirs sexuels sont quelquefois augmentés pour un temps, mais la puissance est généralement diminuée (1. »

Le tabac a été également incriminé ; le docteur Le Juge de Segrais s'est chargé du réquisitoire contre l'herbe à Nicot. Ce confrère tabacophobe a nettement accusé la cigarette de produire l'anaphrodisie, et il a rapporté à l'appui plusieurs faits tirés de sa pratique personnelle. Dans plusieurs de ces cas, il a suffi de conseiller aux malades de cesser de fumer, pour voir leur appétit vénérien revenir (2.

N'est-il pas à propos de rappeler que l'on trouve mentionnée cette curieuse propriété du tabac dans un

(1. FÉRÉ, *l'Instinct sexuel.*

(2. M. Le Juge de Segrais a rappelé, à ce propos, les expériences faites par M. Georges Petit, secrétaire général de la *Société contre l'abus du tabac*, sur un grand nombre d'animaux, chiens, cobayes, lapins, qui furent les uns, soumis à l'action de la fumée de tabac, les autres nourris de feuilles de tabac, d'autres traités par des lavements à la nicotine. Il en résulta, chez quelques-uns, une intoxication aiguë, et leurs testicules furent trouvés congestionnés, les tubes séminifères étant le siège d'une prolifération cellulaire abondante et d'une desquamation épithéliale. Chez d'autres, on observa une intoxication

livre du seizième siècle (1), dont l'auteur rapporte qu'en Amérique, les femmes s'abstiennent de l'usage du tabac (2), parce qu'elles croient qu'il empêche la conception et les désirs charnels ?

On comprend mieux que les lésions de la moelle épinière, qui affectent directement ou indirectement le centre génital, puissent produire cette anesthésie spéciale, qu'on observe encore dans certains cas de lésions de l'écorce du cerveau, notamment dans la paralysie générale progressive.

Ce que réalisent des lésions grossières et permanentes de l'écorce, des troubles de nutrition peuvent le reproduire, comme on le voit dans l'hystérie, l'hypocondrie, la mélancolie (Féré). Mais c'est surtout dans la neurasthénie, ou plutôt dans les *états neurasthéniques* (3), que s'observe une diminution

chronique : chez ceux-ci, les testicules étaient atteints de sclérose atrophique, les vésicules séminales étaient flétries et l'on n'y pouvait découvrir un seul spermatozoïde.

(1) Ce livre a été publié, en 1558, par un explorateur français, André Thevet, sous ce titre : « *Les singularitez de la France antarctique autrement nommée Amérique et de plusieurs terres et isles découvertes de notre temps* ».

(2) On avait remarqué, il y a déjà longtemps, que son emploi trop abusif, en poudre, en mastication, ou en fumée, est contraire à la fonction sexuelle, comme les autres plantes solanées. (*Ephem. nat. cur.*, déc. III, an. I, obs. 4, et *Nov. act. nat. cur.*, t. IV, obs. 59.)

(3) Cf., dans la *Revue internationale de médecine et de chirurgie*, 1903 (ou 1902), une clinique du docteur Lemoine sur « les états neurasthéniques ».

marquée de l'activité génitale. Ces malades sont sensibles, plus que tous les autres, à la suggestion sexuelle et restent en inhibition : ils éprouvent, comme on l'a dit, une véritable *syncope génitale* 1), quand ils ont l'appréhension de ne pas arriver à leurs fins, soit parce qu'ils ont échoué peu auparavant, soit parce qu'ils pensent trop à l'acte qu'ils vont accomplir.

Tardieu a conté l'histoire d'un individu qui avait beaucoup de mal à arriver au résultat désiré, mais qui, une fois cependant, avait réussi complètement. Il se trouvait alors dans une mansarde et avait aperçu, pendu à la fenêtre d'en face, un bonnet de femme qui séchait ; pendant la consommation de l'acte sexuel, son attention avait été attirée sur ce bonnet, et c'est ce qui lui avait permis de réussir. Or, depuis cette époque, toutes les fois qu'il voulait se livrer à la même manœuvre, il se munissait d'un bonnet, qu'il accrochait dans un coin de la chambre.

Nous en avons assez dit pour montrer que la neurasthénie se trahit souvent par des troubles de la sexualité, plus fréquents chez l'homme que chez la femme. Ces troubles consistent principalement en une excitabilité excessive, coïncidant avec une impuissance d'abord relative, quelquefois absolue, et s'accompagnant de perversions diverses.

1. Le mot a été créé par le docteur Marc, médecin de Louis-Philippe.

II

Les anciens (1), ne sachant qui rendre responsable
de ces défaillances imprévues, que des hommes, en
apparence vigoureux, éprouvaient temporairement,
eurent tôt fait de les attribuer à quelques maléfices,
à quelque herbe malfaisante, que l'infortuné avait dû
absorber à son insu. Certaines femmes passaient à
leurs yeux pour rendre les hommes impropres au service de Vénus, grâce à des sortilèges dont elles déte-
naient le secret. Ces sortilèges, Platon va nous dire
ce que les Grecs désignaient sous ce nom.

Dans le livre II des *Lois*, le philosophe conseille
à ceux qui se marient, de prendre garde à ces charmes
ou ligatures, qui troublent la paix des ménages, et
dans le livre IX il ajoute, qu'il y a une espèce de
maléfices qui, « grâce à certains prestiges d'enchantements et de ce qu'on nomme ligature, persuadent
à ceux qui ont l'intention de faire du mal aux autres,
qu'ils peuvent en faire par là, et à ceux-ci, qu'en
usant de ces sortes de maléfices, on leur nuit réellement. »

Il est très difficile, ajoute-t-il prudemment, de
savoir exactement ce qu'il y a de vrai en cela, et

(1) Voyez l'histoire d'Amasis, dans Hérodote, l. II, par. 181,
p. 131, édit. Didot, et Pétrone, fragment CXXVIII.

quand on le saurait, il ne serait pas plus aisé de convaincre les autres. Il est même inutile d'essayer de prouver à certains esprits fortement prévenus, qu'ils n'ont pas à s'inquiéter de « petites figures de cire », qu'on aurait mises soit à leur porte, soit dans les carrefours ou sur le tombeau de leurs ancêtres, et de les engager à en faire mépris, parce qu'ils ont une foi confuse à la vertu de ces maléfices...

« Celui qui se sert de charmes, d'enchantements et de tout autre maléfice de cette nature, pour nuire par de tels prestiges, s'il est devin ou versé dans l'art d'observer les prodiges, *qu'il meure*.

« Si, n'ayant aucune connaissance de ces arts, il est convaincu d'avoir usé de maléfices, le tribunal décidera ce qu'il doit souffrir dans sa personne ou dans ses biens. »

Platon admettait, dans certains cas, les circonstances atténuantes ; mais les Athéniens, qui avaient les sorciers particulièrement en horreur, les condamnaient le plus souvent à mort, sans même recourir aux formes employées dans le jugement des autres citoyens (1).

« Que dois-je croire ? s'écrie Tibulle, au sortir sans doute de chez une de ces *sagæ*, sorcières, devineresses ou avorteuses, prêtes en un mot pour toutes les louches besognes : elle m'a dit qu'elle pouvait

____

1 Docteur J. REGNAULT. *La Sorcellerie*. p. 44-45.

paralyser mon amour par ses enchantements et par ses philtres. » Et le poète était moins rassuré qu'il ne voulait le paraître.

Infortuné Tibulle ! sa mésaventure mérite d'être contée.

Son amie, Délie, étant tombée malade, le voilà tout en émoi. Ce n'était pourtant rien de grave, à en juger par l'efficacité du traitement qu'il mit en pratique : trois fois autour de la couche de la belle, il « promena » le soufre purificateur. Après qu'une vieille eut prononcé ses incantations magiques, il écarta les songes funestes, en offrant aux dieux un pieux tribut de farine et de sel. La guérison s'en suivit.

Mais le poète devait être bien mal récompensé de ses soins, tant il est vrai que l'ingratitude est de tous les temps : la volage Délie, à peine rétablie, se mit à le tromper à bouche que veux-tu, et Tibulle de se lamenter, de maudire la perfide :

« Plus d'une fois, avoue-t-il, je serrai une autre femme dans mes bras, mais, au moment heureux, Vénus me rappelait Délie et trahissait mon ardeur. Alors, cette belle abandonnait ma couche, disant *qu'on m'avait jeté un sort*, et, j'en rougis, elle racontait ma honteuse aventure (1. »

Tibulle, en un mot, se croyait *enchanté*, et cette

(1) Nous venons d'emprunter la traduction de Ménière, mais nous donnons ci-contre le texte même, pour les lecteurs épris de latinité :

autosuggestion suffisait à paralyser son essor génital.

Ovide s'était trouvé dans la même position fâcheuse que son ami Tibulle auprès de sa maîtresse Corinne. Mais c'était tout à fait contraire à ses habitudes, et il a bien soin d'y insister, pour qu'aucun doute ne reste dans nos esprits. Il n'était, à l'entendre, qu'un poison subtil pour avoir produit en lui un tel changement, à moins qu'on ne l'eût envoûté.

Un envoûtement, déjà ?

Nous vous avons mis sous les yeux le passage de Platon où il est question de « figures de cire » ; mais Ovide est plus explicite encore. Lisez plutôt :

« Est-ce la vertu magique d'un poison thessalien qui engourdit aujourd'hui mes membres ? Est-ce un enchantement, une herbe vénéneuse, qui me réduit à un si triste état ; *ou une sorcière aurait-elle gravé mon nom sur de la cire rouge*, et m'aurait-elle enfoncé des aiguilles minces dans le foie (1) ? »

Ceci semble bien prouver qu'au temps d'Ovide, les « enchanteurs » avaient recours à une figure de cire. Ils l'entouraient de cordons ou de rubans de différentes couleurs, puis prononçaient sur sa tête

> *Sæpe aliam tenui : sed jam, quum gaudia adirem,*
> *Admonuit dominæ deseruitque Venus*
> *Tunc me devotum descendens femina dixit.*
> *Et pudet, et narrat scire, nefanda mea.*

(1) Ovide, *les Amours*, liv. III, élég. VII.

des conjurations, en serrant les cordons l'un après l'autre.

Ovide s'abusait évidemment, et Tibulle, si inquiet pour son propre compte, trouve, pour le rassurer, des arguments très plausibles.

« Ce n'est pas, lui dit-il, un enchantement, ce ne sont pas des herbes malfaisantes qui t'ont ensorcelé pendant la nuit. La véritable cause de ton malheur, c'est d'avoir trop souvent touché le corps de ta maîtresse, de l'avoir tenu dans des embrassements trop prolongés, de t'être plu à son contact. »

La raison que donne Tibulle de la frigidité passagère d'Ovide nous paraît des plus acceptables. Quelques jours ou plutôt quelques nuits de repos auraient suffi pour amener la guérison. Mais on croyait, en ce temps-là, qu'on était *lié* ou *noué*, et, pour conjurer le maléfice, qu'il fallait se soumettre à certaines pratiques.

Ces pratiques, nous les connaissons, en partie du moins, grâce à Apulée, qui nous en a laissé une curieuse description dans ses *Métamorphoses*.

« Prenez, écrit le philosophe, sept tiges de pied-de-lion, séparées de leurs racines, et faites-les bouillir dans l'eau au déclin de la lune. Lavez le patient avec cette eau, à l'entrée de la nuit, devant le seuil de sa porte hors de sa maison ; et lavez-vous-en aussi, vous qui lui rendez cet office. Brûlez ensuite de l'herbe d'aristoloche, parfumez-en l'homme et rentrez tous deux à la maison, sans regarder derrière vous. et il sera incontinent délivré ou délié (1). »

Le procédé était relativement facile à mettre en pratique ; celui qu'indique Pétrone (2) était plus compliqué. C'est toute une scène de magie à laquelle « l'arbitre des élégances » va nous faire assister.

« La vieille tire de son sein un réseau, tout bigarré de fil retors, qu'elle attache autour de son cou. Ensuite, elle pétrit avec sa salive la poussière qu'elle prend sur le doigt du milieu, et, malgré ma répugnance, mon front en est stigmatisé. Elle invoque le dieu des jardins et m'ordonne de cracher trois fois, de jeter par trois fois dans mon sein de petits cailloux qu'elle a magiquement préparés et teints de pourpre ; puis ses mains interrogent l'organe malade.

« Celui-ci, plus prompt que la parole, obéit à l'appel et remplit les mains de la vieille. Alors, tressaillant de joie : « Tu vois, dit-elle, tu vois... mais ce n'est pas pour moi que j'ai fait lever le lièvre. » Lever le lièvre est plutôt joli. Après cela, Pétrone pouvait se dire... un fameux lapin !...

(1) APULÉE. De herbarum virtutibus historia.
(2) Satyricon. CXXXI.

III

Alfred de Vigny et Michelet, chacun de leur côté, se rappelant les curiosités indiscrètes de l'Eglise, l'analyse approfondie qu'elle a faite des passions et en particulier de l'amour, ont pu dire, le premier, que le roman « est né de la confession » ; le second, que *Manon Lescaut*, ce type des romans pervers, n'était rien autre chose qu'un commentaire des cas de conscience. Louis Ulbach, qui rappelle ces deux opinions d'auteurs célèbres, y ajoute une remarque assez singulière : tous les papes, dit-il, qui ont mis le nez dans ces questions légèrement scabreuses, se trouvent marqués du chiffre 3. Ce sont, en effet, Grégoire III, Alexandre III, Luce III, Innocent III, Célestin III, Honorius III. Ce nombre impair, qui plaît aux dieux, aurait-il donc une vertu spéciale, pour rendre les papes particulièrement experts à résoudre ces sortes de problèmes ?

Ce nombre 3 semble avoir été une véritable obsession pour les souverains de l'Eglise. Ainsi, selon les théories canoniques, la femme n'a de chance d'obtenir la nullité du mariage, quand même elle prouverait sa virginité, que si son mari est « inutile » par vice de conformation ou par frigidité flagrante. Encore faut-il *trois* ans de cohabitation, après lesquels une visite peut être ordonnée.

Le pape Honorius *trois* ordonnait aux maris et aux femmes, « précipités en telle plainte, de faire pénitence » ; après quoi, au bout de *trois* ans, si la patience et si la pénitence n'avaient rien produit, si la femme était reconnue *intacta virgo*, le mariage était déclaré nul.

Dans la plupart de ces cas, la frigidité était due, au moins le croyait-on, à un maléfice. Aussi l'Eglise (1) lançait-elle ses anathèmes contre ceux qui usaient de ces manœuvres diaboliques. Les conciles les frappaient des peines les plus sévères, notamment celui qui se réunit à Melun en 1579. Le rituel d'Evreux de 1621 interdit aussi cette pratique superstitieuse, et déclara excommuniés *ipso facto* tous ceux qui s'y livraient.

Le rituel de Reims, en 1677, excommunia également « tous les sorciers et sorcières, devins et devineresses, et ceux qui, par ligatures et sortilèges, empêchent l'usage et consommation du mariage. »

Les magistrats ne craignirent pas non plus de punir « cette méchanceté » de la peine capitale : le Parlement de Paris la prononça en 1582 et en 1597 ;

1 Dans une ordonnance rendue par l'archevêque de Lyon (imprimée chez Pierre Rigaud, en 1614, in-8), on lit que « Monseigneur se réserve à lui, ou à ceux auxquels il en donnera le pouvoir, l'absolution de tous sorciers, enchanteurs, devins et magiciens... de ceux qui *nouent l'esguillette* et empêchent la consommation du mariage. » *Lyonnaisiana*, par G. VEBRELL, p. 110.

en 1718, il y eut un noueur d'aiguillettes brûlé par ordre du Parlement de Bordeaux (1).

Un jurisconsulte du temps d'Henri IV, Bodin, trouve qu'un crime aussi atroce ne saurait être trop rigoureusement châtié ; il fait observer que les noueurs « sont cause des adultères et paillardises qui s'en ensuivent, car ceux qui sont liés, brûlant de cupidité l'un après l'autre, vont adultérer. » Le même, dans son *Traité sur la démonologie*, se lamente sur les ravages et l'étendue du mal.

« De toutes les ordures de la magie, il n'y en a point de plus fréquentes partout, *jusqu'aux enfants qui en font métier* avec telle impunité et licence qu'on ne s'en cache point, et plusieurs s'en vantent... La practique en est aujourd'huy plus commune que jamais, veu que les enfants mesme se meslent de noüer l'esguillette, chose qui mérite un chastiment exemplaire..., » écrit Boguet, sous le règne de Henri IV (2).

Pierre de Lancre, un contemporain de Boguet, nous apprend que la terreur de ce maléfice est si répandue au commencement du dix-septième siècle, que la plupart des mariages se célèbrent en grand secret et comme à la dérobée (3).

(1) SALGUES. *Des erreurs et des préjugés répandus dans la société*. T. I. p. 173.

(2) *Discours exécrable des sorciers* : Lyon. Rigaud. 1610, in-8. p. 212.

(3) STANISLAS DE GUAITA. *Essais de sciences maudites*, T. II. p. 197.

Nous ne nous attarderons pas à dénombrer et à
détailler par le menu tous les modes de ligature vénérienne ; ils dépassent la cinquantaine, si l'on en croit
Bodin 1).

On pouvait lier pour un jour, pour un an ou à per-
pétuité.

Le nom que l'on donnait à ces *noueurs d'aiguillettes* est caractéristique et porte, pour ainsi dire, sa
date avec lui. Les hauts-de-chausses étaient alors
habituellement lacés par devant, et quand les deux
bouts du cordon qui les fermait venaient à s'emmêler
et à se nouer l'un dans l'autre, on ne pouvait plus
se déshabiller ; un fait matériel était devenu logique-
ment une figure de rhétorique.

Le rite le plus usuel, pour cette ligature, s'ac-
complissait communément à l'église, pendant la
cérémonie nuptiale. Ce rite était des plus simples.

Après s'être muni d'un lacet, on assistait à la
célébration du mariage. Lorsque les anneaux
s'échangeaient, on faisait au lacet un premier nœud ;
on en faisait un second au moment où le prêtre
prononçait les paroles essentielles au sacrement ;
enfin, quand les époux étaient sous le drap, on
en faisait un troisième, et l'aiguillette était nouée.

Un autre procédé consistait à entrelacer les doigts

<hr>

(1) L'abbé J.-B. Thiers, dans son *Traité des Superstitions qui
regardent les sacrements*, consacre à la question de nombreuses
pages. (V. notamment le tome IV.

de ses mains tordues, la paume en dehors ; on commençait par le petit doigt de la main gauche et l'on continuait lentement, jusqu'à ce que les deux pouces se rejoignissent : alors le charme était parfait.

Ce rite devait s'accomplir dans l'Église, au moment où le mari présentait l'anneau à sa femme (1).

Nombre d'auteurs (2), fort experts en magie noire, ont pris la peine de faire connaître les méthodes dont usaient les noueurs d'aiguillette ; mais, comme dit Thiers, « l'honnêteté ne permet pas de les marquer ici. »

L'abbé Thiers, ennemi de toute superstition, ne va pas cependant jusqu'à révoquer en doute l'existence d'un semblable sortilège : « Ce n'est pas, dit-il, un maléfice imaginaire et fantastique, il est réel et effectif. »

Le jurisconsulte Fevret, invoquant, de son côté, l'expérience journalière, ajoute : « Il est aussi aisé, par cet art magique, de rendre un homme impuissant à l'art du mariage, comme il est facile, par sortilège, de nouer la langue et ôter l'usage de la parole, arrêter en un instant la course des chevaux, fixer et encheviller les rouages d'un moulin, charmer le canon de l'arquebuse d'un chasseur et choses semblables que les sorciers font à l'aide du démon. »

(1) St. DE GUAITA, loc. cit.

(2) SPRENGER, dans le *Maleus maleficarum* ; CHAPPET, *De la haine de Satan contre l'homme*; DELRIO, *Disquisitiones magicae*; MAIOLUS, *Dies canicularii*, colloq. III, etc.

IV

La plupart des moyens par lesquels on croyait échapper à cette incantation étaient plus absurdes les uns que les autres.

Une méthode recommandée par des personnes habiles consistait à réciter à rebours un des versets du psaume *Miserere*, et à prononcer trois fois le nom et le surnom des deux nouveaux mariés, en formant un nœud la première fois, en le serrant un peu la seconde et en le nouant tout à fait la troisième. On pouvait aussi faire trois nœuds à une corde en disant : *Ribal, Nobal, Zanarbi,* lorsque le prêtre donne la bénédiction nuptiale.

Certains maris avaient imaginé, contre un si désagréable accident, de mettre du sel dans leur poche ou dans leur chaussure, en allant se marier ; de passer sous le crucifix sans le saluer, au moment de la bénédiction nuptiale ; ou d'uriner trois fois dans l'anneau conjugal, en disant : *In nomine Patris* ; ou encore de faire acte de mari avant la célébration du mariage (1).

Tous les moyens semblaient bons pour se soustraire à cette fâcheuse position conjugale. C'est pour

(1) P. Lacroix (Bibliophile Jacob). *Croyances populaires au moyen âge.*

cela qu'on frappait avec des bâtons la tête et la plante des pieds des mariés, pendant qu'ils étaient agenouillés sous le poêle : le remède pouvait être plus violent que le mal.

D'autres maris se contentaient de faire bénir deux ou trois anneaux et même jusqu'à cinq, destinés tous ensemble au doigt annulaire de l'épousée ; ou bien ils recommandaient à celle-ci de laisser tomber l'anneau, quand on le lui présenterait ; ou encore, ils faisaient célébrer les épousailles en cachette, la nuit, dans quelque chapelle basse et fermée, de sorte qu'il n'y avait à la bénédiction nuptiale que des assistants exempts de tout soupçon.

Ce qui paraîtra incroyable, c'est que des hommes tels que Paracelse et Ambroise Paré aient ajouté foi à de pareilles billevesées. Passe pour Paracelse, mais Paré (1), ce chirurgien illustre entre tous ! Il est vrai qu'il n'en fut pas de plus crédule.

« Il ne faut douter, écrit l'excellent Ambroise, qu'il n'y ait des sorciers qui nouent l'aiguillette à l'heure des épousailles, pour empêcher l'habitation des mariés, desquels ils se veulent venger meschamment pour semer discorde, qui est le vray métier et office du diable. »

Delrio (2), dans ses *Disquisitions magiques*,

(1) A. PARÉ, *Chirurgie*. l. XVIII, c. XLIII.

(2) « Il n'y a point aujourd'hui de maléfice plus commun ou plus fréquent que cestuy-cy, s'écrie Delrio, qui écrivait en

observe que ce maléfice tombe plus souvent sur les hommes ; qu'y ayant plus de sorcières que de sorciers, les hommes se ressentent, plutôt que les femmes, de la malice de ces magiciennes.

On peut, en effet, citer nombre de personnages historiques qui ont été maléficiés — et tous appartiennent au sexe laid.

Pierre le Cruel, roi de Castille et de Léon, est empêché, par les charmes de sa concubine, Maria Padilla, d'accomplir son mariage avec Blanche sa femme.

Ludovic Sforza empêche, par des sortilèges, son neveu, Louis Galeas, duc de Milan, de cohabiter conjugalement avec la duchesse Isabelle.

Jean, comte de Bohême, est frappé d'impuissance la nuit de ses noces, etc.

Au seizième siècle, le siècle de Rabelais et de Montaigne, les juges eux-mêmes croyaient ferme comme roc à toutes ces inepties, témoin l'histoire

1598. de sorte qu'à peine oseroit-on en quelques endroits se marier en plein jour, de peur que quelques sorciers ne charment les mariez, ce qu'ils font en prononçant quelques mots... et nouant cependant quelque aiguillette avec laquelle ils pensent nouer les conjoints pour tel temps qu'il leur plaist.

« Qu'ils ayent ceste puissance... il se prouve tant par l'authorité des canons et commune opinion des théologiens que par les pratiques de l'Eglise, laquelle a coustume, après l'expérience vaine de trois ans et le serment de sept tesmoins, signé de leur main, de séparer ceux qui sont ainsi maléficiez. » *Les Controverses et recherches magiques de Martin del Rio*, p. 414.

rapportée par Bodin, et qui se passait en 1560.

Le juge criminel de Niort, sur la déclaration d'une nouvelle épousée, qui accusait sa voisine d'avoir *lié* son mari, avait fait mettre en prison cette enchanteresse, la menaçant de ne l'en faire sortir que si elle déliait ceux qu'elle avait *noués*. « Deux jours après, la prisonnière manda aux mariez qu'ils couchassent ensemble. Aussitôt, le juge, estant averty qu'ils estoient déliés, lascha la prisonnière (1). »

Cent ans plus tard, on parlait encore du nœud de l'aiguillette. « J'ai vu, écrit le docteur Dumont, en lisant l'un des nombreux mémoires qui racontent la vie privée du dix-septième siècle, que le fameux comte de Guiche, n'ayant pu faire honneur au rendez-vous que lui avait assigné la comtesse d'Olonne, en écrivait en ces termes à son ami M. de Vineuil :

« Je ne comprends pas une si extraordinaire faiblesse chez une partie par laquelle j'ai été jusqu'ici *une espèce de chancelier.* »

Le mot est piquant. Combien se vantent d'être des « chanceliers », qui ne sont que de « pauvres hères en amour » ! comme disait je ne sais plus qui, Rabelais peut-être.

René de la Bigotière, sieur de Perchambault, auteur des *Commentaires sur la coutume de Bre-*

<hr>

(1) DESMAZIS, *les Pénalités anciennes*, p. 13.

lagne et président aux enquêtes du parlement de cette province, dit en son livre, imprimé à Paris en 1702, qu'il a vu plusieurs fois développer des accusations de magie par-devant la Cour, mais sans y avoir jamais trouvé de fondement, « fors (excepté) qu'on a vu des misérables se vanter d'avoir l'art d'empescher la consommation du mariage pour s'attirer des presens et qui l'empeschoient en effet par l'impression qu'ils faisoient sur l'imagination des personnes mariées. » Le magistrat ajoute qu'il n'a puni ces sortes de gens qu'en les exposant publiquement, avec l'inscription sur le front d'*affronteur public* (1).

Dulaure, qui écrivait au commencement du siècle dernier, assure qu'il existait encore, peu de temps avant la Révolution, dans le département de l'Allier, un *fascinier*, nommé Gabriel Roux, dit Damiens. Il était métayer au lieu du Petit-Cros, canton de Chambon, commune de Châtelet. Il fut tué, le 11 fructidor an X, par un meunier qui, marié depuis trois ans et ne pouvant avoir d'enfants, accusait Roux de l'avoir ensorcelé (2).

Il n'y a pas encore bien longtemps, écrivait le professeur Brissaud (3) il y a quelques années à

<hr>

(1) *Documents de criminologie rétrospective*, par les docteurs COLRE et AUBRY: Lyon et Paris. 1895. p. 522.

(2) DELACHE. *Des Divinités génératrices*. édition Liseux, p. 252.

(3) *Hist. des expressions populaires relatives à l'anatomie*, etc. Paris. Chamerot. 1888.

peine, que le phimosis était attribué aux maléfices des *noueurs d'aiguillettes*. Ces sorciers « qui empeschent que l'homme n'a rendu son urine, ce qu'ils appellent cheviller », ont joué de tous temps un grand rôle dans l'histoire des superstitions.

Il va sans dire que, dans beaucoup de cas d'impuissance génitale, le phimosis n'est pour rien ; mais il n'en est pas moins vrai que l'étymologie du mot *phimosis* (1) explique en grande partie la signification moderne d'*aiguillettes nouées*.

V

Vous avez vu qu'on s'était, de bonne heure, préoccupé de forger des armes contre l'esprit malin, contre ces suppôts de Satan, qui semblaient prendre plaisir à se jouer de toutes les menaces dirigées contre eux ; mais on n'aurait pas un instant songé à une maladie, à un trouble de l'imagination : le diable seul était capable de pareils artifices.

L'Eglise, après avoir recherché et décrit avec soin tous les sortilèges analogues, sous le titre de la décrétale *De frigidis et maleficialis*, anathématisait les auteurs, agents et instigateurs de ces superstitions détestables, non seulement les sorciers et magiciens, mais encore quiconque oserait, dans une

____

(1) φίμωσις, état d'une chose liée.

perverse intention, « tourner les mains en dehors et enlacer les doigts les uns dans les autres, quand l'époux présente l'anneau à l'épouse ; lier la queue d'un loup, en nommant les mariés ; attacher certains billets, certains morceaux d'étoffe, aux habits des époux ; toucher ces époux avec certains bâtons faits d'un certain bois ; leur donner certains coups dans certaines parties du corps ; prononcer certaines paroles en les regardant ; faire certains signes avec les mains, les doigts, la bouche, les pieds, etc. »

Quant aux superstitions qui avaient pour but de dénouer l'aiguillette, elles étaient aussi nombreuses et aussi singulières que celles qui servaient à la nouer. L'Eglise ne les autorisait pas davantage. Voici les plus communes :

1° Mettre deux chemises à l'envers le jour des noces ; 2° placer une bague sous les pieds de l'époux pendant la cérémonie ; 3° dire trois fois en se signant : *Ribald, Nobal* et *Varnobi* ; 4° faire dire, avant la messe de mariage, l'évangile de saint Jean, *In principio* ; 5° frotter de graisse de loup les montants de la porte du logis nuptial ; 6° percer un tonneau de vin blanc et faire couler le premier jet dans l'anneau de mariage ; 7° uriner dans le trou de la serrure de l'église où le mariage a été célébré ; 8° prononcer trois fois *Yemon* avant le lever du soleil ; 9° écrire sur un parchemin neuf, dès l'aube : *Arigazirlor*, etc.

D'autres professaient gravement (1) que l'oiseau appelé *pivert* était un souverain remède contre le sortilège de l'aiguillette nouée, pourvu qu'on le mangeât rôti, à jeun, et avec du sel bénit.

Que si l'on respirait la fumée de la dent brûlée d'un homme mort depuis peu, on était pareillement délivré du charme ; le même effet se produisait, si l'on introduisait du vif-argent dans un chalumeau d'avoine ou de froment, et qu'on le mît sous le chevet du lit où devait coucher le maléficié.

Si l'homme et la femme étaient tous deux sous l'influence du charme, il fallait, pour en être guéri, que l'homme rendît ses urines à travers l'anneau nuptial, que la femme devait tenir pendant l'opération.

Combien de seings, d'anneaux, d'amulettes, de sachets, de talismans, de caractères, de phylactères, de remèdes particuliers mis en œuvre autrefois, soit pour empêcher la conjonction charnelle (2), au temps des noces, soit pour se défendre de ces diableries (3) !

(1) *Alberti parvi Lucii libellus de mirabilibus naturæ arcanis* (Cf. *Curiosités des Sciences occultes*, par P. L. Jacob : Paris, 1862, pp. 381 et suiv.).

(2) Pour nouer l'aiguillette, dit le Petit Albert, il faut avoir la verge d'un loup nouvellement tué, et, étant proche de la porte de celui que l'on veut lier, il faut l'appeler par son propre nom ; et, aussitôt qu'il a répondu, on lie ladite verge avec un bout de fil blanc et dès ce moment il demeure impuissant.

Pour la dénouer, le même conseillait de porter un anneau dans lequel était enchâssé l'œil droit d'une belette.

(3) On peut en voir le détail dans Delrio, *Disq. mag.*, part. I.

Paracelse (1) recommandait d'écrire, avant le lever du soleil, des mots qui n'appartenaient à aucune langue, sur du parchemin vierge ; ou de se faire forger une fourche, un jour de dimanche, avec un fer à cheval trouvé par hasard et prononcer en même temps quelques paroles cabalistiques.

Mais quelques-uns de ces moyens de conjuration, bizarres en apparence, s'expliquent trop naturellement, par des croyances que l'antiquité avait professées, pour n'avoir pas eu une valeur traditionnelle. Ainsi. il fallait porter sur soi du sel, l'ancien préservatif de toutes les corruptions (2) ; manger soit un foie de poisson, sans doute en souvenir de l'histoire du jeune Tobie (3), soit de la joubarbe (4), plante con-

quaest. 4 ; dans HUCHERIUS ; dans VAIRUS, *De fascino*; dans ARNAULD DE VILLENEUVE, *De sterilit..* tract. II. cap. 3 ; dans PIERRE D'APONE, CARDAN, SANCHEZ, *De Matrim..* l. VII, Disp. 94, n. 6. HARTMANN en parlait encore en 1731.

On pourra encore consulter : P. MACÉ, *De l'imposture et tromperie des Diables. enchanteurs. noueurs d'aiguillettes et autres qui par art magique abusent le peuple :* Paris, 1579, in-8° : *Traité de l'enchantement qu'on appelle vulgairement le nouement de l'aiguillette en la célébration des mariages.* La Rochelle, Haultin, 1591, in-8°.

(1) Dans son livre : *De cœlesti medicina et de characteribus.*

(2) *Omnia enim ignis salitur et omnis victima sale salitur* (SAINT MARC, ch. IV. v. 48) : voy. aussi : ARNOBIUS, *Adversus gentes.* l. II. par. 67, et TACITE, *Annalium,* l. XIII. ch. LVII.

(3) *Tobias.* ch. VIII. v. 3 et 4.

(4) On l'appelle encore vulgairement en Normandie : *barbe de Jupiter.* Voy. *Flagellum dæmonum, exorcismos terribiles, potentissimos et efficaces, remediaque probatissima, ac doctrinam*

sacrée à Jupiter, qui devait, à ce titre, neutraliser
les mauvais vouloirs des esprits moins puissants ;
ou suivre à la lettre la recette de Pline et frotter la
porte de la chambre nuptiale avec de la graisse de
loup (1).

Le sorcier avait-il quelque teinte d'astrologie, il
savait que, pour dénouer infailliblement l'aiguillette,
il lui suffisait de préparer des talismans, lorsque la
lune est « dans le Capricorne, favorisée d'un regard
bienveillant de Vénus et de Jupiter (2). »

Le peuple avait, dans le but de combattre le nœud
de l'aiguillette, adopté une coutume qui règne encore
par toute l'Europe : c'était le *chaudeau*, bouillon, soupe, pâtée, ou fricassée de la mariée, qu'on
lui apportait processionnellement, au son des instruments et au bruit des chansons, pendant la première nuit des noces. Cette pâtée était destinée à
réchauffer l'ardeur des époux et à les empêcher de

singularem in malignos spiritus expellendos, etc... Venetiis, 1597,
1 vol. in-16.

(1) PLINE, l. XXVIII, ch. IX, p. 37. Proserpine, la reine
des mauvais esprits, était quelquefois assimilée à un loup :
*Nocturnis ululatibus horrenda Proserpina. Triformis Jani lar-
vales impetus continens*, disait APULÉE. *Metamorphoseon*, l. IX.

On croit encore, en Normandie, que c'est en se frottant avec
de la graisse de loup que les sorciers acquièrent la puissance
de traverser les airs (voy. aussi PLINE, l. XXVIII, ch. VIII
par. 25, et THIERS, *Superstitions anciennes et modernes*, p. 81,
col. 1, éd. de 1733).

(2) PAUL LACROIX, *op. cit.*

s'endormir, tandis que le démon veillait pour leur jouer un de ses tours habituels.

On comprend que le nœud de l'aiguillette, eût-il été serré par tous les diables, n'était pas capable de résister à de si puissants remèdes. On comprend aussi que des mauvais plaisants ne se lassaient pas d'inventer des recettes analogues à celle-ci : on faisait déshabiller les époux et on les couchait, tout nus, par terre ; le mari baisait l'orteil du pied gauche de sa femme, et la femme l'orteil du pied gauche de son mari : puis l'un et l'autre faisaient un signe de croix avec les talons, en marmottant une prière.

Il y avait encore d'autres cérémonies « sales, vilaines et impures, à l'endroit de l'anneau », entre-mêlées d'oraisons spéciales, dont la plus célèbre commençait ainsi : « Bénite aiguillette, je te délie ! »

L'Eglise n'avait guère d'autres remèdes à sa disposition que des oraisons, qu'elle offrait aux pauvres maléficiés ; des exorcismes, des messes, des jeûnes, des aumônes ; en dernière ressource, elle recourait à l'excommunication.

Là où les théologiens voyaient l'intervention dia-bolique, nous reconnaissons aujourd'hui l'influence de l'imagination, de la suggestion, pour employer un langage moderne.

Moderne, encore entendons-nous : si le mot est de date récente, la chose est moult ancienne, et il y a tel récit de Montaigne (1) qui viendrait à notre aide, pour prouver que l'auteur des *Essais* avait eu l'idée, il y a déjà quatre siècles, de recourir à des moyens que le docteur Bérillon lui-même ne désavouerait pas.

(1) *Essais*. liv. I, ch. XX.

LES CAUSES GRASSES A L'ANCIEN PARLEMENT

I

On se plaint, de nos jours, de la lenteur de
la procédure, du peu de hâte que mettent les juges à
séparer deux êtres unis par les liens légaux, et qui
demandent à reprendre leur liberté faute de pouvoir
s'entendre. Nos pères avaient une justice plus expé-
ditive. Les tribunaux, dans l'ancienne législation,
n'hésitaient pas longtemps à annuler le mariage, non
pour cause d'incompatibilité d'humeur, — ils n'en
avaient guère cure, — mais par le fait seul que
l'un des deux conjoints, le plus souvent le mari, refusait ou s'était montré incapable de faire sa partie
dans le *duo* conjugal.

Cette sorte de débats en champs clos, sous l'œil de
la justice, est, dira-t-on, une plaisante invention
de quelque magistrat sadique, dont l'imagination

avait besoin de ce stimulant pour entrer en branle. Détrompez-vous : c'étaient les tribunaux ecclésiastiques, ce qu'on nommait les officialités (1), qui avaient introduit cette pratique, — et ce n'est pas une des moindres surprises que devait nous réserver l'étude des mœurs du passé.

N'est-ce pas Voltaire qui a fait observer avec quelle sagacité les canonistes, et surtout les religieux, de mœurs généralement pures, ont fouillé les mystères de l'amour ? « Ces étonnantes recherches, dit le spirituel railleur, n'ont jamais été faites, dans aucun lieu du monde, que par nos théologiens. Ce n'est que dans la religion chrétienne que les tribunaux ont retenti de ces querelles entre les femmes hardies et les maris honteux... La loi juive permettait au mari de renvoyer celle de ses femmes qui lui déplaisait, sans spécifier la cause... D'impuissance

(1) L'Official, en effet, connaissait de toutes ces choses. C'est lui, par exemple, qui légitimait par mariage les unions qui n'avaient pas jusque-là été régulières. Celle du perruquier Lamour et d'Anne, sa perruquière, avait longtemps été du nombre, ainsi que Boileau nous l'apprend au chant premier du *Lutrin* :

> ..... *ce couple charmant*
> *S'unit, dit-on, longtemps avant le Sacrement.*
> *Mais depuis trois moissons à leur saint assemblage*
> *L'Official a joint le nom de mariage.*

L'Officialité de Paris, abolie par la Révolution, fut rétablie par Napoléon, pour qu'on y statuât sur son divorce (Cf. Ed. FOURNIER, *le Livre commode des Adresses*, par Abraham du Pradel, t. I, note 5 de la p. 16).

il n'est jamais question dans la loi juive. » Il semble, avait déjà dit un casuiste, que « Dieu ne pouvait permettre qu'il y eût des impuissants, chez un peuple sacré qui devait se multiplier comme les sables de la mer. »

Comment ce qui touche à l'union sexuelle en arriva-t-il à pénétrer dans le domaine théologique, Voltaire nous l'explique encore, avec son lumineux bon sens. « Le mariage ayant été, dans la suite des temps, élevé à la dignité de sacrement, de mystère, les ecclésiastiques devinrent insensiblement les juges de tout ce qui se passait entre mari et femme, et même de tout ce qui ne s'y passait pas... Des clercs plaidaient, des prêtres jugeaient. Mais de quoi jugeaient-ils ? Des objets qu'ils devaient ignorer. »

Les constitutions canoniques n'ont, d'ailleurs, jamais admis le divorce ; elles n'ont reconnu que la nullité du mariage pour cause... d'inutilité.

Saint Thomas d'Aquin (1) dans sa *Somme*, admet

(1) Le même saint Thomas distingue — goûtez le subtil *distinguo* — l'impuissance relative de l'impuissance absolue, et il lui oppose un remède... mais lisez plutôt son texte : « *Non potest esse impedimentum in viro, respectu unius personæ et non alterius : nam si non possit implere naturalem coitum cum virgine, et possit cum corrupta, tunc medicinaliter aliquo instrumento posset claustra pudoris frangere, et ei conjungi, nec esset hoc contra matrimonium : quia non ad delectationem fieret, sed ad medicinam.* » Ce qui revient à dire : si la virginité est un obstacle pour l'époux, le chirurgien est là pour lever ledit obstacle ; et cela est d'autant plus licite, qu'on n'agit pas ainsi pour

le principe, en vigueur chez les Romains, que la rupture du mariage doit être prononcée *propter imbecillitatem mariti*. On comprend que le mot *imbécillité* a ici un sens matériel, sans quoi les tribunaux ecclésiastiques n'auraient guère chômé, — bien que les sots soient loin de constituer la majorité des impuissants.

II

La jurisprudence canonique n'a pas été fondée que sur la tradition romaine, puisque Justinien se refusait à admettre l'impuissance féminine, tandis que le pape Grégoire III rétablissait l'homme et la femme sur le pied d'égalité. Ce pontife éclairé jugeait, en effet, qu'il était des cas où le mari était en droit de demander sa liberté, si la constitution des parties de la femme ne permettait pas de rapprochement.

Les pontifes qui suivirent confirmèrent cette décrétale : tels Alexandre III et Luce III. Innocent III partageait là-dessus l'opinion de ses prédécesseurs,

le plaisir de l'époux, mais pour porter remède à un empêchement de l'union matrimoniale.

Antony Méray, qui reproduit le passage de saint Thomas *la Vie au temps des libres prêcheurs*, t. II, p. 157, rappelle, à cette occasion, le chapitre fameux des *Decretales : De frigidis et maleficialis*, dont la lecture confirme bien l'opinion exprimée par Voltaire, dans notre citation.

et prononçait la nullité du mariage, quand l'impuissance de la femme était dûment constatée.

Fort de ces précédents, le roi Louis XII demanda à répudier la fille de Louis XI, l'infortunée Jeanne de France, afin de pouvoir épouser la veuve de Charles VIII.

Le procès intenté par Louis XII à sa femme fut conduit par des commissaires nommés par le pape; et la vertueuse reine Jeanne eut beau protester que le mariage avait été réellement consommé, elle faillit néanmoins être soumise à la honteuse visite des matrones (1), sa canaille d'époux soutenant qu'elle était « viciée de corps » depuis sa naissance et qu'elle ne pouvait, en raison de sa conformation physique, ni concevoir ni engendrer.

Plutôt que de se soumettre à une expertise infamante, la princesse préféra renoncer au gain de sa

(1) Au quatorzième siècle, l'expertise était confiée à une matrone. Voici comment se passaient les choses, au dire de Guy de Chauliac :

« Le médecin, autorisé par le magistrat, examinera le tempérament, la conformation des parties, puis il nommera d'office et choisira une matrone savante et expérimentée en cette matière, et il ordonnera que le mari et la femme couchent ensemble en sa présence pendant plusieurs jours. Elle les exhortera, elle leur oindra les parties génitales avec un onguent approprié, devant un feu de sarment, elle rapportera fidèlement au médecin ce qu'elle aura vu et celui-ci fera son rapport ; mais qu'il prenne garde de se laisser tromper. » *Les Crimes de sang et les Crimes d'amour au dix-septième siècle*, par Ed. Lougard, p. 155-156.

cause, alléguant qu'elle était « pudique et honteuse », et qu'on ne saurait, « sans peine, l'exposer à une semblable visite, dont le jugement même est trompeur. »

Les avocats de Jeanne proposèrent de remplacer l'enquête des matrones par des prières, des exorcismes et autres remèdes ecclésiastiques, destinés à chasser le démon, qu'on supposait être le coupable, et auquel on attribuait l'incapacité corporelle que le roi alléguait, comme le seul obstacle à la consommation du mariage.

À cette époque, nul ne songea à demander la réunion d'un *congrès*; ce n'est que plus tard, vers le milieu du seizième siècle, que sera inaugurée cette nouvelle procédure.

III

Qu'entendait-on, au juste, par ce mot de *congrès*, qui arrive dans notre texte, non sans avoir été précédé d'un préambule permettant d'en pressentir la définition ?

Un lexicographe du commencement du dix-huitième siècle définit le congrès : l' « accouplement charnel de l'homme et de la femme, ordonné par arrêt de la Cour. » Que voilà bien la définition sèche et brutale d'un Olibrius ! Combien plus précise celle qui figure dans le dictionnaire des Pères Jésuites, de Trévoux :

« L'épreuve de la puissance ou impuissance des gens mariés, autrefois ordonnée par la justice et qui se faisoit en présence des chirurgiens et des matrones, dans les occasions où il s'agissoit de la nullité d'un mariage pour cause d'impuissance : *Congressus.* » Voilà, qui est plus explicite. Il ressort de cette définition que le *congrès* avait cessé d'être pratiqué depuis un certain nombre d'années, à la date où parut le livre précité. Mais ce n'est encore là qu'une indication vague, et que nous allons nous efforcer de compléter.

Préciser une date n'est pas toujours commode ; essayons toutefois de nous en rapprocher le plus possible, car les avis sont assez partagés sur la question.

A entendre le président Bouhier, qui n'a pas craint d'écrire un plaidoyer en faveur de l'institution dont nous esquissons l'histoire, le congrès aurait été déjà en vigueur au quatorzième siècle, et il cite maints canonistes qui parlent, en effet, d'une inspection de matrones, pendant « l'accouplement charnel de l'homme et de la femme », et de l'arrêt du juge qui s'appuie sur leurs déclarations. Zacchias, médecin de la papauté, rapporte, d'autre part, plusieurs décisions de la Rote romaine, qui ordonnait le congrès ou une épreuve qui lui ressemblait fort, quand, après visite de l'homme accusé d'impuissance, il restait des doutes dans l'esprit des médecins-experts.

Mais cette jurisprudence canonique, pour être acceptée et approuvée en Italie de temps immémorial, n'avait pas pénétré en France avant le milieu du seizième siècle, où elle ne put s'établir qu'à la faveur de la corruption des mœurs de la cour [1].

Ce fut aux environs de 1540 que le congrès apparut pour la première fois chez nous. Cette date nous est fournie par un jurisconsulte éminent, Anne Robert, qui s'appuie sur la déclaration même d'un écrivain contemporain, auteur d'un traité célèbre : *De la dissolution pour l'impuissance et froideur de l'homme et de la femme.*

« L'argument que l'on prend pour autoriser le congrès par la pratique du passé, dit Hotman, ne se peut tirer de plus loin que de *trente ou trente-cinq ans.* » Or, le traité d'Hotman est de 1578; ce qui nous reporterait vers l'an 1540, ou plus exactement à 1538.

De son côté, Vincent Tagereau, à qui l'on doit un *Discours sur l'impuissance de l'homme et de la femme,* souvent cité, discours publié en 1611, fait remonter, au moment où il écrit, l'introduction du congrès dans le code des officialités et la jurisprudence des Parlements à pas plus de soixante ans, ce

<hr>

1) P. Dufour. *Hist. de la Prostitution* : Bruxelles, 1855.

qui nous ramène encore à la première moitié du
seizième siècle (1551).

Quoi qu'il en soit, le premier procès que la juridiction du congrès ait eu à juger est de 1568 ; mais il
faut noter qu'avant le premier procès, comme après
le dernier jugé, il y eut et il subsista la *visite* ou
visitation.

IV

Sous couleur d'enquête scientifique, cette *visite*
était une véritable partie de débauche.

Cette coutume obscène remonte aux premiers temps
du christianisme. Les filles, les religieuses accusées
d'impudicité, étaient soumises à une visite scrupuleuse, d'où devait résulter la preuve de l'innocence
ou de la culpabilité de l'accusée. Un évêque de Vérone,
qui vivait vers la fin du quatrième siècle de l'ère vulgaire, condamna une religieuse à subir cet outrageant
examen. Saint Ambroise, son métropolitain, désap-
prouva la sentence de l'évêque, traitant cette épreuve
d'indécente, et c'est ainsi que nous a été révélée
l'antiquité de l'odieuse pratique (1).

L'usage ne s'en maintint pas moins à travers les

(1 En Allemagne, les choses se passaient d'une manière un
peu plus patriarcale. « L'homme qui ne peut suffisamment
remplir ses devoirs envers sa femme doit, disent les vieux

siècles, et les tribunaux ecclésiastiques et civils ordonnèrent souvent cette preuve ; le congrès ne fut qu'une extension de cet usage.

Anne Robert, dans son recueil de jurisprudence, dédié au vénérable président Achille de Harlay, a fait un tableau saisissant de la visite, telle qu'elle se pratiqua pendant tout le moyen âge et au delà. Le grave jurisconsulte a jugé que le latin seul était capable de ne pas offenser « les pudiques oreilles ». Nos lecteurs seront de son avis, quand nous leur aurons mis le texte suivant sous les yeux :

« ... *Puella resupina jacet, cruribus hinc inde distentis. Prostant pudentæ corporis partes, quas natura ad delicias generis humani velavit. Has et matronæ (quæ obstetrices onus sunt), et medici inspiciunt, pertractant, diducunt.*

« *Magistratus vultu composito risum dissimulat.*

---

prud'hommes de l'Allemagne, la mener à son voisin. Si celui-ci ne peut la satisfaire, le mari la prend doucement entre ses bras, ayant soin surtout de ne lui faire aucun mal, puis il la porte neuf maisons plus loin, la pose doucement, toujours sans lui faire de mal, et l'y fait attendre cinq heures ; puis il crie : Aux armes ! pour que les gens viennent à son aide. Si on ne peut encore la satisfaire, il la soulève tranquillement et doucement, la pose de même, ne lui faisant aucun mal ; il lui fait alors présent d'une robe neuve, d'une bourse pour frais de voyage, et la fait conduire à la grande foire de l'année. Si alors il n'y a pas moyen de la satisfaire, que mille diables la satisfassent ! » *Curiosités des Traditions* (Bibliothèque de poche), par Ludovic LALANNE, p. 436.

« *Matronæ præsentes venerem dudum oblatam refricant.*

« *Medici, pro ætatis discrimine, hic vires pristina reminiscitur : ille animo estuante inani ludicri spectaculo pascitur.*

« *Chirurgus, aut ferramento fabrefacto (id speculum matricis vocari solet), aut cereo et fictitio priapo aditus venereos tentat, aperit, reserat. Puella jacens titillatione vesana prurit : ut etiam si visitari cœperit, inde tamen non incorrupta recedat* (1). »

On voit le tableau : la jeune fille dans la position que l'on imagine, où aucune des parties « que la nature a voilées pour le plaisir du genre humain » n'est à couvert.

Matrones, médecins, chirurgiens, salissant de leurs regards lubriques cette chaste nudité ; puis se livrant à des manœuvres telles, qu'il était impossible qu'une femme qui s'était présentée vierge à cette épreuve, n'en sortît pas complètement souillée, « estant d'ailleurs au pouvoir de ceux qui la visitent, de la rapporter *telle que bon leur semble*, vierge ou corrompue (2). »

On comprend que les juges eussent quelque hésitation à ordonner cette visite, quoi qu'ils pussent s'autoriser et du droit canonique et de l'autorité des Pères de l'Eglise.

(1) ANNÆI ROBERTI, *Rerum judicatarum*, libri IV. cap. 10 (édit. de Genève. p. 786).

(2) TAGEREAU. *op. cit.*

En fait, cependant, rien n'était plus fréquent que cette visite, même en dehors des procès en nullité de mariage, pour cause d'impuissance. Nous avons parlé du cas de Jeanne Darc, qui, à son arrivée de Domrémy à la cour de Charles VII, ayant déclaré qu'elle était pucelle, fut, par ordre du roi, visitée par des matrones, qui proclamèrent sa virginité.

Cet exemple est loin d'être isolé. Le chroniqueur Froissart, à l'occasion des fiançailles d'Isabeau de Bavière avec le roi Charles VI, dit expressément « qu'il est d'usage en France que quelque dame, comme fille de haut seigneur que ce soit, convient qu'elle soit regardée et advisée toute nue par les dames, pour scavoir si elle est propre et formée pour porter enfants. »

L'histoire fournirait bien d'autres faits analogues. Un des plus remarquables — nous nous en tiendrons à celui-là — est contemporain des guerres de religion et prouve à quel degré de passion en était arrivée la lutte entre catholiques et protestants.

Les huguenots tinrent plusieurs assemblées à Paris, en 1560, et leurs ennemis s'empressèrent de répandre mille bruits absurdes sur le but de ces réunions et sur ce qui s'y passait. Catherine de Médicis chargea le président de Saint-André d'ouvrir une enquête.

Deux témoins se trouvèrent pour affirmer qu'ils avaient assisté à l'assemblée du jeudi saint, composée d'un *grand nombre d'hommes, femmes et filles, envi-*

ron la minuict ; « après avoir presché, disaient-ils,
fait leur sabbat, mangé un cochon au lieu de l'agneau
paschal, et la lampe, qui leur esclairoit, esteinte,
chacun s'accoupla avec sa chacune. » Ils soutenaient
avoir reconnu plusieurs femmes qui étaient là, entre
autres la femme d'un avocat, qu'ils nommèrent et
qu'ils prétendaient avoir rencontrée avec ses deux
belles jeunes filles, qu'elle prostituait à tout venant.
Un de ces deux faux témoins déclarait même avoir pos-
sédé l'une d'elles (par deux ou trois fois, pour sa part).

Ces dépositions furent montrées à Catherine, qui
ordonna de continuer les poursuites. Mais la femme
de l'avocat, ayant appris l'accusation qui pesait sur
elle et qui la déshonorait ainsi que ses deux filles, se
constitua prisonnière au Châtelet avec celles-ci, et
demanda que leur pureté et leur intégrité fussent
vérifiées par des experts et des matrones. La Cour, dit
Théodore de Bèze, qui raconte le fait, « feit visiter les
filles par plusieurs chirurgiens, sages-femmes et à
diverses fois. Mais il ne se trouva visiteur, hors mise
une vieille matrone, qui ne les jugeast entières ;
encores n'osoit celle-là résoluement asseurer qu'elles
fussent corrompues par attouchement d'homme, et
finalement leur demanda pardon après leur délivrance, déclarant comme et par qui avoit esté
subornée. »

La « visite » rendit, cette fois au moins, l'honneur à
deux jeunes filles que la calomnie avait voulu flétrir.

Cette visite, les tribunaux l'ordonnèrent, même après que le congrès eût été aboli, plutôt à titre d'information, bien que ce genre de preuves répugnât autant aux juges qui les prescrivaient qu'à ceux qui en étaient l'objet.

Mais n'anticipons pas, et revenons à l'histoire du congrès.

V

Au jour dit, mari et femme arrivaient, chacun de leur côté, escortés par des membres de leur famille. Mais ceux-ci étaient consignés à la porte, qu'assiégeaient aussitôt les curieux, dont les archers avaient peine à contenir les impatiences. Les époux seuls pénétraient. Juges et experts les avaient devancés : ceux-ci ne devaient plus sortir de la maison, jusqu'à ce que l'acte légal fût accompli.

L'official, ou son lieutenant, commençait la cérémonie, en faisant jurer aux parties « qu'elles tascheront, de bonne foy et sans dissimulation, d'accomplir l'œuvre de mariage, sans y apporter empeschement de part ny d'autre; » ensuite, il recevait le serment des experts, qui s'engageaient à faire « un fidelle rapport de ce qui se passera au congrez. »

Les procureurs des parties et leurs avocats étaient là présents, ainsi que les agents de l'officialité.

Parfois, le Parlement nommait des commissaires, pour assister aux opérations du congrès. Ils n'y assistaient pourtant pas ordinairement, et ils se retiraient dans une chambre séparée de celle où les époux obtenaient souvent d'être seuls ; mais, souvent aussi, les experts ne quittaient pas cette chambre, tant que durait la séance.

Ces experts (des médecins, des chirurgiens et des matrones, choisis et délégués par le tribunal) procédaient d'abord à une nouvelle visite de l'homme et de la femme, qu'ils avaient déjà visités par arrêt de l'official. Cette visite avait pour objet de vérifier si l'homme n'avait pas contracté de maladie vénérienne et si l'état de sa santé n'offrait aucun danger de contagion ; quant à la femme, qu'on visitait en même temps, il s'agissait de savoir « si elle n'avait point usé de remèdes astringents, afin d'empescher l'exécution du congrez, et aussi l'estat et disposition de sa partie honteuse, sans parler de sa virginité ou corruption. »

Dans la première édition de son *Discours*, Tagereau a précisé d'une manière plus explicite et moins décente la nature de cette visite de la femme. Les experts avaient, dit-il, pour mission de « considérer l'estat de la partie honteuse, et, par ce moyen, connoistre la différence de son ouverture et dilatation avant et après le congrez et si l'intromission y aura esté faite ou non. »

Cette visite était plus ou moins minutieuse, suivant les recommandations adressées aux experts par les magistrats. « En quelques procés, ajoute Tagereau, les parties sont visitées nues depuis le sommet de la teste jusques à la plante des pieds en toutes les parties de leur corps, *etiam in podice*, pour sçavoir s'il n'y a rien sur elles qui puisse avancer ou empescher le congrez, et la femme est mise dans un demy bain, où elle demeure quelque temps. » Cette inspection terminée, « l'homme et la femme se couchent en plain jour en un lict, les experts présents demeurent en la chambre ou se retirent (si les parties le requièrent, ou l'une d'elles) en quelque garde-robe ou galerie prochaine, l'huis entre-ouvert néantmoins, et quant aux matrones, se tiennent proche du lict. Et les rideaux estant tirez, c'est à l'homme à se mettre en devoir de faire preuve de sa puissance; où souvent adviennent des disputes ou altercations ridicules : l'homme se plaignant que sa partie ne la veut laisser faire et empesche l'intromission; elle le niant et disant qu'il y veut mettre le doigt et la dilater et ouvrir par ce moyen... » Et l'audacieux jurisconsulte, qui ne recule pas devant l'expréssion, si osée soit-elle, poursuit : « Enfin, les parties ayant esté quelque temps au lict, comme une heure ou deux, les experts appelez, ou de leur propre mouvement, quand ils s'ennuyent (en ayant assez de subjet, *si sint viri*), s'approchent et ouvrent les rideaux, s'informent de

ce qui s'est passé entre elles et visitent la femme de-
rechef. pour sçavoir si elle est plus ouverte qu'à la
visitation précédente, devant qu'elle se mist au lict,
et si l'intromission a esté faite, aussi *an facta sit
missio, ubi, quid et quale emissum.* Ce qui ne se
ait sans bougie, ni sans lunettes, à gens qui s'en
servent pour leur vieil âge, ni sans des recherches
et des disputes fort sales et honteuses. Et font et
dressent leur procès-verbal de ce qui s'est passé au
congrez (au moins de ce dont ils ont eu cognoissance
ou de ce qu'ils veulent, cela dépendant de leur conscience), qu'ils baillent au juge estant au mesme logis,
en une salle ou chambre à part, avec des procureurs
et praticiens en Cour d'église, attendant la fin et issue
de cest acte, lequel rapport est toujours au désavan-
tage des hommes, à faute d'avoir fait l'intromission. »

Tel était le résultat presque inévitable de tous les
congrès : ils ne servaient qu'à constater l'impuissance,
apparente le plus souvent, de l'époux en cause.
Tous les juristes qui ont examiné et discuté la question du congrès, sont d'accord sur ce point : que
cette épreuve ne pouvait jamais tourner qu'à la
confusion du mari.

VI

Nous n'avons pas dessein de passer en revue tous
les procès d'impuissance qui ont été jugés par les

officialités ; nous ferons un choix, dans le nombre, des plus caractéristiques, de ceux qui présentent des particularités curieuses ; nous terminerons par quelques considérations sur cette institution du vieux temps, à jamais disparue, et que nos petits-fils ont grand'chance de ne pas voir renaître.

Une des affaires les plus passionnantes qui aient été soumises à la juridiction singulière dont nous poursuivons l'historique, est assurément celle que nous allons narrer.

En 1568, on célébrait en grande pompe le mariage du bouillant Charles de Quellenec, baron du Pont — un Breton bretonnant — avec la toute gracieuse Catherine de Parthenay de Soubise.

Les deux époux appartenaient à la religion réformée. La mariée était à peine âgée de treize ans, mais déjà sérieuse et réfléchie pour son âge : on ne tarda pas à s'en apercevoir dans la suite.

Dès les premiers temps de cette union, la querelle éclata entre Quellenec et sa belle-mère, celle-ci ayant provoqué les confidences de sa fille, qui n'avait pas tardé à lui avouer qu'elle avait conservé sa robe d'innocence, et que le baron paraissait n'avoir nulle envie d'y faire un accroc.

Cet aveu dicta la conduite de Mme de Soubise ; elle résolut aussitôt d'en référer aux ministres de sa religion, qui déclarèrent, tout d'une voix, qu'il n'y avait qu'un remède : séparer la brebis du faux bélier, et en appeler à la justice pour rompre le lien qui unissait les deux jeunes gens.

Une première enquête fut menée par de grandes dames, qui n'intervenaient guère d'ordinaire en ces sortes d'affaires. La reine de Navarre, la princesse de Condé, Mme d'Andelot vinrent successivement soumettre à un interrogatoire en forme la petite baronne, toute confuse et naïve, qui se livra à ces commères de haut lignage sans détours ni réticences.

La reine demanda ensuite à entendre l'inculpé, qui se défendit dignement, faisant remonter à sa belle-mère l'origine de toutes ces manœuvres, qui n'avaient d'autre but que de lui ravir sa jeune femme ; il s'offrait, au surplus, à se soumettre à toutes les épreuves qu'on jugerait utiles.

Ce n'était qu'une adroite feinte. A peine sorti de l'entrevue, l'impétueux baron, après une explication plutôt orageuse, emmenait sa femme en Basse-Bretagne, bien résolu à la disputer à ses ravisseurs.

Mme de Soubise prit le parti de s'adresser au roi. Le baron feignit de se soumettre, consentit même à signer un contrat qui réglait les conditions d'une séparation — et reprenait de nouveau sa femme, pour la dérober à toutes les perquisitions.

La lutte dura de longs mois, faisant la joie de la galerie, et les choses restèrent en l'état.

La belle-mère tente alors un grand coup : elle s'adresse directement à la reine-mère, à Catherine de Médicis en personne. Il était osé de demander à Catherine de prendre parti pour une huguenote contre un huguenot ; on imagine le moment de douce gaieté que dut passer la rusée Florentine.

Mme de Soubise alla jusqu'à solliciter une consultation des ministres de l'Église réformée. C'était la première fois que ceux-ci étaient appelés à se prononcer sur une question réservée aux officialités. A cet égard, leur réponse mérite d'être enregistrée. Elle débutait ainsi :

« On demande si une fille mariée, étant en âge suffisant, de corpulence requise, et sans aucun défaut naturel, après avoir longtemps et par toutes sortes de preuves raisonnables, évidemment connu (c'est-à-dire reconnu) son mari n'être ni puissant, ni habile pour la rendre femme, de sorte qu'elle ne lui sert qu'à souffrir la pollution d'icelui, peut en bonne conscience vivre en cet état avec lui, ou si plutôt elle est tenue d'en demander séparation ?

« Nous répondons, présupposant le fait être tel que dessus, que la fille dont est question ne peut en bonne conscience continuer une telle pollution, si détestable devant Dieu et si déshonnête devant les hommes. »

Dans tel cas, la jeune femme « se doit pourvoir devant le magistrat et pourchasser par toutes voies légitimes d'en (de son mari) être séparée de son corps, soit à certains temps, si le mal se trouve curable, soit à toujours, pour être ledit mariage nul, si l'impuissance se trouve du tout incurable. »

N'allez pas croire que ce factum mit fin à la querelle entre Mme de Soubise et son gendre : il y eut encore maintes péripéties dont nous vous faisons grâce.

On ignore si, dans le cas dont s'agit, le congrès fut réellement tenu (on n'a pu retrouver le rapport des témoins) ; mais ce que l'histoire nous apprend, c'est que le dénouement fut tragique : le baron du Pont, après une résistance désespérée, périt victime de la fureur des catholiques, dans la triste journée de la Saint-Barthélemy. « Sa résistance fut si longue, nous informe Varillas, que ceux qui ne le virent succomber qu'après avoir été percé comme un crible, lui rendirent le témoignage qu'il était plus qu'homme dans le combat, *s'il ne l'était point dans le lit conjugal.*

« Son corps fut traîné jusque devant la porte du Louvre, où la pitié qu'il devait inspirer n'empêcha pas plusieurs dames de la Cour de regarder curieusement s'il ne paraissait aucune marque du défaut qu'on lui reprochait. »

On a dit que la reine Catherine était au premier rang des indiscrètes qui fouillèrent dans le haut-de-chausses du malheureux huguenot. Nous avons tout lieu de présumer que c'est là pure légende, dont il a été fait bonne justice.

Que devint la jeune veuve après ce fâcheux événement? Ce que deviennent la plupart des veuves « inconsolables » : elle convola en secondes noces et mit au monde plusieurs enfants. C'était donner une seconde fois tort à son premier mari.

VII

Le procès qui va suivre est, à vrai dire, la première cause retentissante jugée par le tribunal de l'officialité.

Le personnage incriminé était un riche trésorier du roi, du nom d'Etienne de Bray, marié avec une demoiselle Marie de Corbie, qui n'avait guère apporté en dot que sa jeunesse et ses charmes.

Ce fut seulement après vingt-sept mois d'union, que les époux s'avisèrent qu'ils n'étaient pas faits l'un pour l'autre ; ou plutôt, que la jeune femme réclama la dissolution d'un mariage qui, à l'entendre, n'avait pas été consommé.

Il fut donc arrêté que les parties seraient soumises à la visite, selon les formes ordinaires.

Le mari fut reconnu atteint d'un léger défaut dans sa conformation sexuelle, mais qui ne le rendait pas inapte à remplir ses devoirs.

Quant à la femme, les matrones déclarèrent qu'elle était « *corrompue* », c'est-à-dire qu'elle avait perdu sa virginité, mais qu'elles ne pouvaient décider si c'était « par œuvre naturel d'homme ou par extension faite de quelque chose violente. »

Interrogée, Marie de Corbie affirma qu'elle était vierge, que son mari l'avait seulement « attouchée de ses doigts », et, d'autres fois, « l'avait forcée par ferrement ou autre chose semblable jusqu'à effusion de sang. »

Etienne de Bray soutenait, de son côté, qu'il était arrivé au but, — difficilement, il en convenait, — au bout de six semaines ; mais que sa femme avait « pour lors expérimenté qu'il estoit homme naturel par quatre ou cinq fois ladicte nuit et autres subséquentes. » Il demandait, en conséquence, un délai de trois ans, pour réduire à néant l'accusation portée contre lui, se faisant fort d'arriver à ses fins bien avant le temps révolu. Au reste, il était disposé à accepter l'épreuve du congrès, s'il fallait en venir là.

Par sentence rendue le 4 juillet 1578, l'épreuve réclamée par de Bray fut ordonnée et, par faveur spéciale, celui-ci fut autorisé à s'y reprendre à plusieurs fois.

Il ne tira guère profit de la permission : « au premier essay de ce congrès (révéla, au cours des débats, l'avocat de la demanderesse), il s'estoit tellement drogué et tant pris de médecine et de drogues, que l'on ne cuida jamais estancher d'uriner et le fallut renvoyer pour se faire panser contre les drogues qu'il avoit excessivement prises. » En d'autres termes, se défiant de ses propres forces, le pauvre hère en amour avait absorbé un aphrodisiaque énergique, probablement de la cantharide, et les symptômes habituels de l'intoxication par ce produit, d'un maniement si délicat, n'avaient pas tardé à se manifester.

Ce champion de piètre allure ayant réclamé une seconde épreuve, celle-ci se termina aussi piteusement que la première (1).

Ne se tenant pas encore pour battu, il tente un troisième assaut. Mais les experts font les mêmes constatations (2) qu'au précédent combat. On lui offre une revanche, à la condition que ce soit « dans un délai assez court ». Il déclare enfin mettre bas les armes et s'avoue cette fois vaincu.

Loin d'en prendre philosophiquement son parti, il s'en va clamant que les experts sont des sots ou de mauvaise foi ; que les matrones ont en tous lieux reconnu que sa femme n'était plus *intacta virgo* et que, par conséquent, le mariage avait été réellement consommé. L'arrêt fut néanmoins rendu en faveur de la

(1) Les experts, dans leur procès-verbal, établirent que le mari *arrexerat sufficienter ad coeundum, ac substantiam serosam et aquosam extra vas emisserat, quæ non poterat dici rerum semen, sed non intromiserat.*

(2) Le texte du second rapport ne diffère pas sensiblement du premier : *Ejus erectionem esse fugacem, nec sufficientem ad coitum, nullam autem introductionem, ejaculationem vero esse substantiæ serosæ et quæ nomen seminis non meretur.*

jeune épouse, qui fut autorisée à se remarier. Le mari bafoué eut beau remuer ciel et terre, il n'en resta pas moins condamné par la justice, autant que par l'opinion.

L'auteur des *Dames galantes*, toujours friand de ces causes grasses, ne pouvait manquer de nous en transmettre l'écho.

« Pour les esguillettes nouées, écrit Brantôme (1), en fut dernièrement un procès en la court du parlement de Paris, entre le sieur de Bray, thrésorier, et sa femme, à qui il ne pouvoit rien faire, ayant eu l'esguillette nouée ou autre défaut dont la femme, bien marrie, l'en appella en jugement.

« Il fut ordonné par la cour qu'ils seroyent visitez eux deux par grands médecins experts. Le mary choisit les siens, et la femme les siens ; dont en fut fait un fort plaisant sonnet à la cour, qu'une grand' dame me lust elle-même, et me le donna, ainsi que je disnois avec elle. On disoit qu'une dame l'avoit fait, d'autres un homme.

« Le sonnet est tel :

SONNET

Entre les médecins renommés à Paris
En sçavoir, en espreuve, en science, en doctrine,
Pour juger l'imparfaict de la couple androgine,
Par de Bray et sa femme ont esté sept choisis.

(1) *OEuvres*, t. IX (1876), p. 97.

> De Bray a eu pour luy les trois de moindre prix,
> Le Court, l'Endormy, Piétre, et sa femme, plus fine,
> Les quatre plus experts en l'art de médecine,
> Le Grand, le Gros, Duret et Vigoureux, a pris.
>
> On peut par là juger qui des deux gaignera,
> Et si le Grand du Court victorieux sera,
> Vigoureux d'Endormy, le Gros Duret de Piétre,
>
> Et le Bray n'ayant point ces deux de son costé,
> Estant tant imparfait que mary le peut estre,
> A faute de bon droict en sera débouté.

Ce fut à l'occasion de ce procès, que les jurisconsultes les plus en vue de l'époque rompirent des lances pour ou contre le congrès. Le défenseur d'Etienne de Bray, François Hotman, s'éleva avec véhémence contre cette institution archaïque, inventée, disait-il, pour « modérer la plainte des femmes », et qui ne servait qu'à les fortifier dans leurs prétentions. N'étaient-ce pas elles qui réclamaient avec le plus d'insistance l'épreuve, « sçachant toutes que ce leur est un moyen indubitable de gagner leur procès » ? Car, ajoute Hotman, « quelque assurance que tout homme se puisse promettre (s'il n'est aussi brutal et impudent qu'un chien), confessera (s'il veut à part soy et sans passion, bien considérer), qu'il n'est en sa puissance de se faire paroistre capable du mariage, en présence de la justice que l'on révère, à la veue des médecins, chirurgiens et matrones que l'on craint, et avec une femme que l'on tient pour son ennemy, veu que telles actions d'elles-mesmes requièrent une assurance, un secret et une amitié. »

L'Angevin Tagereau écrivit également un ouvrage rempli des détails les plus piquants, où il réclamait pareillement l'abolition de cette pratique, « plus pernicieuse que profitable. »

Le congrès eut aussi ses défenseurs, Etienne Pasquier entre autres, l'auteur des *Recherches de la France*, qui essaya d'établir que le congrès était, dans une affaire d'impuissance, « la plus grande preuve qui soit et puisse estre. »

Mais le plaidoyer le plus libre fut celui d'un avocat de Melun, Sébastien Rouillard ; au dire du critique Bayle, il était « parsemé de plaisanteries et de traits gaillards. »

Ce plaidoyer, l'avocat, détail piquant, le prononça lui-même devant des commissaires du Saint-Siège, nommés par le pape, pour juger en dernier ressort un procès en impuissance, dans lequel la femme avait gagné une première fois sa cause devant l'Official de Sens.

Les apologistes du congrès eurent le dessus : celui-ci devait être conservé dans la jurisprudence canonique pendant près d'un siècle. De temps à autre, des hommes de loi courageux le flétrissaient bien avec indignation, en souhaitaient publiquement la suppression (1). Il ne fallut rien moins qu'une nou-

1 Dans un de ces procès en dissolution de mariage, qui

velle affaire, et une affaire qui fit grand bruit, pour porter le coup de grâce à cette institution surannée.

Elle avait, à vrai dire, du « plomb dans l'aile » depuis déjà longtemps. C'était à qui lui décocherait ses traits (1).

Un membre de l'Académie avait voulu exclure le mot *Congrès* du Dictionnaire, et, pour justifier cette mise au ban, écrivait :

« Congrès vient de *Congressus*, mais comme il a une signification fort différente en français, et que cela peut faire une mauvaise équivoque, *il n'y a point d'apparence que d'autres assemblées veuillent prendre le même nom à l'avenir.* » C'était se montrer bien mauvais prophète, et l'événement ne devait pas tarder

n'étaient que trop fréquents au dix-septième siècle, l'avocat général Jérôme Bignon n'hésita pas à flétrir la coutume du congrès et les époux assez éhontés pour y avoir recours : « La dépravation des derniers temps, disait-il, trente-sept ans avant l'abolition de cette scandaleuse coutume (en 1640), ayant rompu les digues de la honte et de la pudeur, a introduit ces actions infâmes, auparavant inconnues... Il seroit nécessaire, ajoutait-il en souhaitant le retour de l'ancienne sévérité des mœurs judiciaires, il seroit nécessaire d'abolir ces actions, tant d'impuissance que de congrès, si sales et si honteuses, que la pudeur publique ne peut supporter. » Mais, nonobstant la réprobation que la haute magistrature manifestait contre une preuve légale aussi scandaleuse qu'inutile, les officialités continuaient à en ordonner l'application, et le congrès était toujours le triste dénouement des procès en impuissance. (P. Dufour, *Hist. de la Prostitution.*)

(1) La célèbre marquise de L.... qui avait plaidé devant le

à donner un démenti à l'imprudent académicien. Le hasard voulut, en effet, que celui-ci, diplomate à ses heures, fût précisément chargé de représenter la France à un congrès (1) ; c'est ainsi qu'il consacra lui-même le mot qu'il avait voulu exclure.

Mais si le mot fut réhabilité, la pratique qu'il désignait continua à être la cible des faiseurs d'épigrammes. On connaît les vers de Boileau :

> Jamais la biche en rut n'a pour fait d'impuissance
> Traîné du fond des bois un cerf à l'audience,
> Et jamais juge entre eux ordonnant un congrès
> De ce burlesque mot n'a subi les arrêts.

On ne voit pas bien, en effet, des animaux se soumettre à cette épreuve, et sur ce point les humains se montrent leurs inférieurs ; bien qu'on ait écrit que

Parlement de Paris contre son mari, qu'elle accusait d'impuissance, perdit son procès, malgré son affirmation que la couche nuptiale n'était pour elle « qu'un lit de repos ». La marquise s'appelait Emilie et le président, Achille de Harlay. Aussitôt cette épigramme de courir de mains en mains :

> Vainement la riche Emilie
> Plaide, requiert, conclut et veut
> Que, d'avec un Jean qui ne peut,
> Un prompt divorce la délie.
> Les experts ayant affirmé
> Que l'époux est bien conformé,
> Quoiqu'en lui la nature dorme.
> Les choses de manière iront
> Qu'il l'emportera pour la forme,
> Quoiqu'il n'ait pas droit dans le fond.

(1) Le Congrès de Ryswick.

l'homme ait, sur les autres créatures, cette supériorité,
qu'il fait l'amour en tout temps.

VIII

Nous avons dit qu'un procès retentissant amena
l'abolition du congrès. Il s'agit de l'affaire du marquis de Langey, qui mérite d'être exposée avec quelques détails.

Le marquis avait épousé, à l'âge de vingt-cinq ans,
la fille du marquis de Courtaumer, Marie de Saint-
Simon, âgée seulement de quatorze printemps.

Pendant quatre ans, les époux firent bon ménage.
Au bout de ce temps, et durant une courte absence,
à l'instigation d'une de ses tantes et de son aïeul, la
marquise de Langey intentait une action d'impuissance contre son mari.

Le marquis, tout surpris d'un coup auquel il ne
s'attendait guère, cherche à avoir une explication avec
sa femme, qu'on dérobait à sa vue et qu'il ne réussit
pas à rejoindre.

Langey s'abouche, en désespoir de cause, avec un
ministre protestant, et lui donne mission de proposer,
en son nom, à la marquise le « congrès en particulier », c'est-à-dire hors des formes légales, sous les
yeux des parents eux-mêmes. La proposition ayant
été rejetée, l'affaire fut appelée devant le lieutenant-

civil du Châtelet, qui ordonna la visite des parties en sa présence, puis une expertise.

Sur la demande de la tante de la marquise, qui avait invoqué la procédure suivie dans le procès de la demoiselle de Soubise contre le baron du Pont, le jury fut composé de cinq médecins, cinq chirurgiens et cinq matrones, sans préjudice de dix ou douze autres personnes : juges, procureurs, avocats... et deux ministres protestants !

En voyant arriver le jeune marquis bien fait et de bonne mine, ce fut un murmure d'admiration parmi le peuple accouru au spectacle. « Plût à Dieu que j'eusse un mari fait comme cela ! », s'écrièrent les harengères. Quant à la marquise, c'était à qui lui chanterait pouilles. Toutes les femmes étaient acquises à Langey.

Après deux ans d'une procédure fastidieuse, le congrès est enfin ordonné, par sentence du Parlement. Pendant ces deux années, on ne parlait que de cela dans tout Paris. On n'appelait plus le marquis que le *marquis du Congrès*, et il se montrait particulièrement fier de cette publicité flatteuse.

Le rapport des experts fit les frais de toutes les conversations, à la Cour comme à la ville. « Les femmes s'accoutumèrent insensiblement à ce mot de *Congrès* et on disoit des ordures dans toutes les ruelles. Une parente de la dame dit, parlant de Langey : « On a trouvé la partie bien formée, mais point animée. »

« Les anecdotes les plus grivoises, les mots les plus licencieux étaient entendus dans la société la plus polie ; les dames les plus prudes n'avaient aucune honte à s'en occuper, et le jour où eut lieu la grande visite chez le lieutenant-civil, Mmes de Lavardin et de Sévigné, amies du lieutenant-civil, étoient en carrosse à deux portes de là, où il alla les trouver après : on les entendoit rire du bout de la rue (1).

La veille, Mme de Sévigné avait dit au marquis : « Pour vous, votre procès est dans vos chausses ! »

Le gazetier Loret, dans sa *Muze historique*, ne manqua pas de consacrer quelques vers mirlitonesques au pauvre marquis :

> Depuis deux jours entendu j'ai
> Que le sieur marquis de Langey,
> Pour ne pas voir sa flamme oisive,
> Requiert seconde tentative,
> C'est-à-dire un autre congrès
> Dont il attend meilleur progrès.
>
> On l'estime fort galant homme,
> Mais je ne puis comprendre comme
> On aspire d'être vainqueur
> D'un corps dont on n'a pas le cœur.
>
> L'aversion continuelle
> Ou raisonnable ou naturelle
> Que sa belle épouse aujourd'hui
> Témoigne incessamment pour lui

(1) TALLEMANT DES RÉAUX. *Historiettes*

Est un étrange rabat-joie ;
Et si, par la susdite voie.
En cas que l'ordonne la Cour.
Il peut regagner son amour,

Nonobstant un si grand obstacle.
Il en faudra crier miracle ;
Et tous, ainsi qu'il le prétend,
Le déclarer omnipotent.

Quant à la marquise, lorsqu'elle sortit de la rue de Seine, où elle avait élu domicile chez sa tante, la canaille, qui la reconnut dans son carrosse, l'apostropha grossièrement et lui jeta de la boue.

Pour le lieu du congrès, le tribunal avait désigné la maison d'un baigneur du faubourg Saint-Antoine (1). Au domicile conjugal on préférait un champ neutre, où se pouvaient éviter toutes les influences morales résultant des souvenirs, des préoccupations ou de la vue de certains objets extérieurs. La rencontre des parties ne devait davantage se faire, pour les raisons qu'on devine, dans la maison d'un parent ou d'un ami.

En se rendant au congrès, la marquise de Langey avait dit à sa tante : « Soyez assurée que je reviendrai victorieuse ; je sais à qui j'ai affaire. »

Le marquis avait pris, de son côté, toutes ses pré-

(1) A cette époque, les maisons de bains étaient de véritables maisons de rendez-vous. C'est dans un de ces établissements que Brancas, réputé pour ses distractions, oubliant qu'il était marié du jour même, alla passer, dit-on, la première nuit de ses noces.

cautions. Il avait demandé que sa femme fût baignée au préalable, pour détruire l'effet des *restringents*; qu'elle eût les cheveux épars, afin qu'elle ne pût cacher aucun talisman, aucune amulette dans sa coiffure (1), car Langey soupçonnait sa femme d'employer des sortilèges.

« En s'allant mettre au lit, écrit un mémorialiste du temps, le marquis se mit à dire : « Apportez-moi « deux œufs frais, que je lui fasse un garçon tout du « premier coup. » Mais il n'eut pas la moindre émotion où il falloit, il sua pourtant à changer deux fois de chemises : les drogues qu'il avoit prises l'échauffoient. De rage, il se mit à prier. — « Vous n'êtes pas ici pour cela ! » lui dit sa femme, et elle lui fit reproche de la dureté qu'il avoit eu pour elle, lui qui savoit bien qu'il n'étoit pas capable du mariage.

« Or, il y avoit là, entre les matrones, une vieille Mme Pezé, âgée de quatre-vingts ans, nommée d'office, qui fit cent folies ; elle alloit de temps en temps voir en quel état il étoit, et revenoit dire aux experts : « C'est grande pitié : il ne nature point. » Enfin, le temps expiré, on le fit sortir du lit. « Je suis ruiné! » s'écria-t-il en se levant. Ses gens n'osoient lever les yeux, et la plupart s'en allèrent. »

(2) Langey s'opposa à ce qu'on coiffât sa femme d'une cornette apportée par deux parents du grand-père : on coiffa donc Mme de Langey d'une cornette appartenant à la femme du baigneur.

La marquise n'avait rien négligé pour gagner la partie, ayant eu tour à tour recours à la force et à la ruse. La scène nous a été conservée par un robin, qui paraît en avoir puisé les détails à bonne source.

« La marquise, dit l'avocat Jean Roux, sauta au collet de son mari, lorsqu'il la pensait seulement embrasser tendrement, et se débattit contre lui avec une telle rage, que toutes les bacchantes des anciennes orgies, les Euménides d'Oreste et les Thraciennes d'Orphée, n'auraient été auprès d'elle que de simples novices en fait d'emportement et de fureur. » L'aimable personne s'était tour à tour servie de ses pieds, de ses dents et de ses ongles.

Quand l'heure fixée pour l'épreuve fut écoulée, la marquise et le marquis sortirent du lit, la première triomphante, l'autre tout honteux de sa mésaventure.

Les femmes qui avaient été pour Langey n'en revenaient pas. « C'est un vilain, dit l'une d'elles, n'en parlons plus ! » Une autre, le rencontrant au Cours, à quelque temps de là, toujours de fière mine et l'air guilleret, se prit à dire avec un soupir : « Hélas ! à qui se fier désormais ! »

Les brocards et les chansons (1) n'épargnèrent pas

(1) Il fut un certain temps d'usage de peindre sur des écrans les sujets qui défrayaient les conversations du jour : « être mis sur les écrans » était aussi courant au dix-neuvième siècle, qu'un siècle plus tard « être mis sur les éventails ». Dans un pamphlet sur la cour de Louis XIV, intitulé : *Les Vieilles Amoureuses*, l'auteur, racontant l'embarras de Mme de Lyonne, au

le vaincu, tandis qu'on allait en procession chez la tante de la marquise, qui recevait, au nom de sa nièce, les compliments et les congratulations. « Excusez ma nièce, disait-elle en minaudant à ceux qui demandaient à voir l'héroïne du congrès : elle est si fatiguée qu'elle n'a pu descendre. »

En dépit du sage avis d'un médecin de ses amis, qui lui avait dit tout crûment : « Songez que, pour réussir dans pareille tentative, il faut être cheval ou chien », le marquis pestait tout haut et contre sa femme, qu'il accusait d'avoir eu recours à des artifices, et contre le baigneur qui lui avait, disait-il, servi un breuvage débilitant. Il pestait aussi contre lui-même, qui avait cédé à un mouvement de honte inexplicable.

Le Parlement, ne tenant pour valable aucune de ces raisons, déclarait, par arrêt du 8 février 1659, le mariage nul, condamnait Langey à rendre la dot, avec défense de se remarier (1), tandis que la mar-

moment où elle vient de constater que le duc de Sault est réduit à une flagrante impuissance, écrit : « Elle fut se jeter sur une autre pile de carreaux, et, pour cacher son dépit, elle prit entre ses mains un écran, qui se trouva par hasard auprès d'elle. Le hasard voulut encore que ce fut justement un de ceux où les barbouilleurs, qui travaillaient à ces sortes de choses, avaient peint l'histoire du marquis de Langey, qui avait été démarié à cause de son impuissance. » HAVARD, *Dictionnaire de l'Ameublement*, t. II, p. 363.

(1) Dix-huit mois après l'arrêt, Langey adressait une requête, tendant à faire lever la défense de se remarier. Le chancelier

quise avait la faculté de contracter de suite, s'il lui
plaisait, une nouvelle union. Elle ne se le fit pas répéter et convola en justes noces quelques mois plus tard.

Trois filles naquirent de ce mariage.

Quant au marquis, après maintes démarches, il
obtenait à son tour l'autorisation de se remarier. Au
bout de neuf mois, il était père.

On commençait à se moquer du congrès; on s'en
moqua bien plus encore dans la suite, quand la seconde
femme de Langey devint mère jusqu'à sept fois ! Ce
fut un éclat de rire général, quand on vit ce prétendu
impuissant faire sept fois ses preuves de puissance.

Le marquis triomphait à bon droit, en dépit des
médisants (1). Pouvait-il fournir argument meilleur
pour annihiler la sentence qui l'avait frappé?

Ce n'était pas encore la réhabilitation complète.
Pour l'obtenir, Langey attaqua, par voie de requête
civile, l'arrêt qui avait annulé son mariage.

Douze audiences furent remplies par les plaidoiries
et par l'examen des nombreuses questions de fait et
de droit que soulevait le procès.

lui répondit par une fin de non-recevoir, sous cette forme hu-
moristique : « A-t-il donc découvert de nouvelles pièces? »
« Il se vantait, paraît-il, à qui voulait l'entendre, de sa paternité. Un jour qu'il montrait ses enfants à Benserade, celui-
ci lui dit malicieusement : « Moi, Monsieur, je n'ai jamais douté
que Mlle de Navailles (c'était le nom de la seconde femme de
Langey) ne fût capable d'engendrer. » Pure calomnie, cette
dame ayant toujours eu une conduite à l'abri de tout soupçon.

Le premier Président, Guillaume de Lamoignon, avait tenu à présider lui-même la Grand'Chambre. Le ministère public était occupé par l'avocat général Bignon.

Un passage de l'argumentation de Lamoignon est tout entier à citer. Rien ne montrera mieux le ridicule d'une procédure où la pudeur et le bon sens étaient à la fois sacrifiés.

« Sans entrer dans la question de médecine, s'écriait Lamoignon, ni discourir sur les différents effets de la nature, l'événement a fait connaître que le sieur de Langey pouvait être père, puisqu'il a sept enfants... Considérez combien il importe de ne pas asseoir sur de telles apparences (la frigidité, etc.) un jugement qui déshonore un homme, qui trouble le repos et la santé d'une grande famille.

« Car enfin, quelles sont les suites de votre arrêt?... Il a été le mari de Mlle de Courtaumer et il n'a pas été au pouvoir des juges de lui ôter cette qualité. D'un autre côté, si l'arrêt qui déclare le sieur marquis de Langey impuissant doit être exécuté, les enfants qui paraissent dans cette audience *ne sont pas ses enfants, leur mère n'est pas sa femme,* et il est *sept fois père et impuissant.* »

Après un pareil exposé, la cause était entendue.

Faisant droit aux conclusions du demandeur, le premier Président prononça un arrêt, en date du 18 février 1677, « faisant défenses à tous juges, même à ceux des officialités, d'ordonner à l'avenir, dans les causes du mariage, la preuve du congrès. »

Si le congrès fut aboli par cet arrêt mémorable, les procès pour impuissance ne le furent pas. Seulement on n'ordonnait plus la mise en présence des deux parties ; on se contentait de la *visite*.

C'est ainsi qu'on procéda dans l'affaire du marquis de Gesvres et de Mlle de Mascranny, son épouse.

Les experts constatèrent chez le mari une *frigidité* indéniable. Comment s'y prirent-ils, puisqu'ils ne l'avaient pas vu à l'œuvre, pour faire cette constatation ?

Les experts choisis par le mari étaient le médecin Gayant et le chirurgien Maréchal, qui déclarèrent que rien ne manquait à leur client, au point de vue de la conformation, mais qu'ils ne pouvaient *affirmer* la capacité conjugale, « n'ayant pas vu de mouvement. »

Quant aux deux autres experts, le médecin Hecquet et le chirurgien Chevalier, ils reconnurent, eux aussi, que la conformation était bonne ; mais l'apparence ne suffisait pas, et *l'état* devait paraître.

Cette condition remplie n'était pas encore suffisante ; il fallait en constater les traces sur l'épouse : d'où nécessité de visiter la marquise (1). Mais, avant

(1) La visite de la femme était rarement reconnue nécessaire ; la visite de l'homme suffisait. Les experts ne réclamaient la visite de la femme que si l'examen pratiqué sur l'homme avait donné des résultats douteux. La *visite* était encore pratiquée à

d'en arriver là, combien le marquis fit traîner les choses, alléguant tantôt une maladie, tantôt l'autre, et ne recevant pas moins de six visites de médecins pour les constater !

L'affaire eut un épilogue tout à fait imprévu : la marquise eut le bon esprit de succomber avant la fin de la procédure et sauva ainsi l'honneur du survivant.

Voltaire, auquel il faut toujours revenir, a dégagé la moralité de ces scandaleuses pratiques, en une phrase qui résume, dans sa concision, toute notre pensée :

« Ces procès n'étaient que honteux pour les femmes, ridicules pour les maris, indignes des juges. »

D'accord avec le spirituel railleur, nous ne verserons pas un pleur sur ces usages heureusement abolis.

la fin du dix-huitième siècle. Dans ses *Éphémérides médicales de l'Union médicale*, Chereau, à la date du 14 décembre 1785, consigne : « F. E. Tabary, docteur en médecine de Montpellier, agrégé en l'Université d'Aix, et F. Bonisson, maître en chirurgie, chargés de donner leur avis sur le cas d'*impuissance* de Paul Elzéar Raucurel, examinent, pour la seconde fois, ce dernier. Ils déclarent avoir constaté chez lui, à quatre heures du soir : 1° une érect. moindre que la précédente ; 2° une autre supérieure, mais au-dessus de la pénultième ; le 16 décembre, ils découvrent une érect. déjà avancée, mais imparfaite, *semi frigida*, et qui cessa aussitôt. » — A. Ch.

LA RECHERCHE DE LA PATERNITÉ AU TEMPS JADIS

I

Depuis notre mère Eve, la chair n'a pas cessé de se montrer faible, mais on n'a pas toujours jugé avec la même indulgence qu'à notre époque ce que, par une tolérance conventionnelle, nous appelons « les élans du cœur ».

Si nos aïeux étaient sévères pour la faute commise, au moins cherchaient-ils à faire une répartition équitable des responsabilités. Ils enjoignaient à la fille de déclarer sa grossesse, mais ils lui laissaient toute liberté de dénoncer son séducteur.

La recherche de la paternité, que nous hésitons encore à faire entrer dans nos lois, était admise il y a plusieurs siècles. Jadis, on poursuivait avec la dernière rigueur la femme ou la fille enceinte qui célait sa grossesse. Était-ce dans le but d'atteindre plus sûrement le séducteur, ou d'empêcher les infanticides clandestins, que les législateurs se montraient si impitoyables ? Quand on se reporte au texte des arrêts des Parlements et des édits royaux, on constate qu'ils étaient guidés par un tout autre mobile.

Le zèle des magistrats prétend s'exercer contre celles qui tentent de détruire l'enfant qu'elles portent dans leur sein, mais il est manifeste que la justice s'inquiète surtout, — conformément à l'esprit des ordonnances royales, — de sauver une âme de chrétien. Il suffit, pour s'en convaincre, de lire l'édit de Henri II, du mois de février 1555, « registré en Parlement le 4 mai suivant, contre les femmes et les filles qui cèlent leurs grossesses et leurs accouchemens. »

Il y est signalé la fréquence de plus en plus grande d' « un crime très énorme et exécrable..., qui est que plusieurs femmes ayant conçu enfant par moyens déshonnêtes ou autrement persuadées par mauvais vouloir et conseil, déguisent, occultent et cachent leurs grossesses, sans en rien découvrir et déclarer. » Le temps venu de la délivrance, elles « les suffoquent, meurtrissent et autrement, *sans leur avoir fait impartir le saint sacrement du baptême...*, les jettent en lieux secrets et immondes, ou les enfouissent *en terre profane, les privant par tel moyen de la sépulture coutumière des chrétiens.* »

Voilà évidemment le mobile de l'ordonnance, et il n'est pas de peine trop sévère pour un pareil manquement aux prescriptions de l'Eglise. Aussi le Roi ordonne-t-il « que toute femme qui se trouvera duement atteinte et convaincue d'avoir celé, couvert et occulté tant sa grossesse que son enfantement, sans avoir déclaré l'un ou l'autre, et avoir pris de l'un ou de l'autre témoignage suffisant, même de la vie ou mort de son enfant lors de l'issue de son ventre, et après se trouve l'enfant *avoir été privé tant du saint Sacrement du Baptême que sépulture publique et accoutumée, soit cette femme tenue et réputée d'avoir homicidé son enfant.*

« Et pour réparation, *punie de mort et dernier supplice*, et de telle rigueur que la qualité particulière du cas le méritera 1)... »

Henri III exigea que cette loi fût « promulguée et représentée souvent aux yeux du sexe » ; qu'elle fût, en conséquence, publiée tous les trois mois en ces termes :

« Afin que nulle femme et chambrière ou autre ne
« puisse prétendre cause d'ignorance ci-dessus, en-
« joignons à tous curés de publier et dénoncer au
« Peuple le contenu de ladite ordonnance à leurs
« Prônes des Messes paroissiales, de trois mois en
« trois mois, et que, tant nos Procureurs que les
« Seigneurs Hauts-Justiciers, tiennent la main à la-
« dite Publication. »

1 LE POIX DE FREMINVILLE. *Dict. de Police.* art. *Grossesse.*

L'édit de Henri III est de 1585.

Mais, pensera-t-on, la loi ne fut pas appliquée, ou le fut avec de grandes atténuations. Nous pouvons citer au moins un cas où les magistrats l'appliquèrent à la lettre, et où les circonstances seules empêchèrent l'exécution de la sentence.

II

L'histoire n'est généralement pas connue, il n'en est pourtant pas de plus dramatique et, pour employer les termes de celui à qui nous en devons le récit, « de plus pitoyable et de plus approchante du miracle. »

La fille d'un châtelain de Bourg, nommée Hélène Gillet, avait été soupçonnée d'être enceinte par ses compagnes qui, sur ce soupçon, la mirent au ban de la société et s'éloignèrent d'elle.

Un beau jour, on s'aperçoit que « ses flancs se sont abaissés » ; on en porte plainte à la justice. Le lieutenant particulier prescrit qu'elle sera visitée par des matrones. Celles-ci, après mûr examen, prononcent que la prévenue « s'était délivrée, il n'y avait pas quinze jours. »

Sur ce rapport, on l'enferme en prison. On la soumet à un interrogatoire. Ses réponses paraissent « pleines de contrariétés », c'est-à-dire de contradictions ; et, comme elle n'était assistée d'aucun conseil, elle s'enferre de plus en plus. Elle finit par reconnaître qu'il y a quelques mois, un jeune homme, « curé d'un village voisin de Bourg », et qui était venu à maintes reprises chez son père, « pour apprendre à lire et à écrire à ses frères », l'avait « connue une fois seulement », mais qu'elle avait été la victime d'une violence, sa servante l'ayant enfermée dans une chambre « avec ledit curé qui la força » ; qu'il était vrai « qu'elle n'avait appelé du secours, tant elle était éperdue, ne sachant ce qu'elle faisait. »

Quelques jours après, étant sur les privés, « pressée, comme elle croyait, d'un flux de sang », elle avait senti quelque chose tomber, de « mou et flatueux. » Une servante, à qui elle fit part de ce qui venait de lui arriver, lui répondit qu'elle s'était délivrée « d'un faux germe. »

Sur cette déclaration, on se rendit à l'endroit désigné : on n'y trouva rien de ce qu'avait prétendu la jeune fille.

Peu de jours après, un soldat, en se promenant, découvrit, « dans un creux qui était au pied d'une muraille, voisine d'un jardin appartenant au père de l'accusée », un corbeau qui s'acharnait après un lange ; dans ce lange était le corps mort d'un petit enfant.

Plus de doute : ce ne pouvait être que le produit expulsé, d'autant que celui-ci était enfermé « dans une chemise de même toile et de même grandeur que celle que l'accusée avait vêtue, ayant même, au-dessous de l'ouverture d'en haut, les deux premières lettres du nom d'Hélène Gillet, soit un H et un G. »

En dépit de son affirmation qu'elle n'a « jamais fait un enfant formé », les apparences la condamnant, le présidial de Bourg prononce contre Hélène Gillet la peine de mort.

La condamnée en appelle de cette sentence au Parlement de Dijon. Elle y est conduite par deux archers, « des mains desquels elle pouvait facilement être arrachée, si elle n'eût été abandonnée de tous ses parents, excepté de sa mère. »

« Le mercredi matin avant la levée de la Pentecôte », s'ouvrit le procès, qui dura jusqu'au lundi suivant. Ce jour, le jugement confirmatif de la précédente sentence fut lu et, « contre les formes ordinaires, il fut dit que l'accusée serait conduite au supplice la hart au cou » ; ce que, dit l'auteur du récit (1) que nous analysons, « je n'ai jamais vu pratiquer en aucun autre lieu, hors ceux qui sont condamnés à avoir la tête tranchée. »

Hélène Gillet devait être conduite au supplice entre 3 et 6 heures du soir.

(1) BIBLIOTHÈQUE NATIONALE, Mss DUPUY, t. CXIII : reproduit dans la *Revue rétrospective* de Taschereau, dans un opuscule de Peignot, enfin dans la brochure de CLÉMENT JANIN, *Le Morimont de Dijon*.

À l'heure dite, on la voit s'avancer, accompagnée de deux jésuites et de deux capucins.

Le bourreau avait communié le matin et s'était confessé, après le déjeuner, dans la prison même.

Avant de commencer sa besogne, l'exécuteur des hautes œuvres s'excuse d'être pris de fièvre et demande qu'on lui pardonne, « dans le cas où il manquerait à son devoir. »

Tandis qu'on exhorte la patiente à envisager la mort avec calme, le bourreau donne tous les signes du plus grand trouble : « il chancelle, il tord ses bras, il les lève au ciel avec les yeux, il se met à genoux, se relève, puis se jette à terre, demande pardon à la patiente, puis la bénédiction aux prêtres qui l'assistaient. » Il est égaré à ce point, qu'il exprime tout haut le souhait d'être à la place de la condamnée et de recevoir le coup destiné à la jeune fille.

Il élève cependant le coutelas. Le peuple commence à le huer. La jeune fille « met les mains à son bandeau, découvre le coutelas, frissonne, puis se remet en même assiette qu'auparavant. »

Le bourreau, qui semble décidément ne rien entendre à son métier, lui fait hausser le menton et retirer le cou, pour l'atteindre de côté ; presque aussitôt, il « lui décharge un coup sur la mâchoire gauche, glissant au cou, dans lequel il entre du travers d'un doigt. »

La patiente s'affaisse sur le côté droit. Mais il est
manifeste que le bourreau a manqué son coup. Il le
sent si bien lui-même, qu'il dépose son instrument
et offre à nouveau de mourir à la place de la condamnée.

Une grêle de pierres s'abat sur lui; le peuple s'ap-
prête à le rappeler à son devoir, quand on voit la
bourrelle relever la patiente, qui, d'elle-même, s'a-
vance vers le poteau, se remet à genoux, et tend
docilement le cou.

Le bourreau, remis de son émotion, reprend le
coutelas que lui présente sa femme, et assène un
grand coup sur l'infortunée, qui le reçoit sur l'épaule
droite. Mais ce n'est qu'une blessure légère; tout est
à recommencer.

Pour le coup, le peuple s'impatiente. Le bourreau,
suivi des jésuites et des capucins, se sauve, devant
les menaces de la foule de plus en plus grondante,
dans la chapelle située au bas de l'échafaud.

La bourrelle se décide à opérer elle-même, puisque
son pusillanime mari boude à la besogne. Elle saisit
la corde, « que la patiente avait apportée au supplice », et la lui met au cou. Mais la jeune fille n'est
plus aussi résignée : elle se débat, cherche à saisir
la corde, tandis que la femme du bourreau « lui
donne des coups de pied sur l'estomac et sur les
mains..., et cinq ou six secousses pour l'étrangler. »

La croyant aux trois quarts morte, elle tire le corps,

la corde au cou, la tête devant, et quand elle est arrivée au bas de l'échafaud, « elle prend les ciseaux qu'elle avait apportés pour couper les cheveux à la condamnée, longs de deux pieds, et la veut égorger. » N'en pouvant venir à bout, elle les lui plante en divers endroits.

Pendant ce temps, le bourreau, agenouillé dans la chapelle, était lapidé par le peuple. Quant aux jésuites et aux capucins, ils avaient cru prudent de prendre la poudre d'escampette ; ils réussirent à se sauver, non sans essuyer quelques horions.

On parvient enfin à enlever le corps des mains de la bourrelle ; on ôte à la jeune fille la corde qu'elle avait au cou, et des hommes robustes chargent l'infortunée sur leurs bras.

Elle respirait encore et ne demandait qu'à vivre. Son corps était meurtri de plaies. Outre les deux coups de coutelas, elle avait reçu six coups de ciseaux : « un qui passe entre le gosier et la veine jugulaire, un autre sous la lèvre d'en bas qui lui égratigne la langue et entre dans le palais ; un en dessous du sein, passant entre deux côtes, proches de l'emboiture de l'épine du dos ; deux en la tête, assez profonds : quantités de coups de pierres ; les reins entamés fort avant du coutelas, sur lequel elle était couchée, lorsqu'on la secouait pour l'étrangler, et son sein et son cou plombés des coups de pied de la bourrelle. »

Pendant quelques jours, elle eut de la fièvre, et l'on doutait qu'elle en réchappât.

Quant au bourreau et à sa femme, le peuple en fit justice, « à coups de pierres, de marteaux et de poignards. »

On sut, plus tard seulement, la vérité ; la jeune fille avait bien réellement accouché, mais sa mère avait emporté l'enfant et avait réussi à le soustraire à toutes les recherches. Sa fille avait préféré risquer le dernier supplice et « souffrir la mort, plutôt que hasarder la vie de celle qui la lui avait donnée. »

Des lettres de pardon furent accordées à Hélène Gillet, par Louis XIII, et entérinées par le Parlement, le 5 juin 1625. Mise immédiatement en liberté, elle se retira dans un couvent de la Bresse, où elle mourut dans un âge avancé.

III

Nous avons dit, au début de cette étude, l'importance qu'avait, aux yeux des contemporains de Henri II, le sacrement du baptême. Cette importance, on pressent qu'elle sera plus grande encore, à l'heure où Louis XIV, « vieilli et décadent, éprouvera un

retour vers la piété, entre sa dernière maîtresse et
son confesseur jésuite (1). »

Par la déclaration royale du 16 décembre 1698, il
était fait défense à tous curés de publier aux prônes
des messes de paroisses « aucunes choses profanes et
temporelles », exigeant que celles-ci fussent publiées
à l'issue des dites messes.

Quelques curés prirent prétexte de cette déclaration pour se dispenser de publier l'édit de Henri II.
C'est alors que, pour bien marquer ses désirs et
sa volonté, le mari impotent de la Maintenon fit paraître la *Déclaration* du 25 février 1708, ordonnant
la publication au prône de l'édit de 1556 et rétablis-
sant *la peine de mort* « contre les femmes qui, ayant
caché leur grossesse et leur accouchement, laissent
périr leurs enfants sans recevoir le baptème (2). »

Ce rappel aux anciennes prescriptions était d'autant plus utile, que celles-ci restaient depuis quelque
temps lettre morte. Les procureurs fiscaux, auxquels il était expressément enjoint de veiller à la
publication trimestrielle de l'édit de Henri II, n'y
tenant pas la main, les curés se relâchaient eux-
mêmes de leur zèle.

1 Drs AUBRY et CORRE. *Documents de criminologie rétrospective.*
(2) Voir le texte intégral dans le *Dictionnaire de police* précité,
le *Recueil d'Édits et Ordonnances* (1720), t. II, p. 317, et le *Recueil
des anciennes lois françaises,* d'Isambert, t. XIII, pp. 469 et 471 ;
t. XX, p. 527.

« La première chose qu'une fille ou femme qui n'a point de mari doit faire, lorsqu'elle est certaine d'être enceinte, écrit un magistrat du dix-huitième siècle (1), est de le déclarer devant le juge de son domicile; si elle ne le fait pas et que la grossesse soit manifeste, le procureur fiscal doit lui imposer cette déclaration, et la faire mettre sous sauvegarde, afin d'éviter les dangers qui pourraient en arriver 2. »

C'est, du reste, ajoute-t-il, ce qui était déjà prescrit, dès 1537, par un arrêt du parlement de Toulouse. Cet arrêt rappelle qu'au comté de Dunois, il y a un droit qu'on appelle la *Coutume des fillettes*, en vertu duquel « une fille ou femme veuve étant grosse est tenue de le dénoncer à la justice, afin d'en faire registre, sous peine d'un écu d'amende. »

Pour la même raison, c'est-à-dire pour que la gros-

(1) Le Poix de Freminville.

(2) Il était d'usage que la fille enceinte se transportât chez le Procureur du Roi, le greffier, ou même chez un commissaire de police, pour y faire sa déclaration de grossesse, en indiquant le nom de celui qu'elle prétendait en être l'auteur; mais l'Édit de Henri II, toujours en vigueur, n'exigeait aucune déclaration *judiciaire*: il suffisait que celle-ci fût faite d'une manière notoire, de façon à ce que le ministère public fût à portée de suivre le sort de l'enfant; de plus, l'Édit n'ayant pas fixé de délai pour faire la déclaration, la fille enceinte pouvait différer celle-ci jusqu'au moment de l'accouchement; c'est, du moins, l'interprétation d'un des plus savants juristes du dix-huitième siècle. Cf. *Traité de la Séduction*, par M. FOURNEL, avocat au Parlement; Paris, 1781, p. 86.

sesse ne passe pas inaperçue, un chirurgien « ne doit jamais saigner les filles à l'insu des pères et mères ou autres qui ont autorité sur elles, et si elles sont seules, sans avis de médecin. Il en doit être de même des femmes dont les maris sont absents depuis long-temps. »

Les sages-femmes étaient également tenues de dé-noncer les grossesses et les accouchements clandes-tins dont elles avaient connaissance, et la *Décla-ration* de 1724 leur prescrivait, ainsi qu'aux « autres personnes qui assistent les femmes dans leurs accou-chements, *d'avertir les curés* du lieu de la naissance des enfants », afin que ceux-ci reçoivent le baptême.

Cinq ans avant la révocation de l'édit de Nantes, Louis XIV avait eu soin d'interdire, « à ceux de la religion prétendue réformée », d'exercer le métier d'accoucheur ou de sage femme (1).

Celles-ci ne se bornaient pas toujours à déclarer la grossesse ; elles y ajoutaient des révélations qui tomberaient aujourd'hui sous l'application de l'ar-ticle 378 du Code pénal : elles ne se gênaient pas pour dénoncer le père de l'enfant, quand elles avaient pu en arracher le secret à la malheureuse qu'elles venaient d'accoucher.

Le plus souvent, elles n'avaient pas cette peine :

1) Le 22 janvier 1688, le Conseil d'État rendait un arrêt, qui faisait défense de recevoir aucun maître apothicaire de la reli-gion réformée *Hist. des Apothicaires.* de Philippe).

la fille laissait d'autant plus échapper l'aveu, qu'il pouvait, sinon l'innocenter tout à fait, du moins atténuer sa culpabilité.

IV

L'histoire qui suit est d'autant plus instructive à cet égard, que le héros n'est autre qu'un grand artiste, qui a eu son heure de célébrité, puisqu'il fut un moment le peintre de la Pompadour.

Anne Bougier, célibataire de 22 ans, était accouchée, le 15 août 1723, d'un enfant mort. Sur la déclaration de la sage-femme, elle avait été poursuivie et mise en prison.

Atteinte et convaincue d'avoir tenu sa grossesse celée jusqu'au jour de ses couches, elle fut condamnée à être admonestée en la chambre du Conseil, à ne plus récidiver, et en 3 livres d'aumônes applicables aux pauvres de l'hôpital général de Laon : ce qui fut exécuté.

Voici les passages les plus caractéristiques de son interrogatoire.

« A dit se nommer Anne Bougier, âgée de 22 ans,
« fille de Philippe Bougier, chantre en l'église métro-
« politaine de Sens, où il demeure à cause de son em-
« ploi, et d'Anne de La Tour, sa mère, avec laquelle
« elle demeurait en cette ville Laon, paroisse Saint-

« Michel depuis huit mois, et auparavant, demeurant
« l'une et l'autre, sa mère et elle, en la ville de Saint-
« Quentin, n'avait point d'autre métier, non plus que
« sa mère que celui de tricotter des bas.

« A dit qu'elle était née à la Fère, mais que sa fa-
« mille était *originaire de Laon* : feu Nicolas Bougier,
« chantre en l'église collégiale de Saint-Jean-au-
« Bourg de Laon, était son ayeul parternel et feu Jean
« de La Tour, maitre maçon à Laon, était son
« ayeul maternel.

« A dit qu'elle s'était bien comportée et n'avait
« jamais eu d'habitudes criminelles, avec aucun
« homme ou garçon à l'exception qu'elle s'était
« abandonnée trois fois au nommé QUENTIN DE LA
« TOUR, garçon de 19 ans, *peintre de son métier*,
« demeurant à Saint-Quentin, et cela dans le temps
« qu'elle demeurait avec sa mère à Saint-Quentin.

« Interrogée si c'est des œuvres dudit de La Tour,
« son cousin, qu'elle est devenue enceinte de l'enfant
« mort dont elle est accouchée le 15 août, a dit que
« oui ; qu'elle s'est cru hydropique, parce que, après
« avoir eu ces habitudes avec ledit de La Tour, elle a
« eu ses purgations ordinaires huit jours après, et
« ne les a plus eues depuis. »

Anne Bougier ne savait pas signer.

Deux mois avant d'accoucher, sa mère l'avait placée à l'Hôtel-Dieu, où on l'avait traitée pour une
hydropisie.

Trait de mœurs à noter : avant de faire sa déclaration au lieutenant de police, la sage-femme avait réclamé 4 livres à sa cliente, pour offrir à ce magistrat, à titre de cadeau, des poulets et un dindon (1).

V

Bien que les déclarations de grossesse dussent être légalement reçues par les officiers de police sans frais, il en allait tout autrement, dans la pratique. Dans quelques tribunaux de province, dans le Languedoc notamment, on exigeait une taxe pour chaque déclaration de grossesse, ce qui pouvait empêcher certaines filles de faire cette déclaration.

En d'autres endroits, on procédait à leur égard avec une brutalité que les magistrats dénoncèrent avec énergie. Ceux-ci durent rappeler « à tous huissiers et sergens », qu'il leur était interdit « d'arrêter, chasser, ni renfermer » les délinquantes, autrement que sur un ordre écrit, sous peine de vingt livres d'amende, ou même de révocation de leur emploi.

Par contre, non seulement les sages-femmes qui

(1) Cf. COMBIER, *Études sur le bailliage de Vermandois; Bullet. acad. de Laon*, t. III (*Notice sur Quentin de la Tour*, par DUMAZES); le *Reliquaire de Q. de la Tour*, par le même. 1874.

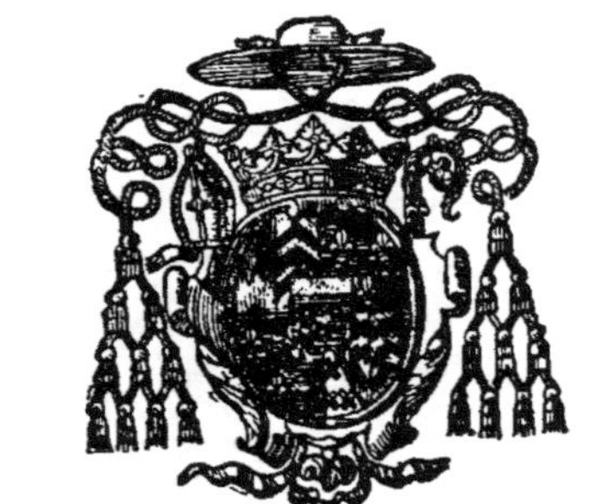

MANDEMENT
DE MONSEIGNEUR
L'EVESQUE D'AUXERRE,

POUR *la publication de l'Edit du Roi Henry II. Contre les Femmes & Filles qui recelent leur grossesse & enfantement.*

abandonnées au libertinage, deviennent les meurtrières de leurs enfans, presque avant d'en être meres. Pour conserver aux yeux des hommes un honneur qu'elles n'ont pas eû honte de perdre aux yeux de Dieu, par une cruauté qui ne sçauroit assez effrayer : elles détruisent ou tâchent de détruire des créatures faites à l'Image du Créateur, rachetées du Sang de Jesus-Christ, elles répandent un Sang qui comme celui d'Abel demande sans cesse vengeance, & consomment ainsi leur désordre par le plus horrible de tous les parricides : Comme les plus grands châtimens ordonnés par les Loix Divines & Humaines n'ont pû jusqu'à present arrêter cette fureur qui ne produit que trop souvent des monstres de cruauté, n'avons-nous pas lieu de craindre, ou que les Peuples ne soient pas frappés de l'énormité de ce crime, ou que les coupables trouvent trop d'indulgence dans le Tribunal de la Penitence, ou qu'ils se flattent trop facilement de l'impunité ? A CES CAUSES, Nous déclarons par ces Presentes que Nous nous reservons à Nous seuls le pouvoir d'absoudre les Femmes ou Filles qui prendront des remedes, ou employeront d'autres moyens pour faire périr leur fruit soit animé ou non : comprenans dans la même reserve ceux & celles qui donneront pour cet effet remedes, breuvages, ou conseils, & quand même la perte du fruit ne s'ensuivroit pas. Declarons aux Curez, Prêtres Seculiers, ou Réguliers, même à tous ceux qui ont de Nous les Cas reservés, que Nous n'entendons pas qu'ils puissent absoudre ces sortes de personnes, & pour seconder les intentions du Roy, qui dans la multitude des plus grandes affaires ne se rend pas moins attentif au salut de son Peuple, & à la conservation des Loix, Enjoignons aux Curez de notre Diocese de publier la presente Ordonnance avec celle de Henry II. ci-jointe, au Prône de la Messe de Paroisse, quatre fois l'année, de trois mois en trois mois, & de faire ce jour là à leur Peuple une Instruction sur l'énormité de ce crime. Ordonnons à nos Archi-Prétres de distribuer incessamment le present Mandement, de tenir la main à l'éxécution, & de Nous en donner avis. DONNE' à Auxerre en notre Palais Episcopal, sous notre Seing & contre-Seing de notre Secretaire, le quinziéme jour du mois d'Octobre mil sept cent dix.

Signé † CHARLES EVESQUE D'AUXERRE.   *Par Monseigneur*   *LECLERC.*

EDIT DU ROY HENRY II.

CONTRE *les Femmes & Filles qui recelent leur grossesse & enfantement.*

PARCE que plusieurs Femmes ayant conçû enfans par moyens-des-honnêtes, ou autrement, persuadées par mauvais voûloir & conseil, déguisent, occultent, & cachent leur grossesse sans en rien découvrir & déclarer ; & advenant le tems de leur part & délivrance de leur fruit, occultement s'en délivrent, puis le suffoquent, meurtrissant & autrement, suppriment sans leur avoir fait impartir le Saint Sacrement de Batême, ce fait les jettent en lieux secrets & immondes, & ensoüissent en terre prophane, les privant par tel moyen de la sépulture coûtumiere des Chrétiens ; de quoy étant prévenuës & acculées devant nos Juges, s'excusent, disant avoir eû honte de déclarer leur vice, & que les Enfans sont sortis de leur ventre morts, & sans aucune aparence de vie ; tellement que par faute d'autre preuve, les Gens tenant nos Cours de Parlement & autres nos Juges, voulant procéder au Jugement des Procez criminels faits à l'encontre de telles Femmes, sont tombés & entrés en diverses opinions, les uns concluans au supplice de mort, les autres à question extraordinaire, afin de sçavoir & entendre par leur bouche si à la verité le fruit issu de leur ventre étoit mort ou vif, après laquelle question endurée, pour n'avoir voulu aucune chose confesser, leur sont plus souvent les prisons ouvertes, qui a été & est causé de les faire tomber, récidiver, & commettre tels & semblables délits à notre très grand regret, & scandale de nos Sujets : à quoi désirans pourvoir, extirper, & du tout faire cesser lesdits exécrables & énormes crimes, & ôter les occasions & racines d'iceux dorénavant commettre ; DISONS, Statuons, Voulons, Ordonnons, & Nous plaît, toute Femme qui se trouvera dûement atteinte & convaincuë d'avoir, celé, couvert, & occulté, tant sa grossesse que son enfantement, sans avoir pris de l'un & de l'autre suffisant témoignage, même de la vie ou mort de son Enfant lors de l'issuë de son ventre, & après se trouve l'Enfant avoir été privé, tant du Saint Sacrement de Batéme, que de sépulture publique & accoûtumée, soit telle Femme tenue & réputée avoir homicidé son Enfant & pour réparation punie de mort & dernier suplice, & de telle rigueur que la qualité particuliere du cas le méritera, afin que ce soit exemple à tous, & que ci-après n'y soit fait aucun doute ni difficulté. DONNE' à Paris au mois de Fevrier mil-cinq cent cinquante six, & de notre regne le dixiéme.

Lû, publié & Régistré en Parlement le quatriéme Mars mil cinq cens six.

les avaient accouchées (1), mais « les locataires et propriétaires des maisons dans lesquelles se retireront filles et femmes non mariées » étaient tenus d'en faire la déclaration au lieutenant général (2). A leur défaut, les prêtres, « par devoir de conscience », étaient invités à informer la justice.

La plupart des affaires de recel de grossesse étaient instruites à la requête d'ecclésiastiques, qui faisaient montre d'un zèle que le fanatisme religieux peut expliquer, mais qui était, à coup sûr, contraire à l'esprit de charité chrétienne bien entendu.

« Si le pasteur le juge à propos, écrit un théologien (3), il communiquera la grossesse de la fille au magistrat civil, pour que celui-ci en impose aux parents par son autorité et les oblige, pendant les couches de la fille, à lui rendre un compte exact de la mère et de son fruit. »

« Je propose ici ce moyen, ajoute le saint homme,

(1) Sur l'obligation des sages-femmes de faire la déclaration, lire le très intéressant Mémoire de M. Alexandre FAIDHERBE, *les Accouchements en Flandre avant* 1789 (Lille, 1891), pp. 20 et suiv. Il y avait là une violation évidente du secret professionnel, mais les magistrats qui prescrivaient la déclaration obligatoire n'en avaient cure. Ils justifiaient la mesure par un argument d'ordre purement moral on prévenait de la sorte, croyait-on, les suppressions de part, et aussi par une raison d'ordre financier, les enfants abandonnés ou importés sur le territoire de la commune restant à la charge de cette dernière.

(2) Archives municipales de Brest. GG 47 (1735).

(3) L'abbé Dinouard.

parce que j'ai appris par expérience que c'était un plus grand frein que les excommunications et les autres peines spirituelles. »

Si l'on veut une autre preuve que la question de religion dominait toutes les autres, on n'a qu'à s'en rapporter à ce que nous en dit un légiste du dix-huitième siècle (1), dont nous reproduisons le propre texte :

« La grossesse recélée n'est sujette aux peines des ordonnances, que quand l'enfant qui en provient est *privé du baptême et de la sépulture*. Mais lorsque l'enfant périt, même par accident, *sans avoir reçu le baptême*, la mère qui n'a point déclaré sa grossesse est *punie de mort* ; de sorte que la pudeur et la honte, les accidents même ne l'*excusent jamais*. »

Croirait-on que vingt ans à peine avant la Révolution (2), cette rigoureuse législation était encore appliquée (3) ? Un document décisif va dissiper tous les doutes.

(1) De Ferrière.

(2) Les statuts du diocèse de Troyes, de 1785, publiaient l'édit de 1556 : ce qui prouve qu'il était encore en vigueur au moins dans cette région (Cf. *le Village sous l'ancien régime*, par A. BABEAU, p. 124).

(3) A Plombières, suivant une ordonnance rendue par Léopold, celles qui ne déclaraient pas leur grossesse étaient sévèrement punies. « Les filles et femmes qui accouchent en secret et dont l'enfant vient à mourir, sont condamnées au dernier supplice ; les père et mère, coupables de connivence et les tentatives d'avortement, seront frappées de telles peines qu'il

En 1770, une fille Legault (1), « suffisamment atteinte et convaincue d'avoir recellé sa grossesse et de n'avoir appelé matrone à son accouchement », est condamnée à « estre prise par l'exécuteur criminel aux pri-« sons du siège de Dinan où elle est retenue, et, la corde « au col, pendue et étranglée, jusques à extermina-« tion de vie, à une potence, qui sera à cette fin ellevée « dans le ressort de cette juridiction, son corps ardé « et bruslé et les cendres jettées au vent... »

Ainsi, il ne suffisait pas à ces justiciers de faire mourir la coupable, le cadavre lui-même devait subir la profanation du feu. Les blasphémateurs et les sacrilèges n'étaient pas poursuivis avec plus de rigueur (2).

On doit reconnaître néanmoins que les législateurs usèrent parfois de procédés moins barbares, et eurent recours à des mesures moins répressives et empreintes de plus d'humanité.

appartiendra : les mères qui auront exposé leurs enfants seront fustigées aux carrefours et flétries d'un fer chaud ; la peine de mort est appliquée, si l'enfant exposé vient à mourir. » J.-D. HARMONTÉ, *Plombières ancien et moderne*, édition refondue par Jean PARISOT (1905), p. 83, note 1.

(1) D'après Aubry et Corre.

(2) Nous donnons à l'APPENDICE (A) un arrêt de la Cour du Parlement, du 16 juin 1775, qui condamne une fille à être pendue et étranglée, pour avoir caché sa grossesse ; mais elle avait dissimulé, en plus, son accouchement et avait enterré l'enfant *sans l'avoir fait baptiser* : c'était son plus grand crime.

En tels endroits, on voit même les magistrats accueillir paternellement les déclarantes, leur enjoindre, leur recommander fortement « de veiller avec soin à la conservation de leur fruit, d'appeler des personnes suffisantes au moment où elles prévoiront accoucher, et de faire toute diligence, *pour que leur enfant soit solennellement baptisé.* » Toujours cette préoccupation constante de sauver l'âme du petit être !

Cependant, il est des cas où sont invoqués d'autres motifs, pour engager les filles à ne pas accoucher clandestinement. « Il y va du salut de l'Etat (prononce un avocat général), que l'on constate l'existence des enfants, tant bâtards que légitimes, les uns et les autres étant également précieux à l'Etat. » On voit que le dépeuplement de notre pays était l'objet de graves préoccupations... dès 1765 !

Par l'excès de son rigorisme, la loi favorisait plutôt qu'elle n'entravait les actes qu'elle cherchait à réprimer : c'est ainsi qu'était puni le suborneur, sur la simple dénonciation de la victime ou même de ses parents. On allait jusqu'à assimiler au rapt de violence le rapt de séduction « de la *femme publique* (sic) mariée et demeurant avec son mary » !

L'autorité prêtait une oreille complaisante aux plaintes qui lui étaient adressées, surtout quand elles émanaient d'une femme ou fille qui se disait séduite. La loi ne s'opposait pas, comme de nos jours, à la recherche de la paternité.

Les résultats de cette indulgence ne se firent pas longtemps attendre.

S'il en fut qui se refusèrent à faire connaître le père de leur enfant, d'autres — et c'est le plus grand nombre — accusèrent qui leur maître, qui un homme marié, qui un personnage occupant une situation plus ou moins en vue, de les avoir mises à mal.

Une fille de 41 ans dit avoir eu commerce avec son maître. Une autre de 32 prétend qu'elle a été séduite par un tout jeune homme. La plupart disent n'avoir cédé qu'à des promesses de mariage. Cependant, une jeune fille de 16 ans, enceinte de 7 mois, avoue, ingénûment ou hardiment (1), comme on l'entendra, n'avoir obéi qu'à un entraînement passionnel (2).

Les constatations étaient faites sur des registres spéciaux, conservés dans les greffes des juridictions.

Voici quelques-unes des formules généralement adoptées :

« Le 7 août 1785 (3)..., Jeanne Bouldé, fille de..., demeurant chez..., a déclaré être enceinte de 7 mois et demi de la part de son beau-frère et qu'elle était enceinte avant qu'il eût épousé sa sœur.

« 5 juin 1786..., Marie Crubière, fille majeure,

---

1 Voir, à l'Appendice, la note B.

(2) Combier, *les Justices seigneuriales du bailliage de Vermandois*.

(3) *Archives des Côtes-du-Nord*. B. 576, Lamballe. in Aubry et Combier, *op. cit.*

âgée de vingt-six ans, assistée de sa belle sœur..., nous a déclaré être enceinte de 8 mois et demi ; elle a refusé de nommer de qui elle était enceinte.

« Ce jour, 24 mai 1758 [1], a comparu au greffe du comté de Goello et baronnie d'Avaugour, première baronnie de Bretagne, au siège de Chatelaudren, Louise Loviant, âgée à son dire d'environ vingt-sept ans, laquelle a déclaré, pour obéir aux arrêts et règlements de la Cour, estre enceinte du fait de Jean Le Méheauté, fils..., depuis environ les six mois derniers, laquelle déclaration elle affirma par serment, et ne sachant signer, a prié de signer pour elle François Loviant icy présent, son père. »

Exceptionnellement, une femme mariée vient déclarer sa grossesse ; mais, en ce cas, elle est séparée, sinon judiciairement, au moins en fait, de son mari, avec lequel elle n'a jamais pu avoir d'enfants ; et elle vient s'accuser d'en avoir eu avec son complice d'adultère.

VI

Les plaintes en séduction étaient relativement fréquentes autrefois : ici, une fille menace de faire baptiser son enfant sous le nom du séducteur, si la

1. *Archives des Côtes-du-Nord.* B. 271. Chatelaudren. Aubry et Comat. *op. cit.).*

justice n'informe pas (1) ; là, une autre accuse un garde-chasse d'avoir tenté de la violer, puis elle finit par se rétracter et avoue l'avoir accusé à tort.

Les fausses accusations n'étaient pas rares. Le bailli de Dercy, en Vermandois, eut occasion d'instruire une affaire, sur les plaintes d'une jeune fille enceinte, mais l'enquête prouva que c'était une gourgandine, qui s'en était laissé conter par plusieurs jeunes gens et n'en était pas à son coup d'essai. Ces tentatives de chantage réussissaient souvent et servaient d'encouragement aux hésitantes.

Parmi les plaignantes, il y avait sans doute plus d'une hystérique. Si le mot (2) n'avait pas encore droit de cité dans la langue, la maladie qu'il représente était autant, sinon plus répandue que de nos jours.

Quelques juges, en province, avaient une déplorable tendance à décerner des prises de corps, sur la simple requête d'une fille qui se plaignait d'avoir été séduite, et à lui accorder les dommages et intérêts

---

(1) Le 12 mai 1778, selon la jurisprudence d'alors, la fille Marguerite Berger obtenait que l'enfant dont elle était enceinte fût baptisé sous le nom d'un sieur Martin ; le curé de Saint-Germain devait être contraint à ce baptême par toutes voies dues et raisonnables, et ledit sieur Martin condamné à 500 francs de dommages-intérêts et 60 francs pour les frais de gésine (SEMICHON, *Histoire d'Aumale*, p. 342).

(2) Encore le mot *vapeurs istériques* (sic) se trouve-t-il dans un rapport de matrones, daté de 1763 (AUBRY et CORRE, p. 428).

qu'elle réclamait. Tantôt le coupable était condamné à une amende, tantôt aux frais des couches et à la nourriture, éducation et entretien de l'enfant.

Quand le rapprochement était désiré par les deux parties, un mariage (1) pouvait s'en suivre; les exemples de pareil dénouement sont cependant assez rares (2).

Lorsque les choses n'ont pas été poussées trop loin, on se contente d'interdire au jeune homme de continuer à poursuivre la jeune fille. Ce n'est que par exception qu'on prononce un châtiment hors de proportion avec la faute, tel que la mort par pendaison et étranglement; en ce cas, la sentence est le plus souvent prononcée par contumace : on ne se montrait pas plus sévère pour le « rapt de force et de violence », qui correspondait au viol et à l'attentat

(1) En 1760, Angélique Desjardins, stimulée par son frère puîné, plaidait contre Charles de Buanchy. M. Beuvin jugea que les parties conviendraient de sages-femmes jurées pour constater si la partie demanderesse était enceinte ou non : de Buanchy fut condamné à payer 150 livres par provision, pour fournir des aliments à la demanderesse.

Au mois de janvier 1761, la même personne plaidait pour demander mariage à son séducteur et le juge homologuait, le 30 janvier, l'avis des parents qui consentaient à ce mariage (*Hist. d'Aumale*, par SAUVICHON. t. II. p. 339).

(2) Dès le commencement de la troisième race de nos rois, la peine du « commerce illicite » entre deux personnes libres se réduisait ou à doter la fille abusée ou à l'épouser. Un auteur anglais, Bracton, a rapporté à cet égard l'anecdote suivante, qui marque la date de cet usage :

à la pudeur avec violence de notre Code actuel.

Particularité curieuse : on voit assez fréquemment
les prêtres pris à partie par les filles, qui les accusent de les avoir séduites.

En 1687, une fille mineure, Isabelle Folle, qui
s'était rendue chez le prêtre Guillaume Rannou,
pour lui demander à baptiser un enfant de sa sœur,
prétend avoir été, de la part de l'ecclésiastique,
l'objet d'une proposition indécente et d'une tentative
de séduction : il l'aurait décoiffée, lui aurait « dénoué
les cheveux », et même se serait permis des privau-
tés plus intimes, puisque la fille est grosse et lui
attribue son état.

Celle-ci porte plainte, mais elle est déboutée.

Ce n'est pas que le clergé ait toujours été à l'abri

Sous le règne du roi Robert, un comte avait reçu dans son
château un troubadour et sa femme, qui était jeune et jolie.
Pendant leur séjour au château, le troubadour vient à tomber
malade et meurt.

Le comte, épris d'amour pour la veuve, s'introduisit de nuit
dans sa chambre et la violenta. La femme outragée quitta incontinent le château et alla porter plainte au Roi, lui demandant
vengeance de l'injure qu'elle avait reçue.

Le roi fit mander le comte, qui avoua tout, et proposa de
désintéresser la femme du troubadour, et de lui procurer un
mariage avantageux. Mais le roi rejeta la proposition et
déclara qu'il n'accorderait son pardon, que si le comte épousait
la femme qu'il avait possédée contre son gré.

Cette décision, comme dans tout le royaume, devint une règle
qu'appliquèrent désormais les juges dans des cas analogues.
FOURNEL, *Traité de la Séduction*. p. 156

de tout reproche : ainsi, en 1757, l'évêque de Quimper obtient de faire enfermer, aux Récollets de l'Ile Verte, le curé de Plouaré qui, depuis cinq ans, entretient une fille dans son presbytère où elle est accouchée (1) ; en 1778, un autre prêtre est renfermé pour des faits analogues (2).

En 1785, un curé Callac est mis à l'hôpital de Lanmeur, à cause de son libertinage, « vivant publiquement avec une femme, dont il entretient le mari en ivresse continuelle (3). »

Ces faits devaient causer d'autant plus de scandale, que les membres du clergé faisaient, dans certains pays, fonctions de magistrats, au moins dans ce cas déterminé : j'entends que la déclaration de grossesse était faite par-devant notaire et en présence du curé (4).

VII

Aujourd'hui, une fille séduite se crée héroïne par le revolver ou le vitriol, quand elle a été trompée et que le séducteur se refuse à « réparer ». Jadis, les choses se terminaient moins tragiquement ; et pour

(1) *Archives d'Ille-et-Vilaine.* C. 181.
(2) *Ibid.,* C. 230.
(3) *Ibid.,* C. 235.
(4) Nous reproduisons en fac-similé, d'après l'original en notre possession, le certificat d'un curé, attestant que la fille a fait la déclaration d'usage.

Je soussigné Curé de la paroisse de trocy diocèse de
Meaux Certifie que la nommée marie Jeanne Cheron
fille de Defunts Jean Cheron, & de marié noel Botonier
de ma paroisse est accouchée le premier de ce mois
d'un Enfant qui a été nommé Pierre Etienne, et Baptisé
le mesme jour, que ledit Enfant est vivant, & que cette
ditte fille a declaré être dans la resolution de le garder
et de l'Elever. En foi de quoi j'ai signé a trocy Ce
Quatre Juillet mil sept Cent quatre vingt Cinq. —
La ditte fille m'a assuré avoir fait par devant monsieur
le procureur du Roy a meaux sa declaration Conformement
aux ordonnances. Brodeau Curé de trocy.

que la justice fût mise en mouvement, il fallait vraiment que les parties ne se montrassent pas accommodantes.

En général, ces affaires de famille étaient jugées sans bruit par des arbitres ; ceux-ci étaient souvent des prêtres. Leurs décisions étaient constatées par des actes authentiques, dont il existe encore un grand nombre (1).

Voici, à titre d'exemple, une sentence arbitrale, rendue par deux curés, consignée dans les registres d'un notaire de Morlaas, en 1346 :

« Ramon de Puioo est condamné à payer à Gaillarde d'Os, qu'il a séduite, quarante sous morlaas, plus une amende pour le seigneur et les frais de médecin. Il est en outre condamné à demander pardon. »

Une quittance de 1558, par-devant notaire, porte que Bernardine de Layou a reçu vingt-quatre florins de Jean Forcade, qui l'avait rendue mère « *volontairement, sans contrainte, force ni déception*. »

En 1560, Jeanne de la Baysole de Lasseube, *vierge caste et pudique*, obtenait vingt-cinq francs de Jean Gaillardot, qui l'avait rendue mère.

(1) Le docteur PTECH *Les médecins d'autrefois à Nimes*) a reproduit un acte de cette nature en patois languedocien. (V., à l'APPENDICE, la note C.

Un acte authentique de 1580 constate que Gailhardine de Baylinéda, fiancée de Forton de Salenave, en présence du ministre protestant et du peuple réuni au temple de Pardies, refuse d'épouser son fiancé et réclame contre lui une récompense *pour les actes carnaux* qu'il avait commis sur elle.

Le même prix pour le même fait — acte de 1565 — était payé à Bertrande Totg par Jean d'Arrosez, qui fut obligé, en outre, de donner une mesure de blé, une mesure d'orge et un manteau blanc.

Arnaut de Navailles, à la même époque, fut surpris *en familiarité* avec Bertrandine de Carassot. Les parents lui arrachèrent, par des violences et des menaces de mort, une promesse de mariage. Une transaction intervint dans la suite, et tout fut réglé pour la somme de 50 francs (1).

Cet arrangement entre les parents de la victime et « l'infâme ravisseur » intervenait plus souvent qu'on ne le pourrait croire. Les mœurs du temps s'en accommodaient parfaitement. M. G. Capon nous a communiqué le texte d'un de ces « pactes », qui date de 1729. On est stupéfait à la lecture d'un pareil document et, pour employer la formule d'usage, tout commentaire serait superflu.

« Je soussignez, François Ricard, et Perrine Boette, femme François Ricard, promettons à M. François Jacques Guillotte, ne le point chagriner des enfants qu'il pourroit avoir avec Marie-Anne Ricard, notre fille cadette, âgée de 18 ans.

« Consentons qu'il en jouisse comme si elle étoit sa femme, pourvu néanmoins qu'il nous paye la somme de trois cent livres d'avance, avant que de coucher

(1) G. B. DE LAGRÈZE, *la Société et les Mœurs en Béarn*.

avec elle, ce qu'il fera tant bon luy semblera, en lui
fournissant son entretient, sa nourriture et tout ce
qu'elle aura besoin, ainsi qu'à nous qui sommes déjà
âgés, scavoir : moi, François Ricard et ma femme,
de 62 ans chacuns, et qu'il se charge des enfans du
commerce qu'il aura avec notre fille.

« Fait à Paris de notre commun consentement, le
13 may mil sept cent vingt-neuf.

« RICARD (1). »

De nombreux actes notariés, relevés de 1746 à
1778 (2), ne sont pas moins édifiants. Ils nous révèlent avec quelle aisance les filles séduites faisaient
marché de leur séduction. Le texte en est un peu sec,
mais ce laconisme a son éloquence.

16 *mars* 1746.

La servante du concierge de l'Hostel de la Vril-
lière à Fontainebleau déclare :

Qu'ayant eu le malheur d'accorder sa compagnie
charnelle *(sic)* à son maistre, elle est enceinte d'enfant d'environ quatre mois, et que, pour éviter la
cognoissance de ceci, son maistre lui donne 60 livres
argent et un paquet de filasse pesant 10 livres, ce
dont elle est contente, et promet de disparoître de la
ville.

(1) ARSENAL. *Arch. de la Bastille*. 11.069 (Dossier Ricard).
(2 Par M. A. WEBER, dans un très attachant opuscule, intitulé : *Par-devant notaires* (dix-septième et dix-huitième siècles).

15 *octobre* 1756 :

La servante d'un meunier a eu commerce avec un charretier. Celui-ci s'en tire en donnant 48 livres.

23 *décembre* 1763 :

La servante d'un hostellier de Fontainebleau accuse de séduction « ayant eu résultat » le voiturier de Montargis. Celui-cy conteste, s'en défend ; ce n'est pas luy, il n'était pas seul, mais finit par transiger en donnant 30 livres.

17 *octobre* 1777 :

Un sous-piqueur (Anglais de nation) aux écuries des courses de Mgr le duc de Chartres, a séduit la servante de son piqueur et s'engage :

1° A payer les frais de gésine et de couches ;

2° A nourrir et loger la demoiselle jusqu'à un mois après l'événement ;

3° A lui payer 240 livres ;

4° A élever l'enfant.

5 *septembre* 1747 :

La servante du procureur du Roy au grenier à sel et receveur du vingtième de l'élection de Montereau, accepte de son maître 72 livres pour frais de gésine et 600 livres pour élever l'enfant.

Enfin, le 18 *septembre*, la fille d'un boulanger de Fontainebleau déclare « estre enceinte des faicts d'un garde », mais « qu'elle trouve plus glorieux d'abandonner toute procédure, attendu que son amant, trahissant ses promesses et se considérant lui-même assez peu pour manquer à ce qu'il se doict, elle considère qu'il ne peut la mériter, le décharge de tous soins et amendes, entend garder son enfant, pour avoir toujours sous les yeux le fruit de sa faiblesse et conserver l'idée d'un père parjure ».

Audit acte intervient la mère, la boulangère qui déclare ne conserver contre son pseudo-gendre que sa créance, « pour le prix de 43 pains de huict livres qu'elle lui a fournis et dont il ne lui a payé que 8 sols. »

Ces déclarations ne manquent pas d'intérêt. Elles révèlent des mœurs qui ont été longtemps à se perdre.

Croirait-on qu'à la veille de la Révolution, l'édit de Henri II sur la déclaration de grossesse avait encore force de loi ? L'historiette suivante, dont la Du Barry (1) aurait été l'héroïne, l'établit sans conteste.

Une jeune fille, d'un endroit appelé Liancourt, était devenue grosse des œuvres de son curé, qui avait peu survécu à ce commerce. Soit honte pour elle-même, soit égard pour la mémoire de son pasteur, elle n'avait point fait *la déclaration prescrite par les ordonnances* et, par suite d'une maladie, que

1. *Anecdotes sur la comtesse du Barri* (par PIDANSAT DE MAIRO-BERT).

le chagrin et l'inquiétude lui avaient occasionnée sans doute, elle était accouchée d'un enfant mort.

Le fait parvenu à la connaissance des premiers juges, ceux-ci avaient condamné la malheureuse à être pendue, comme réputée coupable d'avortement, faute d'avoir satisfait à la loi *formelle sur cet article*.

La sentence venait d'être confirmée au Parlement, la prisonnière devait retourner sur les lieux pour être exécutée. Un mousquetaire noir, nommé M. de Mandeville, entendit raconter cette histoire dans une maison. Touché de compassion, ainsi que les autres convives, il proposa de dresser sur-le-champ un mémoire de cette affaire et d'aller à Marly, où la Cour se trouvait alors, demander la grâce de l'infortunée.

Il part et se rend tout droit chez la comtesse Du Barry, à qui il expose sa requête. Celle-ci écrit au chancelier (Maupeou) une lettre, où elle disait, entre autres choses : « ... Je n'entends rien à vos lois, mais « elles sont injustes et barbares, elles sont con- « traires à la politique, à la raison, à l'humanité, si « elles font pendre une pauvre fille, accouchée d'un « enfant mort sans l'avoir déclaré. Suivant le mé- « moire ci-joint, la suppliante n'est condamnée que « pour avoir ignoré la règle, ou pour ne s'y être pas « conformée par une pudeur très naturelle. Elle mé- « rite de l'indulgence ; je vous demande au moins

« une commutation de peine; votre sensibilité vous
« dictera le reste. » Le chancelier ne pouvait qu'accéder à une demande si éloquemment présentée, —
et la jeune personne fut graciée.

Sans nous arrêter à discuter l'authenticité de la
lettre attribuée à la maîtresse de Louis XV, dont ce
n'était pas l'habituelle façon de s'exprimer, nous n'en
retiendrons que le fait lui-même, à savoir que la déclaration était encore exigible à la date où se place
l'aventure, qui n'a rien, du reste, que de très vraisemblable.

D'ailleurs, il était encore, parait-il, assez fréquent,
il y a quelques années à peine, — la constatation en
est due à nos confrères Aubry et Corre, — même
aux bureaux de l'état civil de Brest, de voir des
femmes venir informer les commis de leur grossesse
et de leur prochain accouchement.

En parcourant un grand nombre de ces déclarations, les confrères dont nous venons de citer les
noms ont fait de piquantes observations, que nous
rapprocherons de celles qu'il nous fut donné naguère
à nous-même de relever.

Dépouillant les registres de Chatelaudren, dans
les Côtes-du-Nord, les docteurs Aubry et Corre ont
pu établir, de 1755 à 1789 :

1º Que, sur un peu plus de cent filles déclarantes,
douze ont moins de vingt ans, la plus jeune en ayant
seize. Quarante-quatre ont de vingt à vingt-cinq ans ;

quarante et une, de vingt-six (1) à trente; dix-huit, de trente et un à quarante, et deux ont plus de quarante ans : l'innocence se perdait plus tardivement que de nos jours :

2° Que la presque totalité des déclarantes appartient à la classe du bas peuple : il est bien fait mention de deux « honorables filles », l'une majeure et l'autre mineure, mais leur situation ne répond pas à l'épithète, car celle-ci est domestique et celle-là s'est donnée « à une personne inconnue qu'elle n'a vue que passagèrement », ce qui ne suppose pas une situation bien relevée.

La plupart sont des servantes, tantôt séduites par le maître ou son fils, tantôt, et *beaucoup plus souvent*, par un valet habitant sous le même toit, ou par des soldats de la garnison.

D'autres, sans mention de profession, se sont laissées aller à des militaires, à des clercs, à des personnes de rencontre.

VIII

Cela se passe de nos jours exactement comme autrefois.

(1. V. à l'APPENDICE (D) la *déclaration* d'une fille de vingt-six ans : nous la reproduisons, pour donner une idée de la rédaction et du style des pièces de cette nature.

C'est une erreur assez répandue de croire que la fille du peuple, à la ville comme aux champs, est victime des fils de bourgeois (1), qui l'abandonnent sans remords, après l'avoir séduite sans embarras.

Rien n'est plus faux dans la réalité : comme l'a dit Maupassant, les riches paient le bouquet cueilli; ils en cueillent aussi, mais sur les secondes floraisons ; ils ne le coupent jamais dans la première.

Savez-vous la profession qu'on relève le plus souvent dans la liste des initiateurs ?

Sur un tableau de 72 cas de défloration en province, publié par le docteur Martineau, nous relevons, aux premiers degrés de l'échelle sociale : un lieutenant de vaisseau, un banquier, un conseiller de préfecture, un médecin — on voit que nous ne dissimulons rien.

(1) A ce propos, il nous souvient d'avoir relevé naguère un écho, extrait d'un quotidien, probablement le *Gil Blas*, à une époque que nous ne pouvons fixer qu'approximativement (c'est au moment où il était pour la première fois question du voyage de Félix Faure en Russie, à l'occasion des fêtes du couronnement du tzar).

« Un médecin, chef de service dans un hôpital où sont recueillies les filles de la rue, pose, depuis des années, à ces malheureuses, une question, toujours la même : *Quel a été votre premier amant ?* Et il a pu ainsi dresser une statistique intéressante : le bilan des professions par rapport à l'amour.

« Ainsi les maçons, les hommes de peine, arrivent les premiers ; ensuite, les acteurs, les journalistes, les commis de magasin, les officiers subalternes et les peintres ; la troisième catégorie se compose d'architectes, de magistrats, de notaires, d'avoués et d'avocats; la quatrième, de médecins, d'huissiers

Descendons quelques marches et nous trouverons : un clerc de notaire, un fabricant de beurre, un voyageur, deux employés de commerce ; plus bas encore, un terrassier, un peintre, un soldat, un tisserand, un chaudronnier, un boulanger, deux bouchers, un chauffeur, un entraîneur — ces deux derniers évidemment prédestinés ! — deux menuisiers, un serrurier — naturellement ! — un cabotin ; quant au reste, pour la majeure partie, des cultivateurs, garçons de ferme, laboureurs, domestiques, vignerons, meuniers et *tutti quanti.*

Au résumé, *sept* bourgeois sur *soixante-douze* ; un peu moins de 10 p. 100.

Martineau avait pris 525 observations dans le milieu parisien. Nous avons eu la patience de les dépouiller, et voici le résultat de nos recherches : en défalquant 41 cas, où l'heureux mari a eu la clef de l'inappréciable (!) trésor, 108 où l'on n'a pu déterminer la profession, restent 365 cas qui se prêtent à l'analyse.

Sur ces 365 — autant que de jours dans l'année — 70 seulement appartiennent au monde de la bourgeoisie ; encore avons-nous fait entrer dans cette catégorie des peintres, des dessinateurs, des crou-

et d'officiers supérieurs : enfin, les derniers sur cette échelle de l'amour sont, le croiriez-vous, les banquiers et les agents de change. »

Pour ce qui est du maçon, il n'a aucun mérite à être en tête de cette statistique : son métier n'est-il pas d'essuyer les plâtres ?

piers, des boursicotiers et autres exploiteurs de gogos.

Dans le nombre, se trouvent 10 patrons qui ont abusé de leurs ouvrières; 9 officiers — le prestige de l'uniforme! — 5 pharmaciens ou élèves en pharmacie; un professeur de langues vivantes — *shocking!* — un avocat et un étudiant en droit — le triomphe des beaux parleurs — 7 médecins ou étudiants en médecine; tout un brelan de sculpteurs, bijoutiers, clercs d'huissier ou de notaire; cinq rentiers; un artiste et un collégien ! Tout le reste... des enfants du peuple.

Si nous rapprochons des tableaux de Martineau la statistique que nous a communiquée, il a une quinzaine d'années, notre ami Daguillon, alors externe à Lourcine dans le service du professeur Hutinel, nous arrivons aux mêmes constatations : sur 110 cas relevés, à peine 20, et en procédant *larga manu*, peuvent être attribués à la classe dite moyenne.

Il est un autre point qu'établissent les documents précités, et qui concorde avec ce que nous savons de l'ancien temps, c'est que la défloration est presque toujours consentie; que la prostitution semble surtout résulter d'un défaut d'éducation; qu'elle n'est pas rare avant 18 ans : sur 525 cas, il n'y a pas moins de 190 filles qui n'ont pas attendu cet âge pour se prostituer.

Ce sont les femme de basses extraction qui abandonnent leurs enfants. C'est, dira-t-on, la misère qui est la cause principale de ces abandons; mais la dépravation ou plutôt l'obnubilation du sens moral n'est pas non plus un facteur négligeable.

Quant au problème de la recherche de la paternité, reconnaissons qu'il n'est pas d'une solution aisée : si l'impunité accordée aux hommes multiplie le nombre des enfants naturels, il n'est pas contestable que la faculté pour les femmes d'intenter une action à leur prétendu séducteur peut donner lieu aux plus graves méprises (1). S'il est inique de laisser la femme expier seule ses faiblesses, il serait au moins imprudent d'accorder une prime à ses débordements.

(1) « Si les procès en recherche de paternité avaient suscité de graves abus et des scandales retentissants, écrit M. Léon Douarche (*Journal*, 3 septembre 1905), on devrait en avoir la preuve dans les procédures de la période révolutionnaire, à cette époque de troubles où se donnaient libre carrière toutes les libertés et beaucoup de licences. Eh bien ! quand on parcourt ces procédures, on s'aperçoit que toujours, ou presque toujours, les procès en recherche de paternité étaient dirigés contre les véritables pères. »

A l'appui de cette assertion, M. Douarche relate diverses procédures qui confirment sa thèse; mais combien d'autres dont il ne parle pas et qui iraient à l'encontre ! C'est une des questions les plus graves, les plus épineuses, dont le législateur ait eu à s'occuper, et l'on n'est pas surpris que la solution de ce problème ait été tant retardée.

On ne se presse pas et combien a-t-on raison, d'ouvrir ce nouveau débouché aux professionnelles du chantage.

APPENDICE

A

Arrest (1)
de la Cour
Du Parlement

Qui condamne MARIE CHAMBRIOT, a être pendue et étranglée, par l'Exécuteur de la haute-Justice, a une potence qui sera plantée dans la principale place de la Ville de Chateldon, pour avoir celé sa grossesse ainsi que son accouchement, et caché et enterré l'enfant dont elle est accouchée sous des pierres dans une Cave, et l'avoir privé du Sacrement de Baptème.

1) M. l'abbé G. Camix, des Martres-d'Artières Puy-de-Dôme, a eu la gracieuseté de copier sur l'original, à notre intention, l'arrêt ci-dessus et de nous en adresser copie. Nous lui en exprimons à cette place toute notre gratitude.

Extrait des Registres du Parlement

Du 16 juin 1775.

Vu par la Cour le procès criminel fait par le Lieutenant Criminel de la Sénéchaussée de Moulins, à la requête du Substitut du Procureur Général du Roi audit Siège, Demandeur et Accusateur, contre Marie Chambriot, Défenderesse et Accusée, prisonnière ès prisons de la Conciergerie du Palais à Paris, et appellante de la Sentence rendue sur ledit procès le 20 Décembre 1774, par laquelle ladite Marie Chambriot a été déclarée duement atteinte et convaincue d'avoir celé sa grossesse, ainsi que son accouchement, et caché et enterré l'enfant dont elle est accouchée sous des pierres dans une cave et de l'avoir privé du Sacrement de Baptême; pour réparation de quoi ladite Marie Chambriot a été condamnée à être pendue et étranglée, jusqu'à ce que mort s'ensuive, à une potence qui pour cet effet seroit plantée en la principale place de la Ville de Chateldon, par l'Exécuteur de la Haute-Justice: tous ses biens ont été déclarés acquis et confisqués au profit de Sa Majesté, ou tel autre Seigneur qu'appartiendroit, sur iceux préalablement pris la somme de deux cents livres d'amende envers ledit Seigneur Roi, au cas que confiscation n'ait lieu à son profit.

Oui et interrogée en la Cour ladite Marie Chambriot, sur ses causes d'appel et cas à elle imposés. Tout considéré.

LA COUR dit qu'il a été bien jugé par le Lieutenant Criminel de la Sénéchaussée de Moulins, mal et sans griefs appellé par ladite Marie Chambriot, et l'amendera ; ordonne que le présent Arrêt sera imprimé, publié et affiché tant dans les Villes de Chateldon, Moulins et autres pays circonvoisins, que dans la Ville et Fauxbourgs de Paris, et par tout où besoin sera : et pour le faire mettre à exécution, renvoye ladite Marie Chambriot, prisonnière par-devant le Lieutenant Criminel de ladite Sénéchaussée de Moulins. Fait en Parlement le seize juin mil sept cent soixante-quinze. Collationné DEBRET.

Signé : LECOUSTURIER.

A PARIS, chez P. G. SIMON, Imprimeur du Parlement, *rue Mignon Saint-André-des-Arcs*, 1775.

B

Dans un acte de 1448, retrouvé par M. de La Fons de Mélicocq, une fille de vingt-deux ans comparaît, avec un habitant de Valenciennes, devant les *jurés de Callel* et déclare qu'elle « s'était tellement énamourée et habandonnée au sieur comparant que *carnellement* ils avaient ensemble leur *bon plaisir et volonté...* sans violence aucune... qu'elle s'en louait grandement, en disant que si elle avait encore à aller en sa compa-

gnie, elle irait toutes les fois qu'il lui plairait de la mander...
pour ce que de celui, dit-elle, se tenait très *bien contente...* »

Dans deux autres actes, de 1454 et 1458, chaque fille compa-
rait seule et fait la déclaration de son commerce libre et volontaire avec celui qu'elle nomme, ajoutant que, si elle avait encore
à le faire, elle le ferait et que toutes et quantes fois qu'il
plairait à icelui, *elle irait, communiquerait et converserait avec
lui,* et en sa compagnie.

Le troisième de ces actes (celui de 1458) a quelque chose de
plus précis et qui semble indiquer le but légal de ces singulières déclarations : c'est cette clause finale : « Pour tout ce
que dit est et aussi de son p... sa virginité), dont elle disait
par lui être déflorée, et généralement de tout ce qui fut ou put
être pour tout le temps passé jusqu'au jour de la date de cette
ayuve (garantie), elle en *quitte,* purement, parfaitement et absolument ledit... *et tous ses biens hoirs, successeurs et remanans.*»

Qu'est-ce que l'on peut conclure de ces déclarations devant
les *jurés de Cattel,* de Valenciennes ? Est-ce un mariage libre,
analogue à l'ancien mariage libre des Romains ? Est-ce le
concubinat usité sous l'Empire, d'après les lois d'Auguste, qui,
très imparfaitement, imitait le mariage, et qui formait un état
intermédiaire non réprouvé par l'opinion et les mœurs publiques ?

Ce n'est rien de tout cela, selon l'éditeur du document. Les
jurés de Cattel étaient les jurés chargés de constater les
conventions relatives aux choses mobilières.

Or, les filles séduites par des moyens de fraude ou violen-
tées, pouvaient, d'après les coutumes de Flandre et du Hainaut,
réclamer des dommages et intérêts, et même contraindre,
devant l'official ou les échevins, l'auteur de la séduction ou de
la violence à couvrir leur faute par le mariage.

Les déclarations données à Valenciennes, devant les jurés
de Cattel, avaient pour objet de mettre ceux qui avaient eu des
relations avec des jeunes filles, à couvert de toute réclamation
en *dommages et intérêts,* de toute poursuite en réparation. Ce
n'est pas pour le plaisir d'offenser les mœurs ou de constater

le scandale par d'impudiques aveux, que les anciens échevins
de Valenciennes recevaient les déclarations qu'on nous a fait
connaître, mais parce que leur qualité de *jurés de Callel* leur
donnait charge de recevoir, comme dit la coutume, *tous contrats
et reconnaissances mobiliaires*.

La déclaration de ces filles, qui avaient eu commerce volontaire avec un homme, contenait quittance pour le passé et garantie ou cautionnement contre les réclamations futures, soit
contre *l'homme*, soit contre ses *héritiers*.

La clause finale de la déclaration de 1458 ne laisse pas le
moindre doute sur le but préventif de ces actes, sur le caractère des précautions que l'homme, qui avait vécu dans un
commerce libre avec une femme, voulait prendre dans l'intérêt
présent et futur de sa tranquillité.

Sous ce rapport, les actes tirés des archives de Valenciennes
méritent d'être remarqués.

C

DÉCLARATION DE GROSSESSE ÉCRITE EN LANGUEDOCIEN
Du 4 septembre 1503 (1).

Ermessens Roca, filha de Bertram Roca, de atge de XXV ans.
Es primo interroguada si es filha ho maridada, dis que non
es pa maridada, mes es filha. — Interroguada si elha a james agut
participacion ans degum, a dit que oy, ambe Peyre Grolie,
pastre. — Interroguada si es grossa de enfan, a dit que non si pot
celar. — Interroguada quant ha de temps que elha le coneys, a
dit que non ha plus X ans que ela lo coneys, so es despueys
lo temps que lodit pastre demorava an Johan Tremolet, *alias*

(1) Document communiqué par M. E. Germer-Durand au docteur Puech, qui l'a reproduit dans son ouvrage, épuisé en
librairie et intitulé : *Les Médecins d'autrefois à Nimes* (pp. 21
et suiv.).

Boyssé. — Interroguada quant lodit pastre l'a conoguda premieyrament carnalament, a dit que lodit pastre a demorat et es vengut demorar en aquest an per pastre ambe son oncle Loys : et en demorant en lodit hostal, devant Nadal passat, fonc malate en lodit hostal et malaneget environ VI ho VII sebmanos talamen que elha alcunos vegadas lo serviet, et apres que fone guerit, lodit pastre la persecutet, affin de la aver : talamen que ung jorn, del qual non li recorda, persoque elha li fasie guarda els pasturols el territori de Brestolo, pres del pont, lodit pastre la persecutava tan et talamen que, estan al pe d'ung cade, se sezen l'ung costa l'autre et trenpamen ?), lodit pastre la cones carnalament mea vegada, et era environ hora nona et despueys la conoguda plusiors vegades els pasturals, quan eron solest, et una vegada dedin lo mas, et la darnieyra vegada que ho fes, eron pres de l'ayra. — Interroguada de quant de temps a que ela es grossa, dis que despuys Sant-Vincens en sa : car per Sant Vincens elha avie son temps, et despueys non l'a agut. — Interroguada si estet gayre apres que son temps l'at layssada, a participat au lodit pastre, a dit que non stet que III ho IIII jorns apres, et despueys tojorn ha continuet, et ausins per veray non pot dire de cant es grossa, vesen que continuava tostz los jorns, et per lo comensament fone environ miech genoyer. — Interroguada si james lodit pastre li ha ren promes ne donat, a dit que non ren que seie, ho lo serie i cabricap et 2 gros en argen, per so que guardavo lo bestial quant malanejava. — Interroguada si nengun autre 2 agut participation ambela otra que lodit pastre, a dit que non, et aquo jura a la dampnation de son ama. — Interroguada si james nengun los atrobet en l'acte, a dit que non que sabia... cascun dels vesins los pedien ben veser en gardan lodit bestial ensemble. — Interroguada si elha senti boleguar l'enfan, a dit que oy, environ Sant-Johan-Baptista passat, et à lach en sos tetins ; et despueys tojorn l'a sentit boleguar. — Interroguada si elha a james dit aldit pastre que ela fossa grossa, a dit que non ; car essi elha non lo conoyssie, poach, quand el montet en montanha. — Interroguada dont es lodit pastre, a dit que es de terra de Peyra, mes de qual luoc

es. non lo sap. — Interroguada si lodit pastre james li ha promes
de la prene per molhe, a dit que non : car essi non lo podie
pas fayre, perso que es maridat : et elha que parla a vist sa
molhe en lo presen luve de Brozet et en l'ostel de Boyssie.

Et hiis peractis, fuit sequestrata et tradita Ludovico Roque,
ejus avunculo, sub penis informa.

Actum in domo dicti Roque. Testibus presentibus : Joh. Mo-
tini, clerico, habitatore Claustri de Brodeto ; Anthonio Hugonis,
filio Jacobi, Salvii ; et me. de Claris (notaire à Sauve).

D

DÉCLARATION DE JEANNE SIMONE DE SA GROSSESSE (1).

8 mars 1726.

Cejourduy vendredy huitième jour du mois de mars mil sept
cents vingt-six avant midy, devant nous Antoine Ducrot juge
ordᵉ de la justice de la comté de Verdun a comparu mᵗʳᵉ Claude
Perret pʳ d'office en cette justice lequel a dit que Jeanne
Simone natifve de Sᵗ Martin en Bresse, âgée d'environ vingt-six
ans veuve de Jean Roux aud. Sᵗ Martin demeurant cy devant
au service de Pierre Clamard boucher de cette ville, et à présent chez Estienne Gendet cordier de ce dit lieu qui luy a donné
retraille, et chez lequel elle vit de ses espargnes, luy a desclaré
qu'elle se trouve enseinte, de laquelle déclaration led. pʳ fiscal
nous a requis luy donner acte et à cette effet prendre *celle* de
lad. Simone cy présente, a quoy inclinant nous avons pris et
receue le serment de lad. Simone par lequel elle a promis de
dire la vérité et ayant esté interrogée s'il est vray quelle soit
enseinte et de qui, elle nous a déclaré que aux mois d'aout dernier un jour de dimanche ou de feste quelle ne peut désigner

1 Document inédit, dû à l'obligeance de M. A. Voisin,
libraire à Paris, 34, rue Mazarine.

led. Clamard layant envoyé au moulin à vent qui appartient, et que font valloir les Srs Pierre et François frère, pour scavoir cy du grain qui avoit esté porté aud. moulin quelque jour au paravant de la part dud. Clamard estoit moulu, elle y fut et y trouva led. Pierre Roux duquel moulin estant sortie et se retirant chez son maistre led. Pierre Roux dans led. moulin entra dans un jardin qui luy appartient, et par une porte qui a vue sur le chemin dud. moulin à la ville la et la tira dans led. jardin qui joint celuy du Sr Lambert et qui ont une porte de communication, et de cedit jardin layant attiré dans celuy dud. Sr Lambert et de là dans une petite cave non fermé soub la vol lier dud. Sr Lambert, il la joigny contre le mur, ou il la cognue charnelle (ment) et estime estre enseinte de cette cognoissance jurant et affirmant n'en avoir eut aucune autre que cette fois là avec led. Roux ny aucune habitude avec autre homme ny gar-çon, de laquelle déclaration affirmée par nouveau serment presté par lad. Simone, nous avons dressé le présent acte que nous avons signé avec led. procureur d'office et fait signer à Claude Rodier nostre greffier ord^r lad. Simone ayant des-claré ne savoir signer de ce enquis, à laquelle nous avons fait entendre quelle estoit obligé de veiller à la conservation du fruit quelle porte, aux peines de déclaration et ordonnance que nous luy avons donné à entendre.

PERRET, RODIER, D. M...

PROBLÈMES
MÉDICO-HISTORIQUES

I

Quand une légende s'est transmise intacte à travers les siècles, il y a grandes chances pour qu'elle repose sur un fond de vérité ; encore ne doit-on l'accepter qu'après examen de ses origines, si souvent suspectes, et en tenant compte des multiples déformations qu'elle a pu subir.

Qui n'a présentes à l'esprit, qui ne s'est plu à évoquer les circonstances dans lesquelles a succombé le premier martyr de la philosophie (1) ? Qui se serait risqué à émettre un doute sur l'instrument de mort qui fit périr Socrate et les autres victimes, légales ou

(1) Socrate respectait le gouvernement. les lois et les usages de ses concitoyens, mais il avait critiqué certains jugements rendus par les magistrats et surtout les superstitions en usage, tel le culte rendu aux divinités du polythéisme. Ce furent là les principaux griefs de l'accusation portée contre lui, par un homme très populaire en son temps, Anytus, par un orateur politique du nom de Lycon, et par un poète obscur, appelé Mélitus.

volontaires, du poison dont les magistrats athéniens firent un si terrible usage ?

C'est seulement à l'heure où l'esprit critique commençait à renaître, qu'on pouvait s'enhardir à soumettre au crible de l'analyse les récits des annalistes. Des savants se trouvèrent qui, comparant les symptômes de l'empoisonnement socratique à ceux observés avec la ciguë, en notèrent le défaut d'analogie, observant d'ailleurs que, dans le seul procès-verbal de l'événement qui nous soit parvenu, il n'est nullement question de la ciguë, mais d'un poison quelconque ; et ces mêmes savants conclurent victorieusement : « Rien donc ne prouve que Socrate ait avalé la ciguë (1). »

C'était aller à l'encontre d'une opinion à peu près unanime ; car poètes comme peintres, philosophes autant qu'historiens, n'avaient pas un instant songé à contester ce point d'histoire. Seuls, les hommes de science ont posé un point d'interrogation ; et cela nous suffit pour chercher, à leur suite, la solution du problème qui a servi de prétexte à tant de controverses.

Reprenant le récit de Platon (2), on en vient à se demander si le poison grec était bien notre ciguë vireuse

(1) *Dictionnaire des Sciences médicales*, article Ciguë. (Cf. *Intermédiaire des Chercheurs*, 25 mars 1867).

(2) Ce récit étant reproduit un peu partout, nous croyons inutile de le donner à nouveau.

ou aquatique (1) ; si ce n'était pas une plante spéciale croissant en Grèce et dont l'espèce se serait perdue avec le temps (2) ; ou bien un poison composé où la ciguë entrait pour une bonne part, mais alliée à d'autres substances qui en atténuaient les effets.

La première de ces opinions a été soutenue par un homme qui pesa longtemps de son autorité dans les débats judiciaires, le professeur Orfila. « Les accidents déterminés par l'ingestion de la ciguë, écrit ce toxicologue, sont si peu d'accord avec ceux dont ont parlé les Anciens, surtout les Grecs, que l'on pense généralement aujourd'hui qu'il n'existe qu'une simple analogie de nom entre la ciguë actuelle du Nord de l'Europe et celle que les Athéniens employaient jadis pour l'exécution des condamnés à mort. »

D'autres (3) estiment au contraire qu'il y a identité complète entre notre *conium maculatum* et la ciguë des Grecs.

Mais le poison socratique était-il constitué par une

(1) C'est notamment l'opinion de SAUVAGES (*Nosologia methodica*, 1768), de FRANCK (*Manuel de toxicologie*, 1803) et BULLIARD (*Histoire des plantes vénéneuses*) ; opinion contredite par WEPFER (*Cicutæ aquaticæ historia*, 1679), et MURRAY (*Apparatus medicaminum*, 1793.)

(2) GUERSANT, in *Dictionnaire des Sciences médicales*, cité par IMBERT-GOURBEYRE, *De la mort de Socrate par la ciguë*.

(3) FODÉRÉ, *Médecine légale* : MÉRAT et DELENS, *Dict. de matière médicale* : SCHULZE, *Toxicologia veterum*, Hales, 1788 ; BENNET, *Edinburgh med. Journal*, 1845.

autre substance que la ciguë ? Il faut bien reconnaître que si cette conjecture a été émise (1), elle a trouvé un bien faible écho dans le monde scientifique ; tout au plus a-t-on soutenu (2) que le toxique administré à Socrate contenait, outre du suc de ciguë, d'autres substances vénéneuses, et notamment de l'opium.

« On présume, écrit un pharmacologue, que le breuvage destiné à faire périr les condamnés à Athènes contenait, indépendamment du suc de ciguë, de l'opium, dont les propriétés s'accordent mieux avec les symptômes de la mort de Socrate, telle qu'elle est rapportée par les historiens (3). »

Ce qui donnerait, *en apparence*, un certain poids à cette opinion, c'est d'abord que Platon, dans le récit qui a servi de thème à toutes les gloses ultérieures, emploie le mot vague de φαρμακον. Plutarque, il est vrai, racontant la mort de Phocion, dont la fin dramatique a tant de ressemblance avec la mort de Socrate, se sert à deux reprises du mot très explicite de κωνειον, que Dioscoride, aussi bien qu'Hippocrate et

(1) D'après BONASTRE *Bulletin de l'Académie de Médecine*. 1836, la ciguë des Anciens ne serait autre que le *Datura ægyptiaca* ou l'*Hyoscyamus datura*. CASAUBON *Hist. physiol. de la conicine*. th. de Paris. 1868) se rallie à cette hypothèse.

(2) GUAINERIUS, *Opus praeclarum*, 1534 : BULCLER. *Hermanni cynosura materiæ medicæ*. 1726 ; STEGER, *Diss. de cicuta Atheniensium*, 1734 : MEAD, *Opera*, 1757 : DESBOIS DE ROCHEFORT. *Matière médicale*, 1789.

(3) GUIBOURT, *Histoire naturelle des drogues simples*.

Galien, ne prennent pas pour une plante autre que notre ciguë.

En faveur du mélange d'opium et de ciguë, on a fait valoir un argument, développé non sans talent par un homme versé dans ces problèmes, où se plaît à s'exercer la sagacité des médecins qui ne dédaignent pas d'être des érudits.

« A voir, écrit le docteur Marmisse (1), le concours de tant d'auteurs pour parler de la ciguë, comme constituant le poison qui donnait si rapidement la mort, on pourrait croire, et on a cru en effet jusqu'ici, que leur fameux breuvage n'était que le suc de la plante broyée. Eh bien! cela est loin d'être certain; de plus, les observations de la science à la main, il serait facile de démontrer le contraire. Mais avant d'apporter un argument si puissant, on peut en trouver un autre, qu'on ne doit pas négliger, dans le témoignage même des auteurs.

« En les lisant, la conviction que je me suis faite, et que j'espère légitimer, c'est que le poison présenté par le bourreau aux lèvres des grands hommes d'Athènes était une véritable préparation pharmaceutique, habilement composée avec différentes substances vénéneuses, pour que leurs effets fussent rapidement et infailliblement mortels, sans produire ces épouvantables accidents que je ferai connaître

(1) *La Coupe de ciguë ou la Vérité sur la mort de Socrate*, par M. Marmisse. Paris, 1855; chez l'auteur, rue Saint-Jacques.

plus bas ; n'auraient-ils pas rendu le supplice aussi odieux que la torture elle-même ? »

On sait qu'à Athènes, on faisait boire le suc de ciguë aux condamnés à mort pour crime d'État. Cette même manière d'exécuter les criminels était usitée dans la cité phocéenne de Massilia et dans l'île de Céos. A Massilia (Marseille), on conservait publiquement, au rapport de Valère Maxime, un breuvage à base de ciguë, que l'on délivrait à ceux qui obtenaient du Sénat la faveur de s'ôter la vie.

A Céos, une pratique plus barbare existait : le naturaliste Tournefort prétend qu'une loi en vigueur dans cette île ordonnait de faire boire la ciguë à tous les vieillards qui avaient dépassé la soixantaine, l'île étant trop petite pour assurer leur subsistance (1).

Nous nous plaisons à reconnaître, avec notre confrère Marmisse, que le peuple athénien, se montrant plus humain, malgré sa légèreté, son ingratitude et ses moments d'oubli, avait une tendance visible à ne pas mettre les délits, les fautes, ou ce qu'on appelle les crimes politiques, au niveau des autres violations de la loi ; à Athènes, on ne voulait pas tourmenter, on ne voulait que tuer.

L'idée de choisir la potion empoisonnée comme supplice légal pour ces cas particuliers, parce qu'elle

(1) Cf. le *Précis de toxicologie*, de CHAPUIS, chapitre *Ciguës et Conicine*.

donnait une mort rapide, facile, exempte de douleur, est une idée qu'on ne peut s'empêcher de louer, abstraction faite de l'injuste application qu'on en fit. On ne voulut torturer ni Socrate, ni Phocion, mais les faire mourir, et la foule, érigée en tribunal, se trouva satisfaite.

Ce souci d'abréger les souffrances de ceux que la loi condamne à subir le dernier supplice, se retrouve aux époques les plus troublées de notre histoire. Le souvenir des excès de la Terreur ne doit pas nous faire oublier qu'une assemblée révolutionnaire n'a pas cru indigne d'elle de délibérer sur le mode de supplice le plus prompt, celui qui abolissait le plus rapidement la conscience (1).

Le suc de la ciguë devait évidemment, — c'est toujours la thèse de Marmisse que nous exposons, sauf à la discuter plus tard, — devait, disons-nous, faire l'élément principal du breuvage, au point de lui donner son nom. Que de fois l'élément dominant d'une substance donne son nom à la substance tout entière, au détriment des autres parties intégrantes !

Mais quelle vertu précieuse faisait la réputation

1) Les Juifs faisaient boire à leurs condamnés un mélange de vin et de myrrhe, pour diminuer en eux la sensibilité aux souffrances du supplice. Celui que les prophètes avaient appelé « l'Homme des Douleurs », repoussa la potion de ses lèvres : il avait promis à son Père de boire le calice jusqu'à la lie (MARMISSE).

de ce fameux breuvage? C'est, — proclament tous les historiens, — qu'il procurait une mort rapide, exempte de douleurs; et la confiance n'était pas trompée, comme on l'a vu dans les détails qui nous sont parvenus.

« Comment expliquer, poursuit avec quelque semblant de logique, le même commentateur, cette vertu constante, si la ciguë en était le seul élément? Les deux empoisonneurs grecs faisaient entrer du pavot et d'autres plantes semblables dans leurs préparations. Tous les lecteurs de Molière savent, par sa fameuse épigramme, que le pavot a une vertu dormitive. La science ne s'étonne donc pas que le breuvage de Thrasyas ait pu tuer, pour ainsi dire, en endormant. Les vomissements, les selles abondantes, les convulsions, les crampes d'estomac, cortège ordinaire de l'ingestion de la ciguë, ont pu s'amender, et même disparaître en présence de l'opium. Ainsi la coupe empoisonnée appelait la mort, et néanmoins chassait ou neutralisait la douleur, sa compagne assidue. Voilà des raisons suffisantes pour admettre que le poison légal d'Athènes était plus compliqué qu'on ne le croit.

« On ne peut rien conclure de probant de l'emploi exclusif du mot *ciguë* dans les auteurs; car Platon, le témoin oculaire et l'historien du fait que l'on connaît le mieux, ne se sert jamais de ce mot, mais bien de celui de poison (en grec, φάρμακον; en latin, *venenum*,. Les historiens des siècles suivants, sachant d'une manière vague que la ciguë était un des éléments du breuvage, ont été amenés à croire et à écrire que tout était dû à cette plante, et cette conjecture s'est transformée peu à peu en vérité historique. »

II

Un fait important doit cependant être noté, sur lequel le professeur Imbert-Gourbeyre (de Clermont) avait déjà appelé l'attention : c'est que, dans l'antiquité, *on n'a pas paru douter un instant de la mort de Socrate par la ciguë.* Les objections ne sont venues que beaucoup plus tard ; et ce n'est guère qu'à la fin du dix-huitième siècle. qu'on s'est élevé contre une tradition qui jusqu'alors n'avait jamais été sérieusement contestée.

Est-ce à dire que, à l'heure actuelle, on soit absolument d'accord sur la nature même du poison auquel a succombé le philosophe grec ?

D'après certains, — et c'est, il faut en convenir, une opinion soutenue par un nombre respectable de toxicologues, — le poison socratique était un *poison composé.*

Quelle est l'origine de cette hypothèse, que d'aucuns n'hésitent pas à qualifier d'hérésie historique ?

C'est ce que nous allons demander à un des hommes qui ont abordé ce problème ardu avec le plus de compétence et le plus de précision [1].

Valère-Maxime, racontant l'histoire du médecin d'Alexandre, dit que Philippe lui présenta une potion préparée de ses mains, *suis manibus temperatam*. Le même parle ailleurs d'un certain poison que l'on gardait dans un dépôt public à Marseille, et il écrit: *venenum cicuta temperatum*. Pourquoi les commentateurs traduisent-ils ce passage : poison *mélangé* de ciguë, alors que le mot latin a une acception bien différente, ainsi que Valère-Maxime lui-même en fournit la preuve ? L'historien latin raconte qu'il assista aux derniers moments d'une vieille matrone de l'île de Céos, qui voulut se donner la mort en présence de Pompée, en absorbant du suc de ciguë. Elle saisit (dit le traducteur de Valère-Maxime, d'une main ferme, le vase dans lequel avait été préparé le poison : *poculum in quo venenum temperatum erat*.

C'est donc un contre-sens qui aurait donné naissance à la légende d'un poison complexe administré au philosophe grec.

D'autre part, les partisans d'un mélange toxique ont fait valoir une raison de sentiment, si l'on peut ainsi parler, qui n'est pas sans valeur. La ciguë athé-

(1) IMBERT-GOURBEYRE.

nienne était probablement, disent-ils, un poison composé de jusquiame et d'opium, contenant peu ou même point de ciguë (Mead). Au surplus, si on s'en rapporte à Théophraste, Thrasyas de Mantinée avait trouvé le moyen, en mélangeant la ciguë avec l'opium et d'autres substances, de rendre la mort plus douce.

Mais la recette de Thrasyas avait-elle été acceptée par la justice athénienne ? C'est ce qu'il resterait à prouver. Quelle raison aurait eue celle-ci d'adopter un procédé, moins sûr peut-être, à raison du mélange, alors qu'elle était en possession d'un poison parfaitement éprouvé, traditionnel, ne manquant jamais son effet ; d'une plante douée de propriétés vénéneuses et très commune en tous lieux ? Le *conium maculatum* — un botaniste anglais en a fourni la démonstration (1) — était très abondant entre Athènes et Mégare ; c'est vraisemblablement le suc de cette ombellifère que dut absorber le philosophe.

Ayant sous la main un poison facile à préparer, d'une activité reconnue, pourquoi les Grecs se seraient-ils, encore une fois, embarrassés de chercher un toxique plus compliqué et d'une efficacité douteuse ?

Quant à objecter que Platon ne nomme pas positivement la ciguë et écrit simplement le mot φαρμακον qui, en grec, signifie aussi bien poison que remède, cela ne prouve pas grand'chose 2).

(1) *Flora Græca*, du colonel SIBTHORP, 1806.

2) Le mot φαρμακον est employé cependant par Thucydide

Dans l'espèce, le mot en question ne saurait se rapporter qu'à la ciguë, le seul poison légal.

Tous les témoignages sont concordants sur ce point. A Athènes, les condamnés à mort périssaient par la ciguë. On a maintes fois cité le vers de Juvénal, où le poète reproche à l'ingrate Athènes de n'avoir su offrir à ses grands citoyens que la froide ciguë [1].

Perse, dans ses *Satires*, Lucien, dans ses *Dialogues*, ne mettent pas un instant en doute que Socrate ait succombé à ce genre de mort [2]. Mais nous en avons une preuve plus concluante.

Sénèque, qui voulut hâter sa fin par la ciguë, n'avait-il pas conçu le projet de périr par le même moyen que Socrate [3] ?

On n'a pas oublié que Sénèque, ayant reçu de son ancien élève l'ordre de mourir, s'ouvrit les veines des quatre membres. La vie s'écoulait trop lentement de ces nombreuses sources ; le centurion était impatient. Alors le philosophe s'adressant à son médecin, dont il connaissait de longue date son amitié pour lui et son habileté dans l'art qu'il pratiquait, le

dans le sens de *poison*, en général, mais l'historien de la guerre du Péloponèse (II, 48) fait usage du mot au pluriel : « Il y avait, dit-il, des personnes qui attribuaient le fléau (la peste) à des poisons (φαρμακα) que les Lacédémoniens auraient jetés dans les puits. » On voit par là que l'accusation d'empoisonner les puits est bien antérieure au moyen âge.

(1) *Nil præter gelidas ansæ conferre cicutas.*

(2) PERSE *Satires* V et XIV ; LUCIEN, *Dialogue* XXI.

pria de lui donner ce poison « par lequel on faisait périr à Athènes ceux qu'un jugement public avait condamnés. » Mais il le but en vain, dit l'historien, parce que ses membres étaient déjà glacés et son corps fermé à la violence du poison ; il se fit alors transporter dans une étuve, dont la vapeur l'étouffa (1).

III

Pour en revenir à Socrate, on peut multiplier les témoignages des anciens auteurs, qui tous concordent sur l'empoisonnement par la ciguë.

Diogène Laërce, le biographe du philosophe, Diodore de Sicile, Tertullien, saint Jean Chrysostome se rencontrent pour déclarer, que c'est bien le suc de cette plante qui a été donné au philosophe, dans la coupe où Théramène, l'un des trente tyrans (dont Socrate avait présenté la défense), but le poison qui lui fut administré.

Théramène, au temps de sa toute-puissance, avait

(1) Comment expliquer ici l'infidélité du breuvage à sa vieille réputation, se demande le docteur Marmisse ? Deux raisons se présentent : ou bien il n'y avait plus dans les veines du moribond assez de sang pour emporter le poison dans le torrent de la circulation ; ou bien le breuvage avait été mal préparé par l'ami de Sénèque, malgré son habileté dans l'art médical.

décrété trois genres de peines légales : le pal, la ciguë et l'exil : il ne prévoyait pas qu'il serait la première victime, tout au moins la première victime notoire du supplice qu'il avait imaginé (1).

Il semblerait donc bien résulter de la lecture des textes anciens, que c'était la ciguë seule qui était en usage chez les Athéniens.

Mais, si l'on s'en rapporte au récit de Platon, il aurait fallu un certain temps pour préparer le breuvage administré à Socrate.

Le poison légal était nécessairement préparé d'avance et conservé à l'état d'extrait, par la simple raison que la ciguë ne se récoltait pas pendant l'hiver ; qu'elle n'atteint son maximum d'action qu'au déclin de la floraison, époque où on la cueillait, avant la dessiccation des graines. Puisqu'il s'agit d'un extrait plus ou moins sec, rien d'étonnant que la pré-

---

(1) Polémarque fut la seconde victime des Trente : puis vinrent Socrate et Phocion. Un passage du *Phédon* indique que beaucoup d'autres avant le philosophe athénien avaient péri par la ciguë. Longtemps après le renversement de la république grecque, la mort par la ciguë était encore pratiquée chez les Romains : Sleger cite en preuve le martyre de saint Justin. L'opinion la plus acceptée est que saint Justin, le célèbre apologiste du christianisme persécuté, qui avait abjuré les erreurs de la philosophie païenne, sans en abandonner l'habit et le caractère, mourut décapité à Rome, avec plusieurs compagnons, sous le règne de Marc-Aurèle. Néanmoins, écrit le professeur Imbert-Gourbeyre, « il est une version que je ne dois pas négliger dans ce mémoire histo-

paration du poison destiné au philosophe n'ait pas
été instantanée. Il fallait le triturer ; le poison broyé
était ensuite incorporé à un liquide ; toutes ces mani-
pulations exigent un temps matériel assez long.

IV

Nous avons dit que plusieurs auteurs, frappés de
l'absence des symptômes violents chez Socrate expi-
rant, en avaient induit que ce n'était pas la ciguë qui
lui avait été administrée, ou qu'alors elle n'était pas
pure, mais mélangée à une substance antagoniste,
telle que l'opium ; et à l'appui de leur thèse, ils ont
énuméré les symptômes observés dans l'empoisonnement par la grande et la petite ciguë.

Dans l'intoxication par la *grande ciguë*, ont-ils
écrit (1), on a constaté des anxiétés précordiales, de
la sécheresse de la gorge, une soif ardente, de l'irré-
gularité du pouls, des vomissements verdâtres, de la
somnolence ou délire furieux. Une fois, on a vu la

rique sur la ciguë, et que les Bollandistes ont insérée dans
leurs savantes recherches : l'empereur, qui tint à honneur de
mettre le manteau de philosophe sur la pourpre romaine,
aurait voulu, par respect pour l'habit que portait le chrétien
condamné, le faire mourir en secret et non en public, et il aurait
choisi pour cela, non la hache du bourreau, mais le breuvage
qu'avait bu le prince des philosophes. »

1 MARMISSE.

partie supérieure du corps en convulsion, et les membres inférieurs en paralysie.

Une heure après avoir mangé de la salade contenant de la *petite ciguë*, le sujet éprouve des vertiges, des nausées, un état comateux, des sueurs froides, un refroidissement des extrémités ; enfin il succombe.

« Transportez-vous maintenant, nous dit l'auteur à qui nous devons cet impressionnant tableau, devant le lit de Socrate. Pouvez-vous, entre les circonstances de son agonie et les accidents non seulement meurtriers, mais encore terribles de la ciguë, voir une relation de cause à effet ? Comment expliquez-vous l'absence du délire, du vomissement, des convulsions, des douleurs, si vous ne voyez dans la potion rien autre chose que du suc de ciguë ?

« Le refroidissement glacial qui commençait par les extrémités et gagnait peu à peu le cœur, ne peut évidemment suffire, pour établir une identité entre les cas anciens et modernes ; et pourtant ce devait être le seul effet grave, avec la mort, de la potion empoisonnée, car les autres auraient été trop importants pour être oubliés, s'ils avaient compliqué cette agonie.

« On ne philosophe pas jusqu'à son dernier souffle, au milieu des convulsions, du délire, des vomissements, des douleurs de tête. Si Socrate n'avait bu que la ciguë, une heure avant sa mort le sage n'aurait été qu'un fou, que le bourreau aurait peut-être dû lier. Donnez toute l'énergie qu'il vous plaira à la force morale de Socrate et de Phocion, vous ne pourrez jamais la supposer assez grande pour dominer les désordres matériels de leurs organes, s'ils avaient été mis en contact avec de la ciguë toute pure. »

Pour que cette argumentation conservât sa valeur, il faudrait d'abord prouver que les symptômes physiologiques généralement observés sont bien ceux qu'on vient de décrire. Or, la mort par la ciguë était une mort plus douce que le sommeil, *somno suavior* (1). Tertullien, la comparant aux supplices endurés par les martyrs, traitait la mort de Socrate de simple jeu, en regard des morts plus horribles dues au génie inventif de la cruauté païenne.

Xénophon, dans son apologie de Socrate, dit aussi que la mort par la ciguë est « le plus facile des supplices. »

Certains condamnés étaient obligés de boire deux ou trois fois de suite la potion de ciguë pour mourir : question, sans doute, de résistance organique, de constitution individuelle.

C'est, à n'en pas douter, la rapidité et la douceur de ce genre de mort qui expliquent pourquoi ce supplice était réservé aux personnages illustres de la République athénienne, qu'on distinguait ainsi des criminels de droit commun (2).

(1) C'est l'expression employée par saint Jean Chrysostome.

(2) Les cadavres de ceux qu'on faisait périr par la ciguë

V

Ceux qui mouraient par la ciguë n'avalaient le poison qu'après le coucher du soleil, à la suite d'un bon repas. Le bourreau fournissait lui-même la ciguë aux victimes et la leur faisait payer (1).

On a prétendu que la plante vireuse était broyée et mélangée à du vin. C'est d'autant moins probable que le vin était considéré comme un contre-poison de la ciguë : l'on est allé jusqu'à dire que les incorrigibles buveurs ne mâchaient de la ciguë, que pour se donner le prétexte d'absorber de grandes quantités de leur boisson préférée. Mais Pline, qui conte l'histoire, ne peut être toujours cru sur parole, et nous croyons, malgré tout, qu'en réalité la ciguë constituait l'élément unique, du poison judiciaire des Athéniens (2).

n'étaient pas jetés dans la fosse des suppliciés ; on les remettait à leurs amis, qui leur rendaient les honneurs de la sépulture.

(1) PLUTARQUE, *Vie de Phocion*, chap. XLIb rapporte à ce propos : « Quand tous ses compagnons de mort eurent bu le poison, il n'en resta plus pour Phocion, et l'exécuteur déclara qu'il n'en broierait point d'autres, qu'on ne lui eut donné douze drachmes (10 fr. 75), qui étaient le prix de chaque dose. Comme cette difficulté prenait du temps, Phocion, appelant un de ses amis, lui dit : « Puisqu'on ne peut mourir gratis à Athènes, je te prie de donner à cet homme l'argent qu'il demande. »

(2) « Tout autorise à penser, écrit l'auteur de l'article *Ciguë* du *Dictionnaire de Dechambre*, que la ciguë des Anciens, poison

Le hasard, parfois favorable aux expérimentateurs, veut précisément qu'il se soit présenté à l'observation d'un clinicien moderne (1) un cas analogue, quant aux symptômes, au cas de Socrate ; nous n'en retiendrons que ce qui se rapporte à notre sujet.

Le récit de Platon nous révèle que Socrate fut invité par l'exécuteur de l'arrêt à se promener, après avoir avalé le poison, jusqu'à ce qu'il sentît ses jambes s'engourdir. Il suivit la prescription, puis il se coucha ; or on sait, expérimentalement, que ce poison, paralysant surtout les membres inférieurs, porte le sujet à se coucher : de là, probablement, le mot κοίτη, donné à la ciguë, c'est-à-dire *lit fatal*.

En pressant les pieds et les jambes de Socrate, l'exécuteur déclara qu'ils étaient froids et raides. Quand la paralysie eut gagné l'abdomen, Socrate fit une question à Criton, qui attestait que l'intelligence était encore intacte. Peu après, il eut des convulsions, ses yeux devinrent atones, et la mort survint.

Dans l'observation anglaise, le sujet chancelle, et

judiciaire ou médicament, était notre *conium maculatum*, d'autant plus que celui-ci croît abondamment dans la Grèce, tandis que la ciguë vireuse ne s'y rencontre pas et habite de préférence les régions septentrionales de l'Europe. Du reste, quelle que soit l'espèce de ciguë administrée, les effets toxiques ne diffèrent pas sensiblement... » DELIOUX DE SAVIGNAC.

(1) On la trouvera, traduite *in extenso* dans l'opuscule du docteur IMBERT-GOURBEYRE, d'après l'ouvrage de J.-H. BENNETT, *Clinical lectures* ; Edinburgh, 1868.

tombe en pleine rue, au moment où la paralysie se déclare. Chez Socrate, les choses n'ont pas pu se passer de la même façon, parce qu'il était couché, quand il a senti venir la paraplégie.

Le bourreau d'Athènes, qui savait, par expérience professionnelle, ce qui advenait, avait recommandé au philosophe de s'étendre à terre, dès qu'il sentirait ses jambes s'appesantir. Il lui serra ensuite le pied fortement, et lui demanda ce qu'il éprouvait : Socrate répondit qu'il ne sentait rien ; c'était indiquer qu'il existait déjà de la paralysie de la sensibilité. Survint ensuite un refroidissement notable ; or, cet abaissement de la température générale (1) est noté dans

1) Cet abaissement de la température a été maintes fois constaté, et cette propriété a été utilisée en médecine : on a donné la ciguë dans les fièvres, le typhus et, en général, les affections aiguës. Trousseau, qui l'a appliquée comme antipyrétique, l'a également conseillée contre le satyriasis et la nymphomanie, d'après les expériences d'Arétée, de Pline et le témoignage de saint Jérôme, qui assure que les prêtres égyptiens se rendaient impuissants aux excitations sexuelles, en buvant progressivement et journellement une décoction de la plante. Depuis Hippocrate jusqu'à Avicenne, la ciguë a, d'ailleurs, toujours passé pour un anaphrodisiaque *Mémoires présentés à l'Institut égyptien et publiés sous les auspices de S. A. Abbas Pacha, t. III, fasc. IX : Le Caire, 1899.

Ajoutons que du temps de Perse — ainsi qu'en témoignent certains vers du poète satirique — il était de croyance générale à Rome que la ciguë était un excellent fébrifuge. Or, Perse était l'ami des célèbres médecins Musa et Cratérus, et par eux il était bien renseigné sur tout ce qui touchait à la médecine.

presque toutes les observations modernes d'empoisonnement par la ciguë.

La raideur ou convulsion tonique se retrouve
— tout comme chez le philosophe — chez la
plupart des sujets dont nous avons l'histoire clinique
sous les yeux. De même, on a noté les mouvements
convulsifs et la fixité du regard, qui ne précédèrent
que de quelques instants, chez Socrate, le dénouement fatal. C'est la dilatation de la pupille qui fait
paraître le regard fixe ; cette dilatation est constante
aux approches de la mort par la ciguë.

L'expérimentation moderne ne démentant pas le
récit de Platon, il est inexact de prétendre que celui-
ci a fait œuvre de rhéteur. C'est plus qu'un récit
d'historien. nous pourrions presque dire que c'est
une observation de clinicien, puisque, en le suivant
pas à pas, mais en l'interprétant en homme de science,
nous n'avons pu qu'en confirmer la scrupuleuse véracité.

I

En un temps où on ne pratiquait pas encore d'autopsies, la science des poisons ne pouvait être que conjecturale. Quand circulaient des rumeurs d'empoisonnement, elles n'étaient basées que sur des présomptions plus ou moins vagues, que les passions des partis ou les haines individuelles transformaient aisément en certitude.

Les corps n'étant pas ouverts, on s'en rapportait aux seuls signes extérieurs. La putréfaction était-elle rapide, le cadavre présentait-il, au bout de quelques heures, des taches ou des lividités, le cœur était-il incombustible (2), il n'en fallait pas plus pour conclure à une mort criminelle. On ne se préoccupait ni de la marche de la maladie, ni de l'évolution des symptômes : à plus forte raison, ne prenait-on pas souci de l'examen des viscères. L'idée d'y rechercher la substance toxique n'étant née qu'à une époque bien postérieure.

Des historiens, se fondant sur ce que le corps d'Alexandre le Grand était resté exposé à une température très chaude et très humide à la fois, sans se putréfier, en conclurent que la mort devait être naturelle. Ils obéissaient à un préjugé, qui s'est conservé jusqu'à nos jours dans certaines classes de la société, préjugé que la science a détruit, pour y substituer cette notion plus positive : que la corruption de tout organisme dont la vie s'est retirée, et qui est livré aux affinités chimiques, peut survenir très vite (1), dans des cas où aucun poison n'a été administré. Réciproquement, celle-ci peut, suivant les circonstances, tarder beaucoup, même quand un poison a donné la mort. On ne saurait donc rien induire du degré plus ou moins avancé de putréfaction.

Il ne semble pas que les biographes du conquérant se soient longtemps arrêtés à ces considérations, qu'ils jugeaient secondaires. Pour eux, comme pour tous leurs contemporains, les monarques devaient jouir, après leur mort, du privilège de l'incorruptibilité. Le cadavre d'un souverain ne pouvait, comme celui du dernier de ses sujets, devenir la proie des vers : à quoi eût-il servi d'être investi des privilèges et des attributs de la toute-puissance humaine ?

(1) LITTRÉ. *Revue des Deux Mondes.* 15 novembre 1853.

II

Les historiens rapportent que, né en l'an 356 avant Jésus-Christ, Alexandre succomba en 323, âgé à peine de trente-trois ans, au moment où des projets gigantesques occupaient son esprit ambitieux ; où, après avoir conquis l'Asie, il se préparait à agrandir encore les limites de son vaste empire.

Cette fin soudaine d'un homme dans la fleur de l'âge, et qui n'était resté malade, comme nous l'établirons plus loin, que quelques jours, était bien de nature à faire naître les soupçons.

A part une blessure assez grave, il est vrai, mais dont il était complètement remis (1), Alexandre jouissait d'une bonne santé habituelle (2). Il est, en outre, à noter que les bruits d'un empoisonnement

(1) Les historiens ne sont pas d'accord sur la nature de la blessure qu'avait reçue Alexandre, en escaladant le premier, une place courageusement défendue par les Indiens. Selon quelques auteurs, Critodème de Cos, descendant d'Esculape, retira le fer en élargissant la plaie ; suivant d'autres, ce médecin étant éloigné, Perdiccas, par ordre d'Alexandre, ouvrit la blessure avec son épée, pour en retirer la flèche. Dans cette opération, le roi perdit beaucoup de sang, dont une syncope arrêta l'écoulement.

(2) Les historiens signalent cependant une maladie dont il fut atteint au Cydnus, et dont nous parlerons à une autre place.

n'acquirent de consistance que quelques années après la mort d'Alexandre. Ils furent répandus par sa mère Olympias, pour flétrir la mémoire d'Antipater et rendre Cassandre odieux aux Macédoniens. Afin de frapper vivement les imaginations, Olympias fit jeter au vent les cendres de Iolas, qu'elle accusait d'avoir versé le poison, et sacrifia à sa vengeance et à ses caprices un grand nombre de personnes, sous le prétexte de punir les complices du régicide (1).

Antipater était ce général qui commandait en Macédoine, tandis qu'Alexandre guerroyait au fond de l'Asie. Jaloux des lauriers du jeune prince, il s'était, dit-on, concerté avec Aristote, qui aurait lui-même préparé le breuvage mortel.

Une légende raconte qu'il existait en Arcadie, près d'un endroit nommé Nonacrès, une source très froide, qui passait pour être l'eau du Styx. Or, si l'on s'en rapporte à Hérodote, c'était — au moins de son temps — un simple filet d'eau tombant d'un rocher dans un bassin, entouré d'un rebord en maçonnerie.

Selon une version populaire, cette eau, dépourvue d'odeur et de saveur, n'en était pas moins un poison mortel : elle perçait le verre, le cristal, les métaux, et ne pouvait être transportée que dans le sabot d'un cheval; c'est par ce moyen que Cassandre, fils d'Anti-

_____

1) Docteur Foissac, *La Chance et la Destinée.*

pater, l'aurait apportée à ses deux frères, Philippe et Iolas, échansons du roi.

Comme leur charge les obligeait à goûter les mets et les breuvages, Philippe et Iolas auraient d'abord servi la boisson beaucoup trop chaude. Alexandre l'ayant rejetée, les deux serviteurs avaient ajouté l'eau froide, c'est-à-dire le poison. C'est l'artifice dont on aurait usé, prétend-on, pour empoisonner Britannicus (1).

Il est superflu de souligner l'invraisemblance de cette version.

D'autres disent que Iolas ne réussit dans son criminel dessein qu'avec l'aide et la complicité de Médius, un des « gitons » (2) du prince, qui l'attira à un festin. Aussitôt après avoir absorbé le breuvage, Alexandre sentit une douleur violente, qui le contraignit à quitter la table ; désespérant de sa vie, il voulut se précipiter dans l'Euphrate, pour dérober sa

(1) *Revue des Deux Mondes*, 1853, *loc. cit.*

(2) Alexandre le Grand fut atteint de frigidité dans sa jeunesse. Il repoussa les avances de plusieurs belles courtisanes, que lui avait envoyées sa mère, et qui le sollicitèrent maintes fois et vainement d'avoir commerce avec elles.

Il repoussa de même les offres de la femme et des filles de Darius, ainsi que celles des beaux esclaves dont ses courtisans faisaient devant lui l'éloge.

Plus tard, ses appétits sexuels s'éveillèrent, *mais il n'aima que les jeunes garçons*, en particulier Héphestion, qui était son giton favori, si bien qu'il fut difficile de lui faire prendre les précautions nécessaires pour perpétuer la gloire de son nom

mort à ses soldats et faire croire qu'il était remonté vers les dieux, auteurs de son origine ; on ajoute qu'il fut retenu par Roxane, à qui Alexandre dit, en fondant en larmes : *Eh quoi! vous m'enviez les honneurs célestes !*

« Je n'ai rapporté ces particularités, dit Arrien, que pour montrer qu'elles m'étaient connues; je les ai jugées indignes de l'histoire (1). »

Le prétendu empoisonnement d'Alexandre repose, on le voit, sur un conte ridicule, sur une invention absurde, dont la supposition atteste, de la part de Pline et de ceux qui ont partagé son sentiment, autant d'ignorance que de légèreté, sinon de mauvaise foi.

Comment, en effet, a-t-on pu sérieusement raconter à des lecteurs sensés que le grand Aristote fournit à Antipater ce poison d'un nouveau genre! Devons-nous rechercher quelle était la nature de cette eau « froide et perçante » qui, transportée d'Europe en Asie, se maintient constamment à la même température? Était-ce de l'acide sulfurique ou de l'acide chlorhydrique? un poison caustique, en tout cas. Mais il eut été impossible de l'avaler jusqu'au bout : les premières voies digestives auraient rejeté le liquide corrosif, non sans

et celle de sa race (Docteur Bosc. *Les Signes de dégénérescence chez les hommes illustres de Plutarque* : Thèse de doctorat de l'École de Toulouse).

(1) Foissac. *La Chance et la Destinée.*

déterminer des désordres violents ; or, nous allons voir, par la description clinique de la maladie qui mit fin aux jours d'Alexandre, que le tableau symptomatique fut tout différent.

III

Voici le récit, qu'on peut dire officiel, de la dernière maladie du roi de Macédoine.

Ce récit a été consigné, sous forme d'éphémérides, par les deux historiographes d'Alexandre, Eumène de Cardia et Diodote d'Erythrée. Il nous a été conservé à la fois par Arrien et par Plutarque ; ce dernier plus explicite, s'il faut en croire le docteur Foissac, à qui nous l'empruntons. On va, du reste, pouvoir le comparer à celui qui va suivre (1), concordant quant au fond, sinon quant aux détails.

Les Ephémérides d'Alexandre rapportent la mort de ce prince au 28 de Dæsius de l'année macédonienne, correspondant au 22 de notre mois de mai.

Alexandre était sur le point d'entreprendre une expédition contre l'Arabie, et Néarque devait l'accompagner avec la flotte, en côtoyant le golfe Persique. Selon Plutarque, il voulut inaugurer cette expédition

(1) Cf. *La Vérité sur la Mort d'Alexandre*, par Littré.

par une fête magnifique qu'il donna à Néarque, la surveille du jour où éclata sa maladie.

Depuis son retour à Babylone, ses occupations ordinaires étaient la débauche et les excès de table, qui le tenaient presque sans relâche dans l'ivresse et le sommeil.

Alexandre venait de passer la journée avec ses amis, dans un festin qui s'était prolongé jusqu'au milieu de la nuit, et il allait se retirer, lorsque Médius, l'un des éphèbes qu'il chérissait le plus, l'engagea à venir chez lui achever la débauche.

Les journaux du roi rapportent qu'après avoir encore bu et mangé, il put se lever, prit un bain et dormit : ils ne signalent aucun symptôme maladif. Le lendemain, Alexandre revient chez Médius, poussa la débauche fort avant dans la nuit, se baigne encore, mange très peu, puis s'alite, parce qu'il ressentait déjà un premier accès de fièvre.

Le troisième jour, porté dans sa litière, il fait les sacrifices accoutumés et demeure couché jusqu'au soir. Il assemble les chefs, trace la marche de la navigation, ordonne à l'infanterie d'être prête pour le quatrième jour, et assigne le cinquième à ceux qui doivent s'embarquer avec lui. Il se fait porter dans sa litière au bord de l'Euphrate, le traverse, se rend dans un jardin délicieux, y prend un bain et s'y repose.

Le quatrième jour, il fait les sacrifices accoutumés, cause avec Médius, donne ordre aux chefs de se rendre auprès de lui, mange peu, est reporté dans son lit : la fièvre ne le quitte pas de la nuit.

Le cinquième, il prend le bain, fait les sacrifices accoutumés, puis donne des ordres.

Le sixième, il se livre aux mêmes opérations que la veille ; la fièvre ne s'arrête pas.

Les chefs sont convoqués ; tout est fixé pour le départ ; il prend un second bain et se trouve plus mal.

Le septième jour, on le transporte dans un appartement voisin du bain ; il sacrifie et, quoique gravement malade, rassemble les chefs et donne de nouveaux ordres pour la navigation.

Le huitième, on le porte avec peine au lieu du sacrifice.

Le neuvième, le danger est extrême ; il sacrifie cependant ; on le transporte à l'extrémité des jardins ; entouré de ses lieutenants, il les reconnaît sans pouvoir leur parler ; pendant toute la nuit, il a une fièvre violente, qui redouble le dixième jour.

Tels sont les bulletins quotidiens de la maladie d'Alexandre, donnés par Arrien, d'après les journaux de Ptolémée et d'Aristobule. L'historiographe ne dit pas expressément, mais on peut conclure de son récit, que le dixième jour fut celui de la mort.

Alexandre avait perdu la parole, quand les soldats, voulant le voir avant qu'il expirât, forcèrent les portes et défilèrent un à un dans sa chambre. Il put encore soulever sa tête et leur tendre la main.

Le récit de Plutarque, qui écrivait également d'après les journaux du roi, complète celui d'Arrien.

C'est le 18 du mois macédonien Dœsius (mai ; Amyot dit juin, qu'Alexandre s'endormit dans le bain, ayant la fièvre.

Le lendemain il ne changea rien à ses habitudes, passa la journée chez Médius à jouer aux dés et eut la fièvre la nuit. On peut augurer de la relation de Plutarque, que c'est la nuit qu'éclataient ou augmentaient d'intensité les accès de fièvre ; dès le 23, c'est-à-dire le cinquième jour, elle était très violente.

Il conserva sa connaissance jusqu'à la matinée du 24 ; un peu plus tard, quand ses capitaines entrèrent pour le saluer, il ne parlait plus et ne recouvra pas la parole. Il avait cependant encore un peu de connaissance le 25, quand ses soldats défilèrent un à un devant son lit.

Il mourut dans la soirée du 28, c'est-à-dire le dixième jour de sa maladie.

Un fait ressort de la lecture de cette narration dépourvue d'apprêt, c'est qu'Alexandre avait des habitudes d'intempérance et des mœurs inavouables.

Le docteur Bosc (1), qui a étudié son ascendance, résume ainsi ses antécédents.

(1) Bosc. *Les Signes de dégénérescence chez les hommes illustres de Plutarque.*

Olympias, mère d'Alexandre, profondément perverse et de mœurs dissolues, eut une vision, lorsqu'elle était sur le point de devenir la femme de Philippe : il lui sembla que la foudre était tombée dans son ventre, d'où s'échappaient des flammes dans toutes les directions.

Philippe, son père, emporté, violent, avait les habitudes les plus crapuleuses.

Arrhidée, son frère, mort assassiné sur les ordres de sa mère, était idiot.

Quant à Alexandre, il eut de fréquentes attaques d'épilepsie. Ses continuelles orgies et ses homicides accusent son violent tempérament : il tua, on peut dire, toute sa vie, depuis Cassandre et Parménion, son lieutenant, jusqu'à Clitus, son ami, et Amyntha, son cousin.

Le docteur Bosc conclut que la mort du roi survint dans une *attaque épileptiforme* ou, dans une crise de *delirium tremens*.

Ces conclusions ne sont pas à l'abri de la critique, et il s'en faut que nous les tenions pour définitives.

Sans doute, il paraît à peu près certain qu'Alexandre avait passé dans la débauche et dans l'ivresse les deux ou trois jours qui ont précédé l'invasion du mal.

Ephippus, dans son livre *sur la sépulture d'Alexandre et d'Ephestion*, semble être le premier qui ait attribué la mort d'Alexandre à des excès de boisson. Voici son texte, tel que nous le fait connaître Littré :

« Protéas le Macédonien, dit-il, était très grand buveur, jouissant néanmoins d'une bonne santé, car il était habitué. Alexandre, ayant demandé une large coupe, la vida avant Protéas. Celui-ci la prit, donna de grandes louanges au roi, et à son tour but la coupe, de manière à s'attirer les applaudissements de tous les convives. Peu après, Protéas, ayant demandé la même coupe, la vida de nouveau. Alexandre lui fit raison avec courage ; mais il ne put supporter cet excès de boisson ; il se laissa tomber sur son oreiller et la coupe lui échappa des mains. Ce fut là que commença la maladie dont il mourut, maladie infligée par la colère de Bacchus, à cause qu'il avait pris la ville de Thèbes, patrie de ce dieu (1). »

Quinte-Curce rapporte, de son côté, qu'Alexandre n'eut pas plutôt achevé de vider la coupe d'Hercule, qu'il poussa un cri, comme s'il eût reçu un coup de flèche au travers du corps.

Le docteur Roussille-Chamseru (*Mém. de la Société d'Émulation de Paris*, t. I, pp. 99-107, refuse d'admettre l'assertion de Quinte-Curce, qu'il estime peu vraisemblable. Il prétend que l'énorme capacité du vase devait faire reculer les plus intrépides. A quoi le docteur Caillau (*Annales cliniques de Mont-*

---

1 LITTRÉ, *La Vérité sur la Mort d'Alexandre le Grand.*

pellier, t. XXII, 1810, p. 194 réplique judicieusement, que la coupe d'Hercule, qui était grande à la
vérité (car on doit bien croire qu'Hercule ne devait
guère aimer à boire que dans de grands verres),
n'était pas aussi « capace » que le dit le docteur Rous-
sille : au rapport d'Athénée, elle tenait deux *congées* ou
conges ou *lagènes* (six bouteilles, d'après un commentateur), mesure de capacité pour les liquides employée
en Égypte et en Asie, qui mesurait un peu plus de
2 pintes de France.

D'après Peignot (*Du luxe de Cléopâtre*, p. 16,
note 1) le *conge* équivalait à près de 4 pintes, mesure
ancienne : et 3 litres 6062, mesure nouvelle.

Alexandre était, du reste, nous venons de le voir,
habitué à de pareils exploits. Par quelques-unes de
ses journées, on pourra juger des autres : le 28 septembre, par exemple, il but tellement chez Eumée,
qu'à peine pût-il se lever un moment pour donner
des ordres pressants.

Le 30 du même mois, il soupe chez Perdiccas, s'y
enivre et y dort tout le jour suivant.

Le 9 octobre, il reste au lit toute la journée, afin
de « cuver » les excès de boisson de la veille. Le 18,
mêmes pratiques. Le grand Alexandre était, on le
voit, un alcoolique invétéré.

Mais comme l'a très bien dit Littré, des excès peuvent, en débilitant l'économie, la rendre plus acces-
sible aux influences morbifiques nous dirions aujour-

d'hui aux toxines ou aux microbes), sans que, dans le cas d'Alexandre, ils suffisent à expliquer sa mort.

IV

Ce qui ressort le plus nettement de la relation de sa dernière maladie, c'est qu'il eut, pendant quelques jours des accès de fièvre, probablement de la *fièvre intermittente* ou *fièvre palustre* : il venait précisément de traverser des pays à marécages (il avait fait avec quelques vaisseaux une promenade dans les marais que forme l'Euphrate au-dessous de Babylone).

En faveur de cette hypothèse, on peut faire valoir le peu d'efficacité du traitement employé, qui eût été, au contraire, des plus rationnels, s'il s'était agi d'une fièvre continue à marche rapide.

Que lui fut-il prescrit, en effet? des bains froids... et des pratiques religieuses. Brand et sa méthode étaient devancés de plusieurs siècles, si le diagnostic eût été vérifié par un succès thérapeutique; que pouvaient, par contre, ces manœuvres hydrothérapiques contre une fièvre rémittente ?

Quant aux sacrifices faits dans le but d'apaiser la colère des dieux, ils pouvaient avoir une vertu suggestive, et rien de plus. Encore, dans le cas présent, étaient-ils plutôt nuisibles, par la fatigue qu'ils

déterminaient. Alexandre sacrifie le premier jour,
puis les trois jours suivants; le cinquième, on le
transporte au lieu du sacrifice; le sixième, il eut
grand'peine à accomplir jusqu'au bout la cérémonie.
Alors que le repos, la tranquillité lui eussent été si
nécessaires, il dépensait ce qui lui restait de forces
dans des occupations que l'on peut juger, sans irrévérence, au moins superflues.

Il est donc permis d'inférer de tout ce qui précède
— et quelque imparfait que soit le bulletin des derniers moments du grand conquérant — qu'Alexandre
a succombé, non à une tentative d'empoisonnement,
comme il est encore rapporté dans bon nombre d'ouvrages classiques; pas davantage à une attaque d'épilepsie, mais bien à une *fièvre* d'origine *miasmatique*,
qui a évolué avec d'autant plus de rapidité que le
terrain était mieux préparé par les excès alcooliques.

Jadis, on a beaucoup discuté pour savoir si, dans
le cas qui nous occupe, il s'agissait d'une *fièvre
subintrante* (ROUSSILLE-CHAMSERU) ou d'une *sous-
continue* (FOUQUET, de Montpellier). Ces distinctions
nous paraissent aujourd'hui subtiles, d'autant que
c'est peine perdue de vouloir arriver à un tel degré
de précision dans un diagnostic rétrospectif, alors
surtout que les documents qui servent à l'établir
sont rédigés par des hommes étrangers à notre art
et que, par suite, ils sont incomplets ou imparfaitement rédigés.

Certains médecins du commencement du siècle dernier ont émis l'hypothèse qu'Alexandre avait présenté les symptômes d'une *fièvre hémitritée* (1). Dans nos cours de clinique médicale, écrit à ce propos le docteur Dupouy, on n'a probablement jamais entendu parler de la *fièvre hémitritée*, qui est une forme de fièvre intermittente. Il faut croire qu'elle n'était pas rare autrefois, car Martial en fait souvent mention.

La fièvre hémitritée était une fièvre intermittente demi-tierce, dont les caractères étaient considérés comme de nature grave. Quelques auteurs voient en elle la complication d'une fièvre quotidienne, rémittente ou intermittente, avec une tierce.

Dans son travail, paru en 1810, le docteur Caillau conclut à une « enteritis, avec fièvre continue inflammatoire ». S'agit-il, en l'espèce, de ce que nous nommons aujourd'hui *l'entérite aiguë*, ou de la *fièvre typhoïde ?* Nous croyons avoir démontré que le caractère intermittent de la fièvre, chez Alexandre, excluait toute idée de *dothiénentérie*.

Les seuls récits auxquels on puisse se rapporter ne mentionnant pas les accidents brusques qui, d'après des versions suspectes, auraient marqué les derniers moments du roi, il est inutile, croyons-nous, de discuter l'hypothèse d'une inflammation

1 Docteur DUPOUY. *Médecine et Mœurs de l'ancienne Rome*, pp. 307-308.

suraiguë du péritoine, de l'appendice ou des intestins ; pas plus qu'on ne saurait évoquer l'idée d'une affection pulmonaire, telle qu'une pleurésie ou une pneumonie, le monarque n'ayant présenté aucun des symptômes qui caractérisent ces diverses affections.

LA « MALADIE SECRÈTE » DE CALVIN

I

Il y a toujours intérêt à suivre pas à pas l'évolution d'une légende. C'est une bonne fortune pour l'historien impartial de pouvoir remonter à son origine, d'en fixer la genèse ; c'est plaisir d'en démonter le mécanisme avec d'autant plus d'aisance qu'elle a été plus laborieusement édifiée.

De tout temps, peut-on dire, il n'est homme ayant joué sur la scène du monde un rôle de premier plan, dont la mort, son cadavre à peine refroidi, n'ait soulevé les bruits les plus contradictoires. Les calomniateurs ont beau jeu, qui ne trouvent plus devant eux l'adversaire pour les contredire. Heureusement la postérité veille, qui rectifie les jugements dictés par la passion et, loin des controverses du moment, procède à un travail de mise au point qui se rapproche le plus de la souveraine équité.

Le problème que nous allons aborder est de ceux

qui ont provoqué les débats les plus irritants, qui ont mis aux prises les partisans les plus intraitables. On ne s'en étonnera plus, quand on connaitra la personnalité de celui qui en a fait l'objet.

Calvin — pourquoi ne pas le reconnaitre? — n'est pas une figure qui attire. De cette face amaigrie, que seuls illuminent deux yeux de flamme, ne se dégage pas un rayonnement de sympathie.

Tels épisodes de sa vie ne sont pas pour atténuer cette impression première. Le Réformateur a fait parfois sentir durement son autorité, et le joug a été lourd à quelques épaules. Le despotisme provoque toujours des retours offensifs, et s'il est exercé sans mesure, ceux qui l'ont subi usent de représailles sans ménagements.

Ceci n'est ni une excuse, ni une atténuation, et les adversaires de Calvin n'auraient aucun droit à s'en réclamer ; nous ne proposons qu'une explication de sentiments foncièrement humains, au surplus.

II

A peine quinze jours se sont écoulés depuis son inhumation, que d'étranges bruits circulent de bouche en bouche.

Lyon, la ville catholique par excellence, est le foyer d'où part la première étincelle. La Cour s'y trouve réunie, et le fils du greffier de Noyon y compte des ennemis déterminés. Le secrétaire de l'ambassadeur espagnol — sans être un de ceux-là — enregistre néanmoins avec complaisance les rumeurs qui se propagent autour de lui. « Calvin, écrit-il, mourut le jour de la Fête-Dieu » : première erreur, car la Fête-Dieu, en 1564, tomba le 1ᵉʳ juin, et Calvin était mort le samedi 27 mai.

« Aucuns, poursuit le diplomate, ont dit qu'il mourut enragé (1), et qu'il fut lié deux jours en un poteau, et qu'il se mangeait les mains » ; mais, ajoute-t-il aussitôt, « autres disent qu'il n'en est rien (2). » Nulle certitude, on le constate.

Un peu plus tard, la calomnie se précise. Un Chartreux, du nom de Surius (3), affirme, sans autres preuves, que Calvin a succombé à une affection pédiculaire (*morbo pediculari*).

(1) J. CHAPPEAUVILLE (*Historia pontificum Tungrensium et Leodiensium*, t. III, cap. 4) rapporte qu'un fils de Calvin, mordu par un chien enragé en 1561, se rendit au tombeau de saint Hubert, dans les Ardennes, pour obtenir sa guérison par l'intercession de ce saint. (Cf. *Archives curieuses de l'Histoire de France*, par CIMBER et DANJOU, 1ʳᵉ série, t. V, p. 274, n. 1.) M. Abel LEFRANC (*La jeunesse de Calvin*, pp. 52 et 191-2) prétend que c'est une fable sans fondement sérieux.

(2) De Lyon, le XVI de juing, 1564. *Mémoires de Condé, ou Recueil pour servir à l'histoire de France*, 1743, II, p. 204 ; cité par E. DOUMERGUE. *Une poignée de faux : La mort de Calvin et les Jésuites* (Lausanne, Bridel et Paris, Fischbacher).

(3) *Histoire universelle, de 1500 à 1574*, p. 742 (cit. DOUMERGUE).

Ce n'est pas la première fois que l'on attribue la mort d'un personnage de l'histoire au mal que les pathologistes modernes désignent sous le nom de *phtiriase*. La maladie pédiculaire est considérée par les théologiens catholiques comme une vengeance divine : ainsi Hérode-Agrippa a péri de la sorte, « en punition de son orgueil. » L'historien sacré rapporte qu' « un certain jour, le roi Hérode étant sur son trône, revêtu de ses habits royaux, haranguait son peuple, qui s'écria que ce n'était pas la voix d'un homme, mais celle d'un Dieu, et sur-le-champ l'Ange du Seigneur le frappa, parce qu'il n'en avait pas rapporté la gloire à Dieu, et il mourut *rongé par les vers* (1) ». S'agissait-il de vers, au sens propre du mot, ou de *pediculi*, il nous paraît malaisé, sinon impossible, d'en décider ; il nous convient seulement de noter que c'est une des formes du châtiment divin, dont il serait trop facile de citer d'autres exemples (2).

A-t-on plus de preuves pour Calvin que pour le roi Hérode ? Si elles existent, on a eu le tort de ne les point produire ; car vraiment nous ne saurions faire état de cette autre allégation — bien qu'elle émane d'un médecin — parce qu'elle nous paraît manifestement dictée par une autre passion que

(1) *OEuvres de M. Mead*, t. II (éd. française de M. Coste). A Bouillon, MDCCLXXIV, p. 178.

(2) Cf. *Chronique médicale*, VI, 443 ; VIII, 183 ; IX, 588.

l'amour de la vérité : Calvin — nous reproduisons les propres termes de Bolsec, qui s'intitule *docteur-médecin*, — « fut encore tourmenté d'un genre de maladie, duquel nous lisons avoir été vexez, par juste jugement de Dieu, certains ennemis de Dieu, usurpateurs de sa gloire et honneur : c'est une démangeaison de poux et vermine par tout son corps, et particulièrement d'une *ulcère très puante et virulente au fondement et parties honteuses*, où il estoit misérablement rongé de vers. Ainsi Honorius, second Roy des Vandales, après avoir huit ans persécuté l'Eglise orthodoxe, périt finalement mangé des vers et des poux. Arnoulph empereur, successeur de Charles le Gros, qui fut un grand pilleur et saccageur des Temples des Chrestiens, mourut aussi misérablement ; Maximian, Empereur très cruel sanguinaire, Antiochus Epiphanes, homme tres meschant et cauteleux, spoliateur du Temple de Dieu...; Hérode, meurtrier des Innocens et usurpateur de l'honneur et tiltre de Divinité, et d'autres hypocrites, et ennemis de Dieu qui, soubs prétexte et couleur de saincteté ou zèle, persecuterent la vérité, furent exterminez, par le juste jugement et vengeance de Dieu, de tel genre de vexation, rongez des poux et vers, pendant leur vie jusques à la mort (1). »

(1) *La vie, mort et doctrine de Jean Calvin*, etc., par M. Hierosme-Hermes Bolsec, docteur-médecin, et imprimée à Lyon l'an 1577. A Lyon, 1664, pp. 105-106.

N'oubliez pas que le pamphlet — car l'ouvrage de Bolsec a le ton, la virulence d'un pamphlet — est dédié « au révérendissime archevêque, comte de l'Eglise de Lyon »; de plus, que l'auteur est un religieux, appartenant à l'ordre des Carmes. Mais une courte biographie du personnage s'impose, avant de nous déterminer sur le degré de créance qu'il convient de lui accorder, et sur la valeur morale de son témoignage.

III

A la suite d'un sermon qu'il avait prononcé, vers 1546, dans une église de Paris, Bolsec avait jugé prudent de prendre la fuite. Il avait trouvé asile à la Cour de Renée, duchesse de Ferrare, qui se l'attacha comme aumônier. Elle le croyait protestant, alors que son époux, Hercule d'Este, le tenait pour catholique ; en réalité, Bolsec servait à Renée d'intermédiaire pour sa correspondance avec Calvin, et à Hercule d'espion auprès de sa femme 1).

Ses intrigues l'ayant fait renvoyer de Ferrare, il s'était rendu à Genève, y avait engagé des polémiques retentissantes avec Calvin et s'était affiché bruyamment le champion de la catholicité. Passé aux gages de l'ar-

1) DOUMERGUE. *La mort de Calvin*, appendice I.

chevêque de Lyon, treize ans après la mort du Réformateur, — ainsi que l'atteste la préface de son livre, — il lança contre Calvin l'accusation, que nous verrons maintes fois rééditer depuis, à quelques variantes près, et qui servira de thème à toutes les attaques ultérieures.

A entendre Bolsec, on avait envoyé à Noyon — pour s'y instruire de la vie et des mœurs de Calvin — le secrétaire de la Seigneurie et Conseil de Genève. Celui-ci en aurait rapporté l'attestation écrite, que « Calvin, pourveu d'une Cure et d'une Chappelle fut surprins et convaincu du péché de sodomie, pour lequel il fut en danger de mort par feu, comme est la peine ordinaire de tel péché : mais que l'Evesque de la ville par compassion fit modérer cette peine en une marque de fleur de lys chaude sur l'espaule (1) ». Calvin, « confus de telle honte et blasme, se défit de ses deux bénéfices entre les mains du curé de Noyon », et « pourvu de quelque somme d'argent, s'en alla en Allemagne et en Italie », courant l'aventure, non sans avoir au préalable changé son nom de Cauvin en Calvin.

Nous n'entreprendrons pas une réfutation en règle de ces allégations ; cette réfutation a été faite ailleurs (2) avec une autorité, une solidité d'argumentation qui ne laisse rien à reprendre. Nous nous

(1) Bolsec, éd. citée, p. 16.
(2) Doumergue, *op. cit.*, pp. 83 et suiv.

contenterons de la résumer, pour l'édification de quiconque ne nourrit point d'idée préconçue.

Bolsec parle d'un envoyé extraordinaire, du nom de Bertelier, qui aurait été dépêché à Noyon pour faire une enquête sur la jeunesse de Calvin : il n'est fait aucune mention de cette prétendue mission dans toute la série des Registres du Conseil de Genève, depuis l'arrivée de Calvin dans cette ville. Lorsque ce conseil décidait d'envoyer une ambassade en quelque lieu que ce fût, il en était toujours fait mention au procès-verbal de la séance où pareille décision était prise.

Les archives de Noyon ont été vainement consultées. *D'après un ouï-dire*, il aurait existé un feuillet blanc dans les Registres desdites archives où, en tête, étaient écrits ces mots : *Condemnatio Joannis Calvini*, et rien autre !

Peut-être serons-nous mieux renseigné par l'annaliste de l'église de Noyon, qui a étudié, avec toute la minutie qu'on peut supposer de la part d'un chanoine catholique, les archives de la cathédrale. Or, le chanoine Le Vasseur (1) se prononce, avec toute la netteté désirable, contre la légende en cours. Après avoir énuméré les Noyonnais qui ont quitté la ville pour suivre Calvin, il rappelle que, parmi eux, se trouvait le propre lieutenant civil de Noyon, et il

---

(1) *Annales de l'Église de Noyon* (1663).

met en marge cette note significative : « D'ici jugez,
s'il eût eu la fleur de lys à Noyon, si un lieutenant
du Roy l'eust suivi. » Plus loin il ajoute qu'on a
confondu, en réalité, Jean Calvin avec un homonyme,
reçu au chœur de la cathédrale une vingtaine d'années après le premier, et qui fut chassé, pour immoralité, en 1552. Notre chanoine conclut de la sorte :

« J'ay creu devoir adjouster ce chapitre à l'histoire
du premier Cauvin, *ad diluendam homonymiam*,
crainte qu'on ne prenne l'un pour l'autre, le catholique au lieu de l'hérétique. »

Veut-on un autre témoignage, que ne pourront
récuser les plus obstinés d'entre les adversaires de
Calvin : c'est celui du Jésuite Maimbourg, qui a
écrit une page dont l'impartialité n'est pas le moindre
mérite. « Théodore de Bèze, et les écrivains huguenots
après luy, disent qu'il expira paisiblement, en louant
Dieu. Les autres au contraire, et mesme quelques
luthériens asseurent qu'il mourut en désespéré,
jurant et blasphémant le nom de Dieu, invoquant les
Démons avec d'horribles imprécations, et maudissant
sa vie et ses écrits. *Pour moy, qui hay l'exagération surtout en l'histoire, qui ne la doit jamais
souffrir, je diray franchement qu'après avoir lu les
écrits de ces gens-là, qui ont extrêmement l'air
du panégyrique ou de la satyre, je ne défère ni aux
uns, ni aux autres, voyant clairement que la passion
leur en fait dire ou trop de bien ou trop de mal.*

J'ajoute mesme à cela, pour montrer que je suis sincère, et que la haisne que j'ay pour l'hérésie ne m'empesche pas de rendre justice aux hérétiques, que je veux bien ne pas croire ce qu'on dit communément, qu'il fut en sa jeunesse fustigé et eut la fleur de lys pour un crime infâme et détestable 1. »

La critique moderne n'a, du reste, rien laissé subsister de l'inculpation portée contre Calvin. Un savant ultramontain bien connu outre-Rhin, le docteur Paulus, après avoir reproduit les déclarations de Bolsec, dit les tenir pour « des affirmations sans preuves » (2) ; il n'accepte pas davantage celles d'un prétendu témoin oculaire, Jean Haren (ou Harenius), dont on a si souvent invoqué le texte, que voici :

« Calvin est mort désespéré, estant tourmenté d'une infinité de sales et ordes maladies, desquelles Dieu menace, en sa loy, les enfants rebelles et obstinez. Ce que je peux affirmer estre vray, pour avoir esté lors présent et tesmoin oculaire de sa mort 3. ».

Ce qui enlève beaucoup de sa valeur à cette affirmation, c'est que l'homme qui l'a émise, ou plutôt à qui on l'a prêtée, était un protestant converti au catholicisme ; mais, particularité plus notable, la visite pré-

(1) MAIMBOURG. *Hist. du Calvinisme* 1682. p. 334-335.

(2) *Luthers Lebensende* : cité par DOUMERGUE. *br. cit.*, p. 89.

(3) *Les causes justes et équitables qui ont menés Jean Haren, jadis ministre, de quitter la religion prétendue réformée, pour se ranger au giron de l'Église catholique. En Anvers. 1586.*

tendue de Haren à Calvin sur son lit de mort est niée
par un homme qui se trouvait précisément à Genève
en même temps que lui (1).

A quel moment, du reste, cet étudiant *en théologie*
— et nullement en médecine, comme d'aucuns l'ont
avancé — se serait-il introduit dans la maison du Réformateur ? Et le fait lui-même tenu comme exact,
quelle compétence aurait eu ce théologien, pour reconnaître sur le corps de Calvin les traces indéniables
d'une maladie secrète. disons le mot, puisqu'il a été
imprimé tout vif (2), de la *syphilis ?*

IV

Nous pourrions arrêter là notre démonstration ;
mais si l'historien est désormais convaincu, le médecin n'est pas encore complètement informé. Si Calvin
n'a pas succombé au mal que le roi François illustra,
est-il possible de spécifier la nature de l'affection qui
mit fin à ses jours ?

Notre tâche sera d'autant plus aisée, que l'observation clinique de Calvin a été rédigée avec beaucoup
de soin par un de nos confrères genevois (3), qui a

1. *Admonition chrestienne de F. Dujon*, etc. MDLXXXVI
(Ex. de la Bibl. de Leyde).

2. RENAULD. *Le Péril protestant.*

3. *Les maladies de Calvin*. par le docteur Léon GAUTIER
(*Revue médicale de la Suisse romande*. 20 juillet 1905).

bien voulu nous faire part de son travail ; nous n'aurons qu'à le commenter et à le compléter par endroits.

On ne possède aucun renseignement sur la santé des ascendants de Calvin, pas plus que sur celle de ses frères et sœurs.

Gérard Cauvin avait eu, de son premier mariage, quatre fils et deux filles.

Sa première femme avait été « d'assez mauvais bruit » ; mais selon M. Abel Lefranc (1), « il n'y a là qu'une calomnie, que d'autres témoignages contredisent formellement. »

De ses fils, un seul mourut en bas âge.

Quant au père de Calvin, il serait mort « après une longue maladie, que les siens croyaient tout d'abord sans gravité. »

De l'enfance de Calvin, peu de choses sont à retenir, au point de vue spécial qui nous occupe. Il fit ses premières études au collège de Montaigu, dont Rabelais a tracé, dans son *Gargantua* (2), un inoubliable croquis. Il y entra en relation avec les fils du très docte Guillaume Cop, de Bâle, que François Ier honorait de son estime. Il se lia surtout avec son compatriote Jean Fernel, de Montdidier, venu à Paris la même année que lui, et qui devait acquérir une si grande célébrité.

Ses classes de philosophie terminées, Calvin se

(1) *La jeunesse de Calvin :* Paris, Fischbacher, 1888.
(2) Chapitre XXXVII.

rend à Orléans, pour y étudier le droit. Il possédait déjà une extraordinaire puissance de travail. A Orléans, comme à Bourges, il laissa, sous ce rapport, une réputation légendaire.

Théodore de Bèze, qui étudia aux mêmes Universités 1, rapporte que la tradition s'était conservée des veilles prolongées et de l'excessive sobriété du futur réformateur. Dormant à peine et toujours réveillé dès l'aube, il restait quelque temps au lit, méditant et *ruminant* tout ce qu'il avait étudié dans la nuit. Ce régime eut à la longue pour résultat de compromettre gravement sa santé. Il attribuait lui-même les maux de tête et d'estomac dont il souffrit toute sa vie, et qui furent la cause de ses autres infirmités, à cette période par trop laborieuse de son existence. Plus tard, quand les maladies eurent accoutumé Calvin à garder le lit, il s'en fit un bureau de travail (2).

(1) Théodore de Bèze, plus jeune que Calvin de dix ans, n'a pu venir étudier à Bourges que bien longtemps après lui. (Cf. *La jeunesse de Calvin*, par M. Gustave BAGUENAULT DE PUCHESSE, parue dans la *Revue des Questions historiques*, juillet-octobre 1872, p. 455, note 2.

(2) Tous les matins, nous apprend un de ses biographes, on lui apportait, dès cinq ou six heures, les livres, les manuscrits, les cahiers qui lui étaient nécessaires pour composer, et il travaillait avec la plus grande tranquillité. Était-il obligé de sortir, aussitôt de retour, il ôtait ses habits, se remettait dans le lit, ou quelquefois se couchait seulement dessus, tout habillé, et continuait ses études favorites.

V

Calvin avait quitté Noyon dans le courant de juin 1531. Avant de se fixer définitivement à Paris, il voulut revoir Orléans, où il avait de nombreux amis. Il se remit en route pour la capitale, après quelques jours passés auprès d'eux. Il fit, comme d'ordinaire, le chemin à pied ; comme la plupart des hommes de son temps, Calvin était un grand marcheur, un grand amateur d'exercices physiques de toute nature. A cette époque, il faisait de l'équitation, se délassant de la sorte de ses travaux intellectuels, et luttant, par ce moyen, contre les tendances à l'arthritisme, dont il présentait déjà les premiers symptômes.

Le mauvais état de la santé de Calvin, en lui occasionnant de fréquentes indispositions, l'obligeait à certains ménagements : c'est ainsi que, sur le point de partir pour Orléans, il en fut empêché par un malaise assez grave [1]. Le jeune médecin qui le soigna dans cette circonstance se disposait à faire avec lui le voyage. Dans son impossibilité de l'accompagner, Calvin lui remit une lettre de recommandation pour un de ses amis, à qui il vantait, en termes

1 Lettre à Daniel, citée par LEFRANC, p. 91.

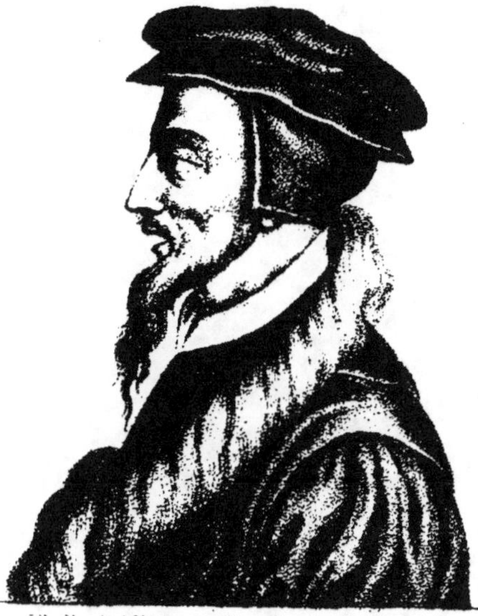

CALVIN.

D'après l'original déposé à la Bibliothèque de Genève.

chaleureux, la science et le caractère de celui qui lui avait donné ses soins. « Je n'ignore point, écrivait-il non sans quelque ironie, combien il est délicat de recommander son médecin. Si vous le louez à tort, autant vaudrait confier à un voleur une épée pour massacrer les gens, puisque vous le mettez à même de causer la mort de tant de personnes. C'est qu'il est permis aux médecins, comme ils l'avouent eux-mêmes, de tuer impunément. »

Cette boutade n'empêcha pas Calvin de recourir aux hommes de l'art à l'occasion — et l'occasion s'en présenta souvent.

Quelqu'un qui le connut bien assure qu' « il avait un corps si débile de nature, tant atténué de veilles et de sobriété par trop grande, et qui plus est subject à tant de maladies, que tout homme qui le voyait n'eust peu penser qu'il eust pu vivre tant soit peu [1]. » Le même a résumé en une phrase le diagnostic de l'affection qui tourmenta la vie de Calvin : « ... Ses dernières maladies... estoyent la pierre, la goutte, les hémorrhoïdes, une fièvre pthysique, difficulté d'haleine, outre son mal ordinaire de la migraine... »: toute la gamme, peut-on dire, de l'arthritisme, compliquée à la fin de cachexie tuberculeuse, de phtisie, par épuisement de l'organisme.

[1] Vie de Calvin, par Th. DE BÈZE *Archives curieuses*, de CIMBER et DANJOU, *loc. cit.*.

Quand on connaît le genre de vie de Calvin, tout s'explique sans difficulté.

« ... Il avait par trop peu d'esgard à sa santé, dit le contemporain dont nous suivons la relation, s'estant contenté par plusieurs années d'un seul repas pour le plus en vingt-quatre heures et jamais ne prenant rien entre deux ; tellement que tout ce que des médecins luy ont peu persuader, quant à ce poinct, a esté qu'environ demi-an devant sa dernière maladie, il prenait parfois quelque petit quelque peu de vin et humoit un œuf environ le midi 1). »

Ces renseignements sont, il est vrai, contredits par un autre biographe de Calvin, qui nous présente ce dernier comme très porté sur la bouche. « C'est chose certaine, écrit ce contradicteur, que tous les gentilshommes français et tous les riches venant demeurer à Genève à cause de leur Religion, ne pouvoient luy faire plus grand plaisir, ny mieux acquérir sa faveur et amitié, que de luy faire banquets et festins, tant au diner qu'au souper. Et châcun faisoit à l'envy de le banqueter au mieux qu'il luy estoit possible tant en abondance qu'en délicatesse de viandes. De manière que le gibbier et bons morceaux commencerent à encherir, ce qui causa un double murmure et scandale à Genève... »

Qui veut trop prouver... nous met en défiance ;

1. Théod. de Bèze, *loc. cit.*

enregistrons néanmoins jusqu'au bout cette accusation d'intempérance, les détails en sont amusants. « Nous sommes bien informez par des gens de bien et dignes de foy du train qu'il tenoit chez soy : car les meilleurs et les plus friands morceaux estoient reservez pour sa bouche. Pour des vins il n'y en avait point de plus exquis en toute la ville : car tous les ans il lui en falloit... et quand il faisoit la faveur à quelqu'amy d'aller disner ou soupper avec luy, il luy falloit porter de son vin dans une petite bouteille d'argent, et cela estoit réservé pour la bouche de Monsieur. Il avoit aussi son boulanger qui le fournissoit de pain fait expressement pour luy de la plus fine fleur de froment, paistry avec eau rose sucré, canelle, anys, et après être tiré du four biscotté, ce pain estoit si excellent qu'on l'appelait le pain de Monsieur... »

Mais ce n'est pas tout encore : Calvin était friand de confitures « seiches et liquides, d'Espaigne et de Portugal, des plus exquises qu'on pouvoit trouver, dont plusieurs personnes luy faisoient present, et desquelles il mangeoit plus, que beaucoup de pauvres de la ville de morceaux de pain (1)... »

Avant même de connaître qui parle, nous avons l'impression qu'il exagère. Ce qu'il nous rapporte

1 *La vie, mort et doctrine de Jean Calvin*, etc., par M. Hierosme-Hermes BOLSEC, docteur-médecin, éd. citée, pp. 57 et suiv.

est si en contradiction avec tout ce qui nous revient, par ailleurs, sur la vie ascétique de Calvin, que nous nous refusons à ajouter foi à pareils commérages. Il nous paraît plus vraisemblable qu'il se mettait le plus souvent à la diète, à cause de « l'imbécillité de son estomach et (de) la migraine » qui le torturait sans répit.

VI

Ah! cette hémicrânie, elle fut le tourment de son existence! Dans sa correspondance, il y fait à tout instant allusion. Le 4 octobre 1546 : « Ma migraine me pourmenoit si rudement, qu'à grand'peine j'ouvrois la bouche. »

Le 29 avril 1548, il écrit aux pasteurs de Lausanne et de Berne :

« Hier, quand Merlin est venu, il m'a trouvé couché au lit ; je souffrois de douleurs à la tête ; pendant trois jours j'avois lutté, enfin le mal avoit été le plus fort. »

Le 18 novembre 1549, il mande à son ami Farel : « Je ne suis pas sorti de la maison parce que la migraine m'a atrocement tourmenté pendant trois jours. Je suis resté tout le dimanche sans rien prendre. Aujourd'hui, après cinq heures du soir, j'ai commencé à manger... Depuis deux ans, je n'avais pas eu une si violente attaque de migraine. »

Ces migraines fréquentes alternent avec des catarrhes bronchiques il en eut notamment à Lausanne, en octobre 1536 ; à Strasbourg, en septembre 1540 ; des hémorrhoïdes, lot presque obligé des personnes sédentaires, comme l'est trop fréquemment quiconque se livre aux travaux de l'esprit. Quand ces tumeurs s'enflamment, Calvin en est réduit à prendre un repos forcé.

A certain moment, il se plaint d'un eczéma du périnée : dans une lettre qu'il écrit aux médecins de Montpellier, il raconte que cette région est devenue le siège d'insupportables démangeaisons ; que, dans son sommeil, il ne peut s'empêcher de se gratter jusqu'au sang, et qu'il en est résulté des *ulcérations* des plus douloureuses. Rapprochez ce que vous venez de lire de ce qu'ont rapporté ses ennemis : qu' « il avait un ulcère très puant et virulent au fondement et parties honteuses (1) », provenant d'un vice infâme ; et vous n'aurez plus à chercher comment a pris naissance une calomnie qui, à l'heure actuelle, ne saurait rencontrer qu'incrédules.

Cette lettre de Calvin aux médecins de Montpellier contient d'autres informations non moins précieuses sur son état pathologique. Et d'abord, elle nous révèle

(1) BOLSEC, *op. cit.*

le nom de l'un de ses médecins, Sarrasin, qui traita Calvin pendant les huit dernières années de sa vie. Nous ne savons rien — et c'est une regrettable lacune — de la médication qu'il mit en usage ; — nous sommes mieux renseignés sur la symptomatologie que sur la thérapeutique, et cela nous importe davantage.

Calvin a, du reste, rédigé en partie sa propre observation ; dans la lettre à laquelle nous venons de faire allusion.

« ... Il y a vingt ans, écrit-il, que de savants docteurs eurent l'idée que vous avez aujourd'hui : ils voulaient me guérir. Mais à cette époque je n'étais tourmenté ni de la goutte, ni de la pierre, ni de la gravelle, ni de la colique, ni des hémorroïdes, ni d'une hémorrhagie interne ; toutes ces maladies sont venues fondre sur moi comme une horde ennemie. La fièvre quarte m'a à peine quitté que je sens des crampes dans les mollets, qui me laissent d'abord du répit, puis finissent par se convertir en un tiraillement des muscles du pied au genou ; et me voilà pendant tout l'été en proie à une affreuse névralgie.

« Le mouvement du cheval m'était devenu insupportable, j'essayai de la chaise à porteurs ; en revenant d'une promenade à la campagne, je voulus marcher : j'avais à peine fait une lieue que je fus obligé de m'arrêter ; mes jambes étaient engourdies. Arrivé à la maison, je me couchai et j'éprouvai des crispations nerveuses que les secours de l'art ne purent d'abord qu'affaiblir. Le mal céda quand, après d'affreuses tranchées, j'eus rendu un calcul si gros qu'il lésa les artères et détermina une hémorrhagie que la sonde finit par arrêter. Depuis, plusieurs pierres se sont dégagées et mes douleurs nerveuses se sont un peu calmées (1)... »

Ces accès de coliques néphrétiques ont dû se reproduire à plusieurs reprises, car il s'en plaint en maints endroits de sa correspondance. Suivant son expression, il a rendu par le canal une véritable carrière *(lapidicina)* ; deux mois avant sa mort, sa vessie contenait encore une pierre assez volumineuse.

La fièvre quarte, dont Calvin fait mention dans son épitre, est un épisode intercurrent. A la date du 27 octobre 1558, « M. Calvin est malade de fièvre quarte : est arresté qu'on dise aux médecins et apoticaires qu'ilz le traitent et ne luy espargnent rien : que Messieurs le payeront. »

Calvin, usé au service de la Réformation et de l'Etat, approche de sa fin prématurée. L'Etat a le sentiment de ce qu'il lui doit. Il le fait soigner (2).

Le docteur Gautier, de Genève, nous fait remarquer à ce propos que la fièvre palustre est presque exceptionnelle dans la capitale de la Suisse, au temps

(1) *Histoire de la vie, des ouvrages et des doctrines de Calvin,* par M. Audin. 6ᵉ édition. Paris, 1873, pp. 448-9.

(2) Doumergue, *Genève calviniste.* p. 473.

présent. Il n'en était pas de même dans la Genève du temps de Calvin. On remuait alors constamment des terres, pour renforcer les fortifications, et l'eau stagnante des fossés était un lieu d'élection pour les larves du moustique qui sert à la transmission des germes de l'affection paludéenne.

Calvin avait été d'abord atteint de fièvre intermittente, qui revêtit plus tard la forme tierce, pour se transformer en fièvre quarte, beaucoup plus tenace (1). Les accès se reproduisirent pendant sept mois et mirent le malade dans un état de faiblesse extrême ; la fièvre se compliqua ensuite d'un gonflement douloureux de la jambe droite, qu'on peut supposer avoir été une phlébite.

Phlébite goutteuse, ajouterons-nous, et la migration des points douloureux nous donne pleinement raison.

Le patient écrit le 7 octobre 1561 : « Ma douleur articulaire manque de délices. Je n'ai pas toujours eu autant de repos, car pendant deux jours j'ai souf-

---

(1) « L'an 1558, écrit Théodore de Bèze, Calvin estant requis par les seigneurs de Francfort de faire un voyage vers eux, pour remédier à quelques troubles survenus à l'église françoise recueillie un peu auparavant de ladite ville, au retour de ce voyage bien long et fascheux, il eut une fièvre tierce fort aspre, qui fut comme le premier heurt de sa santé ; tellement que, l'an 1559, il fut assailli d'une longue et fascheuse fièvre quarte, durant laquelle force luy fust, à son grand regret, de s'abstenir de lire et de prescher. *Archives curieuses*, etc., p. 288. »

fert les plus vifs tourments dans le pied droit. Le mal s'est calmé avant-hier, mais pas au point de ne plus tenir enchaîné mon pied. » Deux jours plus tard, Calvin étiquette son mal : « S'il a paru bon à Dieu d'ajouter la *goutte* aux autres maladies, il faudra supporter avec patience sa réprimande (*castigatio*) paternelle. »

Une nouvelle crise éclate en décembre 1562 : il va en rampant (*reptando*) du lit jusqu'à la table.

Quant aux accidents pulmonaires, ils remontent au mois de septembre 1555. Calvin est alors très souffrant, et celui qui le soigne, le médecin Textor, redoute une pleurésie. Le point de côté se reproduit trois ans après, en 1558. L'année suivante, au cours d'un repas, il crache le sang : l'hémoptysie dure quarante-huit heures ; le malade s'étant remis presque immédiatement à ses occupations, le crachement revient deux ou trois fois dans la suite.

Ce labeur continu devait avoir les plus fâcheuses conséquences (1). Bientôt la toux devient perma-

---

1 Celui qui le connaissait si bien, Th. de Bèze, raconte : « Estant de si petite vie, il dormoit fort peu : mais pour cela, quelque lassitude qui s'en ensuivist, il ne laissoit pas d'estre toujours prest au travail et à l'exercice de son office. Car les jours que ce n'estoit pas à luy à prescher, estant au lict, il se faisoit apporter dès les cinq ou six heures quelques livres, afin de composer, ayant quelqu'un qui escrivoit sous luy. Si c'estoit la semaine, il se trouvoit tousjours prest à l'heure de monter en chaire, et après, estant retourné en sa maison, se remettait

nente, la difficulté de respirer augmente progressivement (1) ; on dit autour de lui que Calvin est tout à fait poitrinaire (*prorsum le pulmonarium esse*).

L'évolution avait été relativement lente ; elle eût certainement été beaucoup plus rapide sur un autre terrain ; mais qui ne sait qu'arthritisme et tuberculose font souvent mauvais ménage ?

VII

Si nous n'avions d'autres lecteurs que des médecins, nous nous dispenserions de conclure ; mais comme ces lignes peuvent tomber sous les yeux de personnes étrangères à notre art, des conclusions ne seront point superflues.

L'observation de Calvin est un tableau clinique aussi complet qu'on le peut souhaiter de la diathèse

dedans le lict, on se coucboit seulement dessus tout vestu, et ayant quelque livre poursuivoit son labeur... Voilà comment il a dicté, les matins, la pluspart de ses livres, estant en continuel et très heureux travail d'esprit. » *Genève calviniste*, par Doumergue, p. 502.

(1) « Il y avoit seulement ce mal que le corps ne pouvoit suyvre l'esprit, encore qu'il s'efforçast par fois jusques à ce qu'il fut tellement pressé d'une courte haleine qu'à grand'peine pouvoit-il porter le mouvement de deux ou trois pas... A la fin, il demeura tout plat, ayant bien l'usage de parler, mais ne pouvant poursuyvre un propos longuement à cause de sa courte haleine... » Th. de Bèze, in *Archives curieuses*, etc., p. 289.

arthritique. Calvin est un type de *rhumatisant goutteux*, devenu, sur la fin de sa vie, un *phtisique scléreux*.

La pleurésie a-t-elle été l'avant-coureur de la tuberculose, ainsi que l'enseigne le maître Landouzy ? Nous avons tout lieu de le croire; en tout cas, la marche de la phtisie a été singulièrement ralentie, comme nous l'avons dit, par la nature même du terrain sur lequel elle a évolué.

Sans être grand clerc, on peut affirmer que la terminaison fatale eût été retardée, si le malade eût observé une hygiène plus rigoureuse ; mais il mena un genre de vie aussi fâcheux que possible pour le tempérament dont il avait hérité. « Des soucis moraux sans cesse renaissants, un labeur cérébral acharné, des veilles excessives, une existence sédentaire, ce sont là précisément les contraires du mode de vivre qu'on lui prescrirait aujourd'hui (1). »

Peut-être se demandera-t-on si le tempérament du réformateur a influé sur son œuvre ? Un observateur superficiel ne manquera pas d'attribuer son humeur atrabilaire, sa tyrannie inquiète, ses persécutions parfois brutales, aux fluctuations de son état morbide. Il convient, à notre sens, de ne point pousser à l'excès de telles doctrines. Atténuation si l'on veut, mais justification absolue, nous n'irons pas jusqu'à le prétendre.

(1) Docteur L. GAUTIER, *op. cit.*, p. 8.

Une opinion à laquelle nous souscrivons sans réserves est celle de Lancereaux, pour qui les herpétiques — lisez les arthritiques — constituent la meilleure et la pire portion de l'humanité.

« S'il a le jugement droit, l'herpétique devient parfois un inventeur ; s'il ne voit pas juste, il verse dans le spiritisme, le magnétisme, le mysticisme. »

Chez les hommes supérieurs, la sensibilité a des réactions intenses, suivies d'un prompt épuisement — n'est-ce pas là un des signes principaux du neuro-arthritisme ?

Calvin, comme tout homme de génie, a payé sa rançon ; car, ainsi que l'a dit le professeur Grasset [1], « le génie n'est pas une névrose, la névrose est plutôt la rançon du génie, la plaie, la complication de la supériorité. Ce n'est pas la cause, mais l'obstacle. »

L'histoire de la vie de Calvin est un témoignage à ajouter à tous ceux que l'on connaît déjà, et qui prouvent la *coexistence*, à peu près constante, chez ceux qu'on appelle les *géniaux*, « d'une activité mentale exceptionnelle et de tares névropathiques » ; sans pour cela que cette supériorité soit un symptôme et une manifestation de la névrose.

(1) *Supériorité intellectuelle et névrose.* br. in-8 de 67 p. Montpellier. 1900.

I

On a porté un jugement peut-être bien sévère sur la femme qui fait l'objet de cette étude. « Elle est, a-t-on dit, en dehors de l'humanité consciente et raisonnable. Ce corps dévié renfermait une âme contrefaite, ne discernant pas le bien et le mal... Christine, qui eut presque du génie, était un monstre au moral [1]. »

Christine de Suède n'est pas une anomalie, c'est un type pathologique une de ces figures qui ne sont restées énigmatiques, que parce qu'on a négligé de les regarder sous un angle spécial, de projeter sur elles la lumière de la science moderne. Son existence aventureuse est celle d'une détraquée cérébrale, dont les aliénistes seuls sont aptes à étiqueter le cas,

1) ARVÈDE BARINE, *Princesses et Grandes Dames* (Paris, 1890), p. 149.

que seuls ils peuvent classer à sa véritable place dans ce que nous sommes convenus d'appeler le cadre nosologique.

Il y a, dans l'histoire, des personnages qui attirent invinciblement l'attention du psychologue. La fille de Gustave-Adolphe, le « héros du Nord », comme le nomme Schiller, a soulevé une curiosité d'autant plus ardente, qu'elle offre le singulier mélange des plus brillantes qualités de l'intelligence, s'alliant à des bizarreries, des extravagances qui ont pu faire douter de son équilibre mental.

Ses connaissances littéraires et scientifiques, son amour des belles-lettres et de la philosophie, sa fréquentation des savants l'ont élevée bien au-dessus du niveau habituel de son sexe ; par contre, il est des moments où son humeur vagabonde et tracassière, ses violences inexpliquées nous montrent l'étendue de sa perversion et l'ont fait classer dans cette zone indécise qui confine d'une part à la raison, de l'autre à la folie.

Le caractère de Christine a dérouté même les psychiatres (1), en raison d'une complexité telle, qu' « à première vue, il semble fait exprès pour défier toutes les définitions, tous les schémas de l'analyse psychologique moderne ».

(1) Cf. *Rivista sperimentale di Freniatria*. t. XVIII 31 décembre 1892). pp. 498 et suiv.

II

Trouvons-nous dans l'ascendance de Christine l'explication de ces étrangetés, de ces incohérences qui ont mis en éveil la sagacité des psychologues ?

Nous avons dit quel était son père, le grand roi Gustave-Adolphe, le héros de Lutzen, « un génie vaste et puissant, aux tendances esthétiques prononcées, ayant à un haut degré le goût de l'action et de la domination [1]. » Il a été jugé par l'histoire comme l'un des plus grands capitaines de son temps. Esprit hautain, mais non orgueilleux, fier et généreux à l'égard de ses ennemis, juste et sévère envers ses alliés, sa piété instinctive donnait à son courage une teinte d'exaltation religieuse, qui lui fit souvent confondre sa cause avec celle du Ciel et le poussa à se considérer comme un instrument de la vengeance divine [2].

Ses nombreuses victoires n'arrivèrent pas cependant à l'enivrer au point de lui enlever la vision nette des choses, et on ne parvient à noter chez lui aucun signe de déséquilibre dans son caractère [3]. On ne relève

---

[1] *Christine de Suède et le cardinal Azzolino;* lettres inédites, par le baron DE BILDT ; Paris, 1899.

[2] *La Guerre de Trente ans,* par SCHILLER.

[3] Docteur F. de SARLO. *Rivista sperimentale di Freniatria.*

dans sa vie aucun acte de turpitude ou de froide cruauté, qui ait terni l'éclat de sa gloire.

Christine n'a donc pu hériter de son père que cet amour du faste, cette exaltation un peu mystique que nous retrouverons plus tard.

Gustave-Adolphe, en vertu des usages de cour, qui ne laissent jamais au cœur le soin d'inspirer une décision, dut prendre sa femme dans l'une des familles régnantes. Marie-Éléonore, fille de l'électeur de Brandebourg, Jean Sigismond, fixa son choix. Belle sans éclat, fantasque et vaniteuse, elle avait une intelligence plus que médiocre, une volonté à peu près nulle ; on a pu dire d'elle qu'elle ne sut inspirer à son mari qu'un amour qui ne s'éleva jamais au-dessus des sens ; elle partagea sa couche sans partager sa vie.

Après la mort de Gustave-Adolphe, elle donna, selon l'expression même de Christine [1], « des marques si excessives de son amour et de sa douleur, qu'on doit les pardonner plutôt que les justifier. »

Sa fille, qu'elle ne pouvait souffrir jusque-là, devient tout-à-coup l'objet d'une tendresse passionnée. Pour associer son enfant à sa douleur, elle l'enferme avec elle dans l'appartement tendu de noir où elle pleure le défunt ; elle fait mettre des draperies noires jusque sur les fenêtres ; la pièce est plongée dans l'obscurité la

[1] *Vie de la reine Christine par elle-même*, ch. VI.

plus complète. Dans ce décor funèbre, la mère et la fille se lamentent, sous les yeux de l'entourage, des nains et des bouffons appelés à jouer d'ordinaire un autre rôle. Le jour venu, Marie-Éléonore atteint une boîte en or, suspendue au chevet de son lit, où est enfermé le cœur de son époux regretté, et, pendant plusieurs heures, elle inonde de ses larmes cette relique chère.

L'enfance de Christine se passe dans cette atmosphère de cauchemars et de sanglots ; la nuit même elle en avait la vision, sa mère ayant exigé de l'avoir à ses côtés, dans son propre lit. Son tempérament, déjà fragile, devait se ressentir de pareilles secousses.

Avant de mettre au monde Christine, Marie-Éléonore avait donné le jour à une autre fille, qui vécut peu ; elle fit, en plus, une fausse couche. Après ces deux pertes successives, on s'imagine quels espoirs on avait fondés sur la naissance de l'enfant qu'on attendait.

On espérait un garçon ; le petit être était, à son entrée dans la vie, si velu et si noir, que l'illusion tarda à se dissiper. Quand, avec le temps, ses traits s'accusèrent que et sa voix devint plus mâle, qu'elle prit de plus en plus toutes les allures masculines, on s'avisa de reconnaître que les astrologues ne s'étaient trompés qu'à demi, en prédisant au roi que la Providence lui réservait un fils.

La mère ne se consola jamais de cette déconvenue.

Gustave-Adolphe s'attacha, au contraire, à cet être délicat, donnant les signes d'une intelligence précoce et qui s'annonçait comme devant dépasser la norme. Il la conduisait avec lui aux camps, faisait exécuter devant elle les exercices militaires. Elle l'accompagnait à la chasse, revêtant pour la circonstance des vêtements d'hommes qui lui seyaient à ravir.

Alors qu'elle n'était âgée que de quatre ans, avant de partir pour cette guerre connue dans l'histoire sous le nom de *Guerre de Trente ans*, Gustave-Adolphe avait porté sa fille sur ses bras au Sénat, afin de la faire reconnaître, dès ce moment, comme la future reine de Suède. On peut imaginer combien la destinée de Christine eût été différente, si la mort de son valeureux père ne l'avait ravie de si bonne heure à son affection.

III

Orpheline de père, à peine âgée de six ans, séparée de sa mère, qui vit loin d'elle, que va devenir cette enfant livrée aux hasards d'une éducation sans contrôle, dans l'atmosphère empoisonnée d'une cour déréglée ? Que va-t-il germer sur ce terrain promis déjà, de par l'hérédité, à la névropathie ?

Christine a pris soin de nous dire comment elle fut
élevée, et ce fragment autobiographique nous est
d'un grand secours pour éclairer cette physionomie
indécise.

« Le roi, écrit-elle 1 , avait ordonné à toutes les
personnes — ses gouverneurs, les cinq officiers
de la couronne que son père lui avait assignés
comme tuteurs — de me donner une éducation toute
virile et de m'apprendre tout ce qu'un jeune prince
doit savoir pour être digne de régner... Ce fut en
cela que mes inclinations secondèrent merveilleuse-
ment bien ses desseins, car j'eus une aversion et une
antipathie invincibles pour tout ce que font et disent
les femmes. Leurs habits, ajustements et façons
m'étaient insupportables. Je ne portais jamais ni
coiffe ni masque, je n'avais aucun soin de mon teint,
de ma taille, ni du reste de mon corps, et, à la pro-
preté et à l'honnêteté près, je méprisai tout l'apanage
de mon sexe. Je ne pouvais souffrir les habits longs,
je ne voulais porter que des jupes courtes, surtout à
la campagne. J'eus de plus une telle inhabileté pour
tous leurs ouvrages de mains, qu'on ne trouva jamais
moyen de m'en rien apprendre. Mais, en revanche,
j'appris avec une merveilleuse facilité toutes les
langues et tous les exercices qu'on voulut m'apprendre. »

1 *Vie de la reine Christine*, ch. IX.

Sa passion pour l'étude fut de la frénésie. Elle consacrait, dit-elle, au travail douze heures par jour : en tenant compte de l'exagération, on peut dire qu'elle s'y livra avec ardeur, au point d'en oublier parfois le boire et le manger. Ces écarts de régime se paient tôt ou tard ; pour Christine, l'échéance fut assez éloignée, mais elle dut, tout comme la dernière de ses sujettes, expier ces infractions aux lois de l'hygiène.

Avec un tel appétit d'apprendre, la sélection des mets n'est guère possible. Tout était bon à cet enfant qui n'avait d'autre désir que de s'instruire.

La philologie, l'histoire et la théologie étaient alors la base de toute éducation. En fait de langues, Christine étudia, tour à tour ou simultanément, le latin et le grec, le français et l'espagnol, l'allemand et l'italien. Les historiens de l'antiquité, les auteurs classiques la remplissaient d'admiration. Elle absorbait rapidement, mais l'élaboration de tant de matériaux demandait plus de maturité. Un pareil surmenage ne pouvait que réveiller les germes latents d'une névrose en sommeil.

Défiante à l'excès, il fallait lui rendre raison de tout. Lui refusait-on l'explication qu'elle sollicitait, qu'elle exigeait, c'étaient des trépignements, des crises de larmes, qu'on n'apaisait qu'en cédant à son caprice tyrannique.

A dix-huit ans, devenue majeure, la reine Christine va se révéler. La protection qu'elle accorde aux lettres et aux arts la fait comparer à Minerve ; ses panégyristes ne l'appellent que la *Pallas du Nord*.

Elle commence à se griser de cet encens qui lui monte au cerveau. Comme elle l'écrira plus tard, elle se considère comme l'arbitre absolu non seulement de son royaume, mais de l'Europe entière, dont les destinées paraissent dépendre uniquement de ses volontés.

A cette époque de sa vie se place un incident qui n'est pas à négliger, par qui attribue à la sexualité un rôle important dans l'histoire du monde.

On a prétendu que Christine avait une certaine « imperfection sexuelle » dont son affectation de masculinité dans le costume, ses manières d'être avec les personnes de son sexe, laissent soupçonner la nature. Les racontars de cour lui ont fait une réputation d'androgyne, qu'elle ne devait pas mériter, si nous en croyons les rapports du médecin qui l'accompagna pendant son voyage de 1666 à 1668 ; rapports qui nous renseignent, à intervalles réguliers, sur les conditions de la vie physique de la reine.

A coup sûr, elle était mal douée pour les fonctions sexuelles, « ce motif souvent secret, mais toujours puissant des actions humaines ». Ne serait-ce la raison qui détermina son antipathie invincible pour le mariage ? Il fut un moment question de l'unir avec son cousin, le comte Charles-Gustave, petit homme « gros et laid », qui n'était un modèle ni de tendresse ni de vertu. Ce n'était pas un pareil époux qu'avait rêvé la fille de Gustave-Adolphe et nous comprenons de reste sa répugnance.

Mais elle ne se montre point, pour cela, étrangère aux émotions de son sexe. En même temps qu'elle signifie à son cousin sa résolution de ne pas lier sa destinée à la sienne, elle témoigne d'un penchant dont elle ne songe point à se défendre, pour un jeune seigneur de la cour, paré de toutes les grâces de la jeunesse et de tous les attraits de la séduction. A-t-elle eu pour lui autre chose qu'une inclination ? Elle ne nous a pas livré son secret. Elle reconnaît cependant, avec la franchise brutale qui la distingue, que son « tempérament impétueux et ardent » ne lui a pas donné « moins de penchant à l'amour qu'à l'ambition » ; et elle confesse que, *si elle n'était née fille*, l'ardeur de son tempérament l'eût certainement entraînée à de « terribles désordres ». Peut-être se vantait-elle, à la façon de ces fanfarons d'amour qui ne l'ont jamais ressenti ni fait éprouver ; car diverses circonstances de sa vie, passablement aventureuse, nous inclineraient à penser qu'elle fut incessamment en quête de sensations, qu'elle ne réussit jamais, croyons-nous, à atteindre.

IV

Un des premiers favoris qu'on lui ait prêtés est le

médecin français Bourdelot, que Saumaise avait indiqué à la reine comme un homme d'un savoir étendu et de bon conseil. Pierre Michon Bourdelot était loin de justifier le jugement flatteur qu'on portait sur lui. Au peu de science que le bonhomme avait, il suppléait par son habileté et son esprit, celui surtout de distraire la reine, dont il eut l'adresse de traiter le moral, plutôt que le physique.

Au milieu de tous les doctes personnages qui entouraient Christine, Bourdelot n'occupait qu'un médiocre rang ; mais la reine, qui aimait à se délasser de trop sévères entretiens, se plaisait en sa compagnie. Après avoir chanté sur la guitare quelque vaudeville ou quelque vilanelle, il jetait parmi les savants la pomme de discorde, tandis que le peintre Sébastien Bourdon croquait d'un trait rapide les ridicules et les travers de chacun.

Bien que Christine éprouvât plus que de l'admiration, du respect pour la plupart d'entre eux ; qu'elle écoutât avec déférence Descartes, « ce mortel, dont on eût fait un dieu », comme disait La Fontaine ; le latiniste Isaac Vossius, qui lui avait enseigné la langue grecque et qu'elle avait nommé son bibliothécaire ; le spirituel Naudé ; Chevreau, qu'elle avait fait le secrétaire de ses commandements et l'ordonnateur de ses fêtes ; Huet, le futur évêque d'Avranches, un bel-esprit doublé d'un profond érudit ; Claude de Saumaise qui, par l'universalité de ses connaissances, dépassait tous ses collègues, elle ne dédaignait pas de se dérider de temps à autre, et Bourdelot, qui savait l'influence de la distraction sur la santé, pour un tempérament nerveux surtout, ne pouvait que l'encourager dans ses innocentes fantaisies : ne s'avisa-t-elle pas, un jour, de forcer Saumaise, toujours vêtu jusqu'alors avec une extrême simplicité, à ne paraître à la cour qu'en habit militaire, avec cuirasse de peau de buffle, justaucorps et haut-de-chausses de drap rouge, chapeau gris à plumes flottantes (1)? Et un autre jour, ne lui plût-il pas de contraindre Bochart, le grave Bochart, toujours prêt à prendre feu sur une question de philosophie ou d'histoire, à jouer au volant avec elle, tandis que Meibomius chantait un air de cette musique des anciens, sur laquelle il avait écrit un gros livre? Une autre fois ne força-t-elle pas ce dernier à exécuter avec Naudé une danse de la Grèce antique, comme jadis le grammairien Jules-César Scaliger, bravant le poids d'une armure, avait dansé la pyrrhique guerrière devant la cour de Maximilien Ier d'Allemagne (2)?

Ce n'étaient que purs caprices de reine; car il est à noter que, tant qu'elle fut sur le trône, Christine n'a été ni une « Messaline, esclave sans retenue d'un

(1) *Mémoires de Huet,* éd. Ch. Nisard; Paris, 1853.

(2) *Causeries d'un curieux,* par F. Feuillet de Conches, t. II, p. 418.

tempérament impérieux, ni une Catherine II aux sens puissants et exigeants ». Elle n'est alors qu'une jeune femme à la santé chétive, organisant sa vie aux mépris des lois de l'hygiène, surexcitant son cerveau et ses nerfs, recherchant des satisfactions d'orgueil et d'amour-propre, avide de flatteries et d'applaudissements, jouissant de sa supériorité intellectuelle autant que matérielle, active sans relâche, menant du même train endiablé les affaires, les études et les divertissements... On a bourré son cerveau de lectures, mais personne ne lui a appris à aimer, et elle marche dans la vie, dure et froide, sans tendresse, sans miséricorde, sans patriotisme ; en somme, une *égoïste névropathe* 1 .

A quoi imputer une telle absence de sentiments élevés, un pareil tempérament, sinon à une éducation qui a été des plus imparfaites ? On avait soigné la culture de l'esprit, on avait totalement négligé celle de l'âme et du cœur.

En descendant volontairement du trône, Christine entendait désormais vivre sans contrainte, et se laisser aller aux seuls penchants de ses instincts. Le frein moral ne la retenant plus, déliée de toutes les entraves qu'imposent les règlements et l'étiquette des cours, elle s'abandonnera sans retenue à la

1) Baron de BILDT, *op. cit.*

névrose, qui reprendra tout son empire et la possédera sans partage.

V

Un des traits principaux qui caractérisent les névropathes, c'est la *manie ambulatoire*. Ils sont mobiles, inquiets, allant de ville en ville, courant de pays en pays, ne trouvant jamais l'abri où se fixer. Christine qui, après son abdication, ne songe qu'à goûter dans sa plénitude les charmes d'une liberté sans limites, n'a plus qu'un désir : celui de vaguer librement à travers le monde, sans liens ni contrainte.

Elle part d'abord pour la Flandre et arrive, dans la première semaine de l'année 1654, à Anvers. Quelques jours après, elle fait son entrée à Bruxelles : dans cette dernière ville, elle se livre à mille excentricités.

Tantôt elle se mettait à faire diverses grimaces à la multitude qui la suivait pour la voir. Tantôt elle changeait de costume dans le carrosse même, avec l'adresse d'un clown, pour dérouter les badauds, qui ne s'y reconnaissaient plus. Tantôt elle lâchait quelque juron au moment le plus solennel, ou quelque plaisanterie graveleuse, digne d'une jeune personne qui savait Martial par cœur à vingt-trois ans. Tantôt elle prenait soudain une posture de cabaret et éclatait de rire au nez du grand personnage qui lui parlait (1).

C'est à Bruxelles, où elle s'attarda plusieurs mois, qu'elle fit abjuration du luthérianisme, pour se convertir au catholicisme.

Doit-on mettre au nombre des étrangetés dont elle était coutumière ce brusque changement de religion ? Fut-elle attirée, avec son âme d'artiste, par la pompe et les cérémonies du culte nouveau auquel elle se vouait ? Ce qu'on peut dire, c'est qu'elle n'eut qu'une dévotion de surface, et les dignitaires de l'Église eux-mêmes ne s'y trompèrent pas. Mais une aussi puissante recrue n'était pas de celles qu'on dédaigne. Peut-être aussi le fond de religiosité mystique qu'elle tenait de son père Gustave-Adolphe, la prédisposait-elle à une conversion qui, de prime abord, était bien faite pour déconcerter ceux qui n'étaient point préparés à ce nouvel avatar.

Elle entendait, d'ailleurs, composer avec la religion, comme avec les autres convenances sociales. Elle écrivait à une de ses amies : « Enfin je n'écoute plus de sermons ; je méprise tous les orateurs ; après ce que dit Salomon, tout le reste n'est que sottise ; car chacun doit vivre content, en mangeant, buvant et chantant ». C'est bien là sa devise : ne se gêner en rien, quelque dommage qu'en puisse éprouver autrui. Son caprice seul fait loi.

(1. *Princesses et Grandes Dames*, par ARVÈDE BARINE.

Ses contradictions ne se comptent pas : aujourd'hui elle veut ce qu'elle ne voulait pas hier; elle ne voudra plus demain ce qu'elle exige à l'heure présente. Il est des moments où elle se fâche avec les personnages qui la dominent de tout leur prestige, comme le pape; d'autres où elle se montre avec eux humble et soumise, prête à implorer son pardon. Ces changements d'humeur reconnaissent les causes les plus futiles. Bien qu'elle se flatte d'être éprise de liberté et de simplicité, elle ne peut tolérer qu'on manque devant elle au moindre détail du cérémonial : la plupart de ses brouilles avec les ambassadeurs des puissances étrangères n'ont guère d'autre motif.

VI

Elle avait quitté ses États avec joie ; à peine est-elle arrivée à Rome qu'elle ne songe qu'à retourner dans son pays. Un autre des caractères mis en lumière par le récit des faits accomplis par Christine durant son séjour en Italie, c'est l'effort qu'elle faisait pour que tout le monde parlât de ses moindres actions. Le besoin d'entretenir l'opinion de ses faits et gestes témoigne d'une vanité hors de toute mesure. Elle sentait le besoin d'agir à l'inverse du commun des êtres et de se montrer singulière dans tous ses actes comme dans ses goûts et ses opinions. La pire injure qu'on pouvait lui faire était de l'imiter.

Aucune affection durable et profonde ne se rencontre chez elle, en dehors du culte de sa propre personne ; si, par hasard, on note quelque trait de générosité, ce fut toujours dans la pensée que le bien qu'elle faisait aux autres se refléterait sur elle-même.

L'égoïsme, la vanité, la manie de se mettre en scène, de « se rendre intéressante », ne sont pas les seuls caractères qui distinguent la reine Christine. Sa légèreté, son immoralité méritent de nous arrêter aussi. Mais avant d'aborder ce chapitre délicat, peut-être convient-il de reproduire un croquis, fait d'après nature, de notre héroïne, au moment où elle met le pied sur la terre de France.

A l'époque où elle vient en France, au mois d'août 1656, Christine est âgée de trente ans. Le Roi avait envoyé, pour la recevoir à son entrée dans le royaume, son grand chambellan, le duc Henry de Guise qui, pour divertir son souverain et maître, lui adressait la lettre suivante, où il narre ses premières impressions sur la reine qu'il avait été chargé d'accompagner :

« Elle n'est pas grande, mais elle a la taille fournie et la croupe large, le bras beau, la main blanche et bien faite, mais plus d'homme que de femme ; une épaule haute dont elle cache si bien le défaut par la bizarrerie de son habit, sa démarche et ses actions que l'on en pourrait faire des gageures. Le visage est grand sans être défectueux : tous les traits sont

de même et fort marqués ; le nez aquilin, la bouche
assez grande, mais pas désagréable ; ses dents pas-
sables, ses yeux fort beaux et pleins de feu ; son
teint, nonobstant quelques marques de petite vérole,
assez vif et assez beau ; le tour du visage assez raisonnable, accompagné d'une coiffure fort bizarre.
C'est une perruque d'homme fort grosse et fort relevée sur le front, fort épaisse sur les côtés, qui en bas
a des pointes fort claires ; le dessus de la tête est un
tissu de cheveux, et le derrière a quelque chose de
la coiffure d'une femme. Quelquefois, elle porte un chapeau. Son corps (1) lacé par derrière, de biais, est
quasi fait comme nos pourpoints ; sa chemise, sor-
tant tout autour au-dessus de sa jupe, qu'elle porte
assez mal attachée et pas trop droite. Elle est toujours fort poudrée avec force pommade et ne met
quasi jamais de gants. Elle est chaussée comme
un homme, dont elle a le ton de voix et quasi toutes
les actions. Elle affecte fort de faire l'amazone. Elle
a pour le moins autant de gloire et de fierté
qu'en pouvoit avoir le grand Gustave son père. Elle
est fort civile et fort caressante, parle huit langues, et principalement la françoise, comme si
elle étoit née à Paris. Elle en sait plus que toute
autre Académie jointe à la Sorbonne ; se connoît
admirablement en peinture comme en toutes les

(1) Corset.

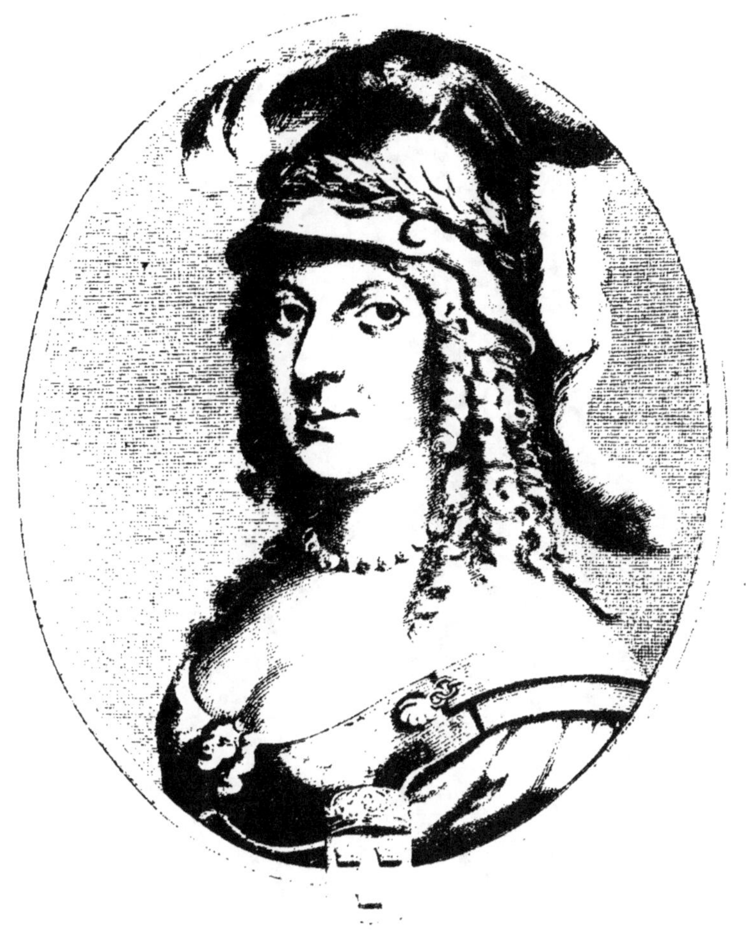

Christine de Suède.

autres choses : sait mieux toutes les intrigues de notre cour que moi. Enfin, c'est une personne tout à fait extraordinaire. Je l'accompagnerai à la cour par le chemin de Paris ; ainsi vous pourrez en juger vous-même. Je crois n'avoir rien oublié de sa peinture, hormis qu'elle porte quelquefois une épée avec un collet de buffle, et que sa perruque est noire, et qu'elle n'a sur sa gorge qu'une écharpe de même [1]. »

Quelque peu flatté que soit ce portrait, il semble avoir encore été, par endroits, atténué. Dans une lettre conservée à la Bibliothèque harleyienne, et qu'a reproduite Bachaumont, la physionomie de Christine nous apparaît déformée jusqu'à la caricature.

« Sa taille est tout à fait irrégulière : elle est voûtée, elle a une hanche hors d'architecture, elle boite, elle a le nez plus long que le pied, les yeux assez beaux, mais elle n'a pas la vue bonne ; elle rit de si mauvaise grâce que son visage se ride comme un morceau de parchemin que l'on met sur des charbons ardents ; elle a un téton plus bas que l'autre d'un demi-pied et si enfoncé sur l'épaule qu'il semble qu'elle ait la moitié de la gorge absolument plate. Elle pue assez honnêtement pour obliger ceux qui s'approchent à se précautionner et à se parer de la main.

---

1 *Le Château de Compiègne*, par VATOUT, pp. 397-399.

« La manière dont elle est habillée n'est pas moins extraordinaire que celle de sa personne, car, pour se distinguer de son sexe, elle porte des jupes fort courtes, avec un justaucorps, un chapeau, un collet d'homme ou un mouchoir qu'elle noue comme un cavalier qui va en partie ; et quand elle porte une cravate comme les dames, elle ne laisse pas de fermer sa chemise jusqu'au menton et de porter un petit collet d'homme avec des manchettes telles que nous les portons, en sorte que, la voyant marcher avec sa perruque noire, sa jupe courte, sa gorge fermée et son épaule élevée, on dirait que c'est un visage déguisé. »

Elle avait pris les habits d'homme en 1654, afin de pouvoir entreprendre plus librement sa longue série de voyages à travers l'Europe.

A Rome, on n'avait pas été peu surpris de la voir monter un cheval blanc à la manière des hommes. A Paris, elle était à cheval également, à califourchon toujours.

A Venise, elle s'était montrée en culotte ; à Vienne, elle apparaîtra avec des pantalons à la turque [1].

Son habit si extravagant, à en lire la description, ne l'était pas trop sans doute à le voir, car on s'y accoutuma assez vite. Christine, bien que paraissant un homme habillé en femme, ou une femme

____

[1] *La Femme en culotte*, par John GRAND CARTERET, p. 68.

travestie en homme, possédait un don qui a toujours conquis le cœur des Français, le don de séduction. Mais le naturel reprenait bientôt le dessus, et après avoir déployé toutes les grâces de son esprit, elle laissait échapper brusquement, en pleine assemblée, un de ces mots un peu libres, qui scandalisaient les assistants. C'est ce qui lui arriva notamment au Louvre, en présence du duc de Guise et d'autres grands seigneurs de la cour, la veille de son départ de Paris (1).

En quittant la capitale. elle s'arrêta à Lagny, tout exprès pour y visiter la célèbre Ninon de Lenclos, « recluse, par ordre du Roy, dans un monastère, pour quelques gentillesses de sa profession ». La reine Christine prit tant de plaisir à son entretien, qu'elle écrivit à S. M. pour la prier de faire relâcher une personne d'un aussi aimable commerce et pourvue de tant d'autres belles qualités (2). N'était-ce pas faire montre d'une absolue perversion du sens moral ?

Si elle s'en était tenue à cette innocente manifestation ! Mais elle semblait avoir pris à tâche de braver l'opinion ou de la déconcerter par ses incartades.

(1) *Causeries d'un curieux*, par FEUILLET DE CONCHES, t. II, p. 413.

(2) Cf. *Intermédiaire des Chercheurs*. III, p. 480. On trouve une confirmation des rapports de Ninon avec la reine de Suède dans le *Voyage à Paris de deux Hollandais* en 1657 et 1658, publié par M. FAUGÈRE, en 1862.

Mme de Motteville la peint arrivant à Compiègne avec sa « perruque défrisée, sa chemise d'homme, sa taille un peu bossue, ses mains assez bien faites, mais si crasseuses, qu'il était impossible d'y apercevoir quelque beauté. » Encore la confidente d'Anne d'Autriche est-elle indulgente, à côté de ce qu'a rapporté Brienne (1), et surtout la Palatine.

VII

Mme la duchesse d'Orléans, mère du Régent, avait entendu parler de la reine de Suède par « le feu roi » (Louis XIV); mais il n'y a pas à douter qu'elle ajoute beaucoup de son cru aux propos qui ont pu être tenus devant elle.

« Christine, écrit-elle, ne mettait jamais de coiffe de nuit, mais elle s'entourait la tête avec une serviette. Une fois qu'elle ne pouvait dormir, elle fit faire de la musique auprès de son lit. Comme le concert était de son goût, elle avança soudain la tête hors de ses rideaux et s'écria : *Mort diable ! qu'ils chantent bien !* Les castrats et les Italiens, qui ne sont pas des plus braves, furent tellement épouvantés à l'aspect de cette étrange figure qu'ils demeurèrent muets et il fallut que la musique cessât... »

1 *Mémoires*, t. II (1828), p. 242.

Après avoir rappelé le meurtre du grand écuyer Monaldeschi, par ordre de Christine, elle la dit « très vindicative et livrée à toutes sortes de débauches, même avec les femmes... Elle a forcé Mme de Brégy à des turpitudes et celle-ci n'a pu se défendre... » Elle ajoute cependant un peu plus loin : « Cette reine ne pouvait plaire aux femmes, car elle les méprisait toutes en général (1). »

On a dit quel fut l'étonnement de la reine de Suède à la vue des incroyables embrassades de la cour. Lorsqu'elle vint à Fontainebleau, plusieurs dames, en l'allant saluer, s'avancèrent pour la baiser. Elle y trouva un peu à redire, toutefois sans en rien témoigner ; elle se contenta de dire : « Quelle fureur ont ces dames à me baiser ! est-ce à cause que je ressemble à un homme (2) ? »

Il faut croire qu'elle y prit goût ; on peut même dire qu'elle y prit grand plaisir, si nous en croyons ce que relate le prince Édouard, palatin de Bavière, dans une lettre qu'il adressait à son oncle, le duc de Mantoue, lettre qui n'était vraisemblablement pas destinée à la publicité.

« Nous avons fait, écrivait-il, ces jours passés,

1 *Correspondance complète de Madame, duchesse d'Orléans*, par M. G. Brunet (Paris. 1855). t. I, p. 280.

2 *Menagiana*, t. III des *Ana*. p. 109. La reine Christine était, comme nous l'avons dit, toujours en justaucorps et la tête ornée d'une perruque d'homme : il n'est pas surprenant qu'elle ait pu donner le change sur son sexe.

un fort joli voyage à Auxerre, pour y voir *incognito*
la reine de Suède : ce que nous avons fait, ma femme
en qualité de demoiselle suivante de la marquise de
Mouy, et moi en celle de son écuyer.

« Cette reine nous ayant reconnus, et ne voulant
pas le faire voir, nous galantisa fort, et même la marquise de Mouy, sur ce qu'elle savait si bien choisir
son monde, et tout bas, s'approchant de nous, nous
fit mille civilités et particulièrement à ma femme, à
qui elle témoigna le plus obligeamment du monde le
sensible desplaisir qu'elle avoit de ne lui pouvoir
donner, dans l'estat où elle nous voyoit, les marques
de l'estime et de l'affection qu'elle avoit pour elle, de
laquelle pourtant elle la priait de vouloir être très
assurée, et nous dit cent mille autres galanteries de
très bonne grâce.

« Toutes ses postures sont d'homme et nullement
de femme. Aussi la plus agréable louange qu'on lui
puisse donner est de lui dire qu'elle est le plus hon-
neste homme du monde.

« Elle aime fort les belles femmes. Elle en trouva
une à Lyon qui lui plut. Elle la baisoit partout : la
gorge, les yeux, le front très amoureusement et
mesme la vouloit baiser la langue à la bouche, et coucher avec elle, ce que la femme ne voulut pas.

« M. de Guise lui a fait présent de trois de ses
perruques dont elle en porte toujours une avec un
chapeau chargé de plumes, qu'elle tient toujours à la

main en parlant. Elle porte un justaucorps et une cravate au cou. Elle n'a point de femme avec elle qui paraisse et peu d'hommes même.

« Voilà, Monsieur, ce que nous avons vu en ce petit voyage (1). »

Si cette épitre est, comme tout donne lieu de le présumer, d'une authenticité non douteuse, elle nous révèle, chez Christine de Suède, une inversion sexuelle des plus caractérisées.

Un autre épisode, dont la source, il est vrai, est plus suspecte que la précédente, achèvera de nous édifier.

Tout le monde a entendu parler, peu ou prou, de l'infortunée marquise de Ganges et de sa fin tragique, qui inspira les premiers chants de Gilbert (2). La « belle Provençale » comme on la désignait à la cour, se nommait, de son véritable nom, Diane de Joannis; elle était la fille de Gabriel de Joannis, marquis de Roussans, et de Laure de Rousset de Saint-Sauveur. Tandis que le fameux peintre Mignard faisait son portrait, véritable chef-d'œuvre de l'art, la reine Christine de Suède proclamait la marquise le plus beau chef-d'œuvre de la nature.

« Ah! si j'étais homme, lui écrivait l'ardente princesse, je tomberois à vos pieds, soumis et languissant d'amour; j'y passerois mes jours, j'y passerois

(1) *Intermédiaire des Chercheurs*, 10 novembre 1885, p. 657.
(2) *OEuvres complètes de Gilbert*, pp. 157 et suiv.

les nuits, pour contempler vos divins appas, et vous offrir un cœur tendre, passionné et fidèle. Puisque cela n'est point, tenons-nous-en, incomparable marquise, à l'amitié la plus pure, la plus confiante et la plus ferme. De mon côté, voilà tout ce que je pense; mais mes brûlants désirs ne sont point satisfaits. Vos beaux yeux, vous le savez, sont les auteurs innocents de tous mes maux; eux seuls peuvent, dans un instant, en réparer l'outrage, et faire mon bonheur en les adoucissant. Me refuseriez-vous, hélas! un de vos regards gracieux? Non, non; aussi sensible que belle, vous écouterez avec complaisance les tendres plaintes de ma douleur profonde, et je passerai le reste de ma vie dans un douloureux enchantement.

« En attendant qu'une agréable métempsycose change mon sexe, je veux vous voir, vous adorer, et vous le dire à chaque instant. *Jusqu'à présent, j'ai cherché partout le plaisir et je ne l'ai point goûté.* Si votre cœur généreux veut avoir pitié du mien, à mon arrivée à l'autre monde je le caresserai avec une volupté toujours nouvelle; je le savourerai dans vos bras victorieux, et le ferai durer éternellement. Dans cette douce espérance, je file des jours de vie, et mon bonheur s'accroît en pensant à vous.

« Adressez donc vos prières au ciel, belle marquise, afin que mes vœux soient exaucés, autant pour votre félicité que pour la mienne, qui dépend entièrement de vous pour le présent et pour l'avenir. »

On s'est souvent demandé pourquoi la reine Christine avait témoigné d'une si vive répugnance pour le mariage. Cette antipathie tenait-elle, comme on l'a dit, — après tout, l'hypothèse était soutenable, — à une anomalie sexuelle ?

On a parlé d'hermaphrodisme ; il est certain que ses passions équivoques donnent à cette supposition une grande vraisemblance. Certes, elle pouvait être sincère en écrivant : « J'ai une antipathie si grande pour le mariage, que si le Roi de l'univers vouloit déposer à mes pieds son sceptre et sa couronne, quelque galant qu'il fût, et quelque bonne mine qu'il eût d'ailleurs, je refuserois de l'épouser. Jugez après cela si Christine, qui aime sa liberté plus que sa vie, ira s'enchaîner de gaieté de cœur aux caprices tyranniques d'un mari, c'est-à-dire d'un despote (1). »

Elle aurait même fait aux États de Suède la réponse qu'on lui prête : « Il naîtrait plutôt de moi un Néron qu'un Auguste. Le beau présent que je ferais à mon pays ! », que nous n'en serions pas autrement surpris.

Serait-ce qu'elle se soit crue inapte à contracter une union féconde, en raison d'une imperfection

_____

(1) *Lettres secrètes de Christine, reine de Suède, aux personnages illustres de son siècle, dédiées au roi de Prusse,* pp. 21 et suiv. Ces lettres sont-elles bien authentiques ? On ne semble pas avoir complètement élucidé cette question. Cf. *Intermédiaire,* 25 octobre 1889, p. 612.

physique? Rien ne nous autorise à affirmer que cette imperfection ait réellement existé.

Nous avons relaté ailleurs (1) la grotesque aventure dont elle fut l'héroïne, à l'âge de 50 ans. Surprise de se voir « une excroissance de chair dans un lieu qui lui fit espérer d'être de notre sexe », — ce sont les termes de la dépêche qu'envoyait l'attaché à la légation française de Rome au ministre Colbert de Croissy, à la date du 2 novembre 1680, — Christine communique son doute à son médecin, puis successivement à sa femme de chambre, à son chirurgien, à un père jésuite et jusqu'à un cardinal, très avant dans ses bonnes grâces.

L'excroissance augmentait toujours et « se maintenait dans une forme qui confirmait les espérances de tout l'entourage. » On crut la reine devenue roi, et le médecin, transporté d'enthousiasme, se jetant aux genoux de Christine, s'écriait : *Salve, rex Suecorum!* Ce n'est qu'à un second examen que le Diafoirus, reconnaissant sa méprise, constatait qu'il s'agissait d'un prolapsus utérin et non d'un appendice viril.

En dépit d'une auto-suggestion soigneusement entretenue, les dernières illusions de Christine s'évanouissaient : femme elle était, femme elle restait. Femme de génie qui, sur bien des points, a

1 Dans la *Chronique médicale*, 1ᵉʳ octobre 1905.

devancé son temps, mais très femme par son amour
de l'intrigue, par sa vanité naïve, par son défaut de
volonté et d'énergie, par son appétit, jamais ras-
sasié, de sensations qu'elle avait vainement tenté
d'éprouver.

VIII

On a placé la reine Christine dans la zone intermédiaire entre les personnes saines et les malades. Les
psycho-pathologues ne sauraient se contenter d'une
détermination aussi vague, et réclament plus de précision. A l'heure actuelle, il ne s'agit pas seulement de formuler un diagnostic ; quand il est question de personnalités qui ont joué un rôle dans
l'histoire, il faut établir jusqu'à quel point la maladie a pu influer sur la production des événements
auxquels ces personnalités ont été mêlées.

Dans le cas de Christine, les psychiatres se sont
prononcés avec une assurance que, pour notre part,
nous ne serions pas éloigné de partager.

Pour le docteur de Sarlo, à qui l'on doit une étude
très remarquable sur la reine de Suède 1), celle-ci ne
fut rien autre qu'une *hystérique*. La pathologie ner-

1) V. son travail dans la *Rivista sperimentale di Freniatria*,
t. XVIII, fasc. III-IV (31 décembre 1892), pp. 498-514.

veuse admet, en effet, une forme morbide en soi, caractérisée par un complexus de phénomènes très différents, dont on peut arriver à fixer un certain nombre, capables de nous guider d'une manière sûre dans le diagnostic: tels sont l'égoïsme, la vanité, la contradiction, l'insensibilité morale, la tendance à rêver et à errer à l'aventure, la légèreté et la vivacité de l'intelligence, tous faits qui peuvent être regardés, en grande partie, comme une conséquence de la faiblesse de la volonté.

Mais on ne se contente plus aujourd'hui d'une simple définition de l'état mental d'un personnage; on veut encore savoir dans quel rapport se trouve le développement d'une forme morbide déterminée avec le milieu historique dans lequel a vécu le sujet qui l'a présentée.

Si on réfléchit, dit le docteur de Sarlo, au cours des événements de la vie de Christine, on se persuade de suite, que si elle avait reçu une éducation différente et si elle eût pu appliquer son génie et l'exubérance de son activité mentale à des entreprises grandes et glorieuses, elle n'eût point apparu à nos yeux comme une hystérique.

Pour tout dire, l'hystérie n'était pas, chez la reine de Suède, quelque chose de fatal, qu'elle reçut en legs de ses ascendants, ou qui survint à la suite d'une ou de plusieurs causes déterminantes: elle représente, dans le cas actuel, « l'épilogue d'une grande lutte d'éléments, le résultat final de l'opposition que rencontra son intelligence dans le milieu où elle vécut. L'hystérie exprime ainsi une issue, une conséquence, dont les antécédents peuvent être très divers. »

Un pareil diagnostic peut-il être accepté sans réserves ? Nous ne le pensons pas. Nous conclurons, quant à nous, que Christine a présenté « l'état mental des hystériques », si bien décrit par le professeur Raymond et le docteur Pierre Janet ; ce qui ne signifie pas qu'on ait noté chez elle tous les stigmates, physiques et autres, de cette affection éminemment complexe.

Les profanes ne saisiront peut-être pas ces subtilités ; mais les hommes de science comprendront l'importance de cette distinction.

NAPOLÉON ÉTAIT-IL ÉPILEPTIQUE ?

I

Il était une fois — ceci débute comme un conte de fée — une jeune fille (1) belle et sage, à qui la Fortune se refusait à sourire. Ce qu'ayant appris, un prince fou d'amour résolut de corriger l'injustice du sort.

Pourquoi ne ferait-il pas, pour une fille pauvre et honnête, ce que tant de ses pareils faisaient tous les jours pour des créatures riches et débauchées ?

Le prince Sappia — car l'anecdote est authentique — donnait des ordres ; et le lendemain, Mlle George et sa famille étaient installées dans l'appartement dû au généreux protecteur.

La jeune tragédienne trouva sur la table du boudoir une corbeille complète, contenant cachemires, voiles d'Angleterre, bijoux, etc. Et le prince avait

(1) Mlle George avait débuté, âgée à peine de seize ans, en 1802. Cf. *Un Hiver à Paris sous le Consulat*, par LAQUIANTE; Paris, 1896, p. 89.

dit vrai : non seulement il n'avait pas de seconde clef de l'appartement, mais il n'y entra jamais sans s'être fait annoncer.

Tout le monde n'aimait pas George d'un amour aussi désintéressé. Il y avait, entre autres, deux personnages qui avaient remarqué la débutante.

Lucien Bonaparte d'abord.

Lucien s'était fait présenter. Lucien avait fait sa cour, non à la manière d'un prince, mais à la ma- manière d'un étudiant. Malheureusement, Lucien n'était pas et ne fut jamais un preneur de villes. Il en était à demander à genoux la clef qu'on s'obsti- nait à lui refuser, lorsqu'un soir, ou plutôt une nuit, après une représentation d'*Andromaque*, la femme de chambre d'Hermione entra tout effarée dans la loge de sa maîtresse : le valet de chambre du Pre- mier consul était là. Le Premier consul attendait Hermione à Saint-Cloud.

L'invitation était brusque, mais c'était l'habi- tuelle manière du Premier consul. Hermione arrivait à Saint-Cloud à minuit et demi ; elle en sortait à six heures du matin. Elle pouvait se proclamer victo- rieuse comme Cléopâtre, puisqu'elle avait tenu le maître du monde à ses genoux.

Aucun bruit ne transpira de l'aventure ; on sut seulement que César, pris de jalousie, comme un simple mortel, avait mis en lambeaux les cachemires du prince Sappia.

Cette histoire (1), un peu romanesque quant aux détails, est absolument véridique quant au fond. Mlle George pouvait se flatter d'avoir été aimée de Napoléon ; pour dire mieux, le vainqueur d'Arcole et de Rivoli avait éprouvé pour elle un de ces caprices dont il fut d'ailleurs assez prodigue (2).

Les indiscrétions des contemporains, les révélations de la principale intéressée, ne nous ont rien laissé ignorer de cette aventure, qui en elle-même ne serait que banale, sans une particularité qui mérite l'examen de ceux qu'on a nommés, non sans quelque dédain, les cliniciens de l'histoire.

II

Nous sommes en 1806.

Mlle George, à Saint-Cloud, est dans la couche impériale... Soudain, au milieu de la nuit, elle pousse

(1) Cf. *Mlle George*, par Eug. de Mirecourt, d'après le *Constitutionnel*, 16 décembre 1847.

(2) « Deux ou trois femmes d'un caractère doux et aimable ont paru le fixer plus longtemps et lui ont arraché des égards, mais jamais l'amour n'est entré dans ses liaisons. Au milieu de son débordement, il conservait constamment une prédilection pour Joséphine, et disait plaisamment qu'il fallait toujours qu'il revînt à elle. A la vérité, il ne laissait pas ignorer que ce retour était moins motivé par un véritable attachement, que par des circonstances qui lui rendaient cette femme plus agréable. » *Mes Souvenirs sur Napoléon*, par le comte CHAPTAL, p. 350-351.

un cri d'épouvante : Napoléon gît à ses côtés, éva-
noui... Elle agite frénétiquement la sonnette, réclame
à grands cris du secours. On accourt de toutes parts.

Que s'était-il donc passé ? Un libelle du temps va
nous renseigner. « Le héros venait d'avoir une attaque d'épilepsie... Quand le tyran (sic) recouvra
l'usage de ses sens, la première question qu'il fit
fut comment l'Impératrice et les gens de service
se trouvaient dans sa chambre. Quand il sut qu'ils
étaient venus aux cris de Mlle George, il se préci-
pita sur elle, la battit outrageusement, et la jeta à
la porte à demi nue. Le lendemain, elle eut ordre de
quitter Paris, et partit pour Saint-Pétersbourg, où
elle est encore.

« Bonaparte fit dire par les journaux français qu'elle
avait décampé de Paris déguisée en homme (1). »

Voilà le récit du pamphlétaire. La narration de
l'historiographe attitré de Napoléon en diffère nota-
blement.

« Napoléon venait de s'installer à Saint-Cloud,
écrit M. Frédéric Masson (2), lorsqu'en nivôse an XI,
il se fit pour la première fois annoncer Mlle George,
qu'il reçut dans un petit appartement donnant sur

(1) *Histoire secrète du cabinet de Napoléon Bonaparte et de la Cour de Saint-Cloud*, par Lewis GOLDSMITH, notaire, ex-inter-
prète près les Cours de Justice et le Conseil des Prises de
Paris ; à Londres 1810, p. 99-100.

(2) *Napoléon et les Femmes : l'Amour*, par Frédéric MASSON
(18e éd.) : Paris, 1895, p. 102.

l'Orangerie. Comme cette année-là il prolongea fort tard son séjour dans sa nouvelle résidence et qu'il y passa presque l'hiver, il la demanda assez fréquemment... Cela dura deux ans en tout, au témoignage de George. »

Napoléon eut-il dans la circonstance que nous venons de relater une véritable crise d'épilepsie ? Mlle George en était restée, pour son compte, persuadée.

Elle était fort âgée, hydropique, quand un étudiant en médecine, devenu depuis une des gloires de notre Faculté, le professeur F..., eut occasion de lui rendre visite. Il avait admiré surtout, nous rapportait-il naguère, son bras sculptural (1 ; il avait conservé le souvenir de son geste, qu'il qualifiait *d'impérial.*

Plus tard, le jeune médecin se liait avec le secrétaire de l'impératrice déchue, un M. Huber, qui lui confirma, pour l'avoir entendu vingt fois, de la bouche même de Mlle George, la nature du malaise dont Napoléon lui avait donné l'affligeant spectacle.

Sans suspecter la bonne foi de notre éminent inter-

(1 On connaît le croquis qu'en a tracé Théophile Gautier ; voici ce qu'il dit des bras de Mlle George : « L'attache des bras a quelque chose de formidable par la vigueur des muscles et la violence du contour. Un des bracelets d'épaules ferait une ceinture pour une femme de taille moyenne. Mais ils sont très blancs, très purs, terminés par un poignet d'une délicatesse enfantine et par des mains mignonnes, creusées de fossettes, de vraies mains royales, faites pour porter le sceptre et pétrir le manche du poignard d'Eschyle et d'Euripide.

locuteur qui est hors de conteste, nous lui soumettrons respectueusement une observation, dont il reconnaîtra le premier tout le bien fondé.

Que Mlle George se soit vantée à bon escient de ses relations intimes avec Napoléon, il n'est plus permis d'y contredire ; mais qu'elle n'ait point déformé, même à son insu, la scène dont elle avait été l'héroïne ; qu'elle n'ait pas transformé une vulgaire crise de nerfs en une attaque de haut mal, nous en sommes moins certain. Sa pénétration serait-elle allée, du reste, jusqu'à formuler avec une telle assurance un diagnostic qui fait hésiter tant de praticiens blanchis sous le harnois ?

III

On a beaucoup épilogué sur les différentes manifestations morbides de la vie de Napoléon ; mais il manque une étude médicale approfondie (1) sur la santé de celui qu'appelé un jour à le définir, sur un feuillet d'album qui nous était présenté, nous avons caractérisé pathologiquement par ces quatre mots : *un arthritique de génie.*

Réservant les développements de cette proposition

(1) Nous la préparons depuis bientôt quinze ans ; nous espérons la reproduire dans notre 2ᵉ série des *Morts mystérieuses de l'Histoire*, dont la publication est prochaine.

pour un travail ultérieur, nous nous en tiendrons au seul point qui nous occupe présentement : à savoir si Napoléon fut véritablement atteint du *mal caduc*.

Nous ne laisserons pas ignorer que ce délicat problème a été examiné, avant nous, par deux de nos confrères que nous nous faisons un devoir de nommer : le docteur Edmund Andrews [1], premier chirurgien de l'hôpital de la Mercy, à Chicago, et le professeur Cesare Lombroso [2], le célèbre psychiatre de Turin.

Ces deux études, dont l'une a été publiée en anglais dans un journal américain, l'autre en allemand dans une revue de Leipzig, sont restés à peu près inconnues du public français. Avant d'entreprendre notre critique personnelle, nous en résumerons l'argumentation, d'après la traduction que nous en avons fait faire.

Le docteur Andrews, après avoir témoigné ses remerciements au docteur Robert Harvey, de Chicago qui, de passage à Vienne, a compulsé toutes les publications se rapportant au sujet, et au docteur Lagoris, qui l'a aidé à dépouiller les travaux parus en Italie, relatifs au même objet, débute par l'examen des documents. Il cite tout d'abord ce passage de l'Histoire de Napoléon [3], de M. de Norvins :

« Lorsque Napoléon, alors tout jeune homme, était à l'École militaire de Brienne, il fut frappé d'une

(1) Cf. *The Journal*, de Chicago, 20 décembre 1895 et 4 avril 1896.
(2) *Deutsche Revue*, janvier 1898, pp. 60 et suiv.
(3) P. 2 du t. I (Paris, 1838).

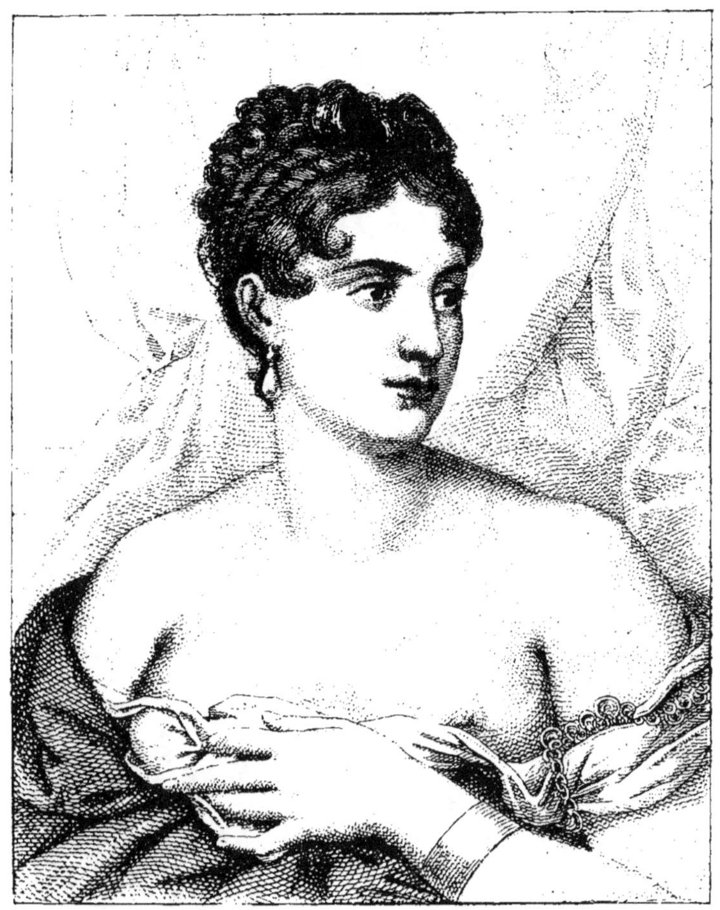
J. HARD Pinx.
C. TARGECT Sc.

punition sévère, pour avoir violé un article du règlement. Il en fut tellement affecté que le commandant de l'Ecole, effrayé des troubles nerveux qui se manifestaient chez le jeune homme, leva la punition. »

Le même fait a été rapporté, en termes un peu différents, par le comte de Ségur (1) :

« Mis en pénitence à genoux sur le seuil du réfectoire, à peine l'enfant eut-il ployé les genoux, qu'un vomissement subit et une violente attaque de nerfs le saisirent. »

Le docteur Andrews n'attache pas plus d'importance qu'il ne convient à cet épisode de l'enfance de Bonaparte, qui atteste une particulière susceptibilité nerveuse. Quant à Lombroso, il signale sans commentaire cette crise convulsive.

L'épisode qui va suivre a donné lieu à plus de réflexions.

Dès le début de l'Empire, en 1804, on murmure déjà à la cour que l'Empereur est sujet à l'épilepsie. Cette même année 1804, une dame de la cour, peut-être Mme de Rémusat, tient un journal du voyage de Napoléon à Mayence. A la date du 10 septembre, elle écrit de Coblentz (2) :

---

(1) DE SÉGUR, *Mémoires*, I. 71 : cité par H. TAINE, *le Régime moderne*. t. I (Paris. 1893). p. 58. Le docteur Andrews n'a pas cité ce passage.

(2) Nous donnons le texte d'après les *Mémoires* mêmes de Constant. qui sont entre nos mains.

« Il paraît que Napoléon a eu, cette nuit, une attaque violente de la maladie de nerfs ou d'épilepsie à laquelle il est sujet. Il a été longtemps très incommodé, avant que Joséphine, qui occupait la même chambre, ait osé demander du secours ; mais enfin, cet état de souffrance se prolongeant, elle a voulu avoir de la lumière. Roustam, qui couche toujours à la porte de l'Empereur, dormait si profondément qu'elle n'a pas pu le réveiller. L'appartement du préfet est si éloigné du luxe, qu'on n'y trouve pas même les objets de simple commodité. Il n'y avait pas une sonnette ; les valets de chambre étaient logés fort loin, et Joséphine, à moitié nue, a été obligée d'aller entr'ouvrir la porte de l'aide-de-camp de service, pour avoir de la lumière. Le général Rapp, un peu étonné de cette visite nocturne, lui en a donné ; et, après plusieurs heures d'angoisse, cette attaque s'est calmée.

« Napoléon a défendu à Joséphine de dire un seul mot de son incommodité. Aussi a-t-elle imposé le secret à tous ceux ou celles auxquels elle l'a racontée ce matin. Mais peut-on espérer qu'on gardera le secret que nous ne pouvons garder nous-mêmes ? Et avons-nous le droit d'imposer aux autres la discrétion dont nous manquons ?

« L'Empereur était assez pâle ce soir, assez abattu ; mais personne ne s'est avisé de lui demander de ses nouvelles. On sait qu'on encourrait sa disgrâce, si on pouvait croire Sa Majesté sujette à quelque infirmité humaine (1). »

En reproduisant ce fragment du « Journal d'une dame du palais », Constant l'accompagne de cette annotation, dont on n'a pas assez mesuré l'importance :

« Jamais l'Empereur n'a été sujet à des attaques d'épilepsie : c'est encore là une de ces histoires dont on a tant débité sur son compte... »

A un autre endroit de ses *Mémoires*, Constant rapporte qu'il entendit des cris et des plaintes venant de la chambre impériale. S'étant précipité, il trouva Napoléon gisant sur son lit, *la bouche grande ouverte,* proférant des sons inarticulés, l'une de ses mains crispée sur l'estomac.

Constant le releva avec peine ; l'Empereur lui demanda : « Qu'y a-t-il donc ? » Il lui raconta aussitôt après qu'il venait d'avoir un terrible cauchemar, dans lequel il voyait un ours couché sur son corps et essayant de lui arracher le cœur.

Ainsi que l'observe judicieusement le docteur Andrews, les épileptiques n'ont pas la bouche ouverte durant les accès, et à s'en rapporter au seul récit de Constant, il ne semble pas que nous soyons en présence d'autre chose que d'un affreux cauchemar ou d'une épouvantable vision.

(1. *Mémoires de Constant sur la vie privée de Napoléon,* t. II, p. 16.

Un témoignage dont on a fait plus d'état est celui de Talleyrand.

Talleyrand rapporte que le comte de Rémusat, premier chambellan, et lui, furent témoins d'un accès qui présente une grande analogie avec une crise épileptiforme.

Un jour que le prince de Bénévent avait accompagné l'Empereur à Strasbourg, Napoléon était entré dans la chambre de Joséphine ; il en sortait bientôt en coup de vent, saisissait Talleyrand par le bras, l'entraînait dans une chambre voisine et lui commandait, en balbutiant, de fermer la porte. Arrivé dans la chambre, il tombait comme une masse et se tordait dans des convulsions, que Talleyrand décrit de la façon suivante :

« Il gémissait et il bavait ; il se roulait à terre dans des convulsions qui durèrent environ un quart d'heure. Puis il se remit à parler, reprit ses sens et nous ordonna de taire ce qui venait de se passer. Une demi-heure après, il était parti pour Carlsruhe. »

Talleyrand et Napoléon se détestaient cordialement — et cela seul nous empêcherait d'accorder grande créance au récit que nous venons de rappeler. Ces réserves faites, il est évident que les symptômes que Talleyrand rapporte : perte de connaissance, mouvements convulsifs, salive spumeuse, ne laissent guère de place au doute sur la nature de l'attaque. On ne relève cependant, dans cette observation som-

maire, ni le cri initial et précurseur, ni le sommeil
comateux qui suit la période de mouvements désor-
donnés, ni cette difficulté de parler qui persiste un
certain temps avant le retour à la connaissance, laquelle ne revient que lentement et graduellement.

De plus, le malade ne garde généralement pas le
souvenir de ce qui s'est passé en lui, tandis que Napoléon semble avoir eu pleine conscience du malaise
qui venait de le frapper. Jamais non plus, on n'a
signalé chez lui cette fatigue cérébrale et corporelle
qui accompagne les moindres accès de *mal caduc*.

Les docteurs Corre et Laurent (1) ont repoussé la
supposition d'épilepsie, pour cet unique motif que
l'intelligence est toujours restée intacte.

Le professeur Teobaldi, de l'Université de Padoue,
dans un ouvrage sur Napoléon (2), fait observer, de

1) Voici en quels termes s'expriment nos confrères, au cours
d'un travail sur « la suggestion dans l'histoire » *Revue scientifique*, 16 septembre 1893, p. 368 :

« Nous ne voulons pas faire ici de médecine rétrospective ;
mais ne trouvons-nous pas dans les traditions que César,
Alexandre, Mahomet, Napoléon, étaient des épileptiques, et ne
semble-t-il pas que leur génie doive faire repousser cette supposition d'épilepsie, maladie qui, si souvent, altère l'intelligence ; et si l'affection ne dérive pas de légendes imaginées par
l'esprit de contraste, n'est-il pas plus naturel de songer à l'hystérie, maladie alors inconnue et dont l'on ne savait placer la
forme convulsive que dans deux cadres, le mal sacré et la possession ?

2) Cité par le docteur ANDREWS.

son côté, que « jamais personne ne le vit tomber de cheval, s'arrêter de parler, ou souffrir en public de troubles nerveux convulsifs. Ses médecins ne l'ont jamais trouvé épileptique ». Il est remarquable, en effet, qu'aucun de ceux qui ont été appelés à donner des soins à Napoléon, aux différentes époques de sa vie, n'ait mentionné cet incident pathologique.

« De tous les médecins qui, à différentes époques, ont servi l'empereur et sa famille, écrit le docteur Andrews, six d'entre eux ont publié les observations médicales qu'ils avaient recueillies sur leur impérial maître... Ces six médecins étaient Warden, O'Méara, Antommarchi, Arnott, Héreau et Corvisart. Dans leurs lettres ou leurs souvenirs, on ne trouve pas un seul mot ayant trait à l'épilepsie. Héreau seul, qui a analysé les travaux des autres, dans l'intention d'en faire un rapport pour le duc de Reichstadt, fils de l'Empereur, ajoute une remarque, qui paraît être une réponse indirecte aux bruits qui couraient dans le public : il assure le jeune Napoléon que son père n'était atteint d'aucune maladie pouvant obscurcir ses facultés intellectuelles. »

Nous n'avons pu retrouver le passage du livre de Héreau (1), auquel il est fait allusion par notre confrère américain, mais il n'importe à notre thèse.

1 *Napoléon à Sainte-Hélène*, etc. Paris, 1829.

IV

L'épilepsie n'a été, ne l'oublions pas, une maladie
bien spécifiée qu'il y a un siècle à peine ; encore la
date des premiers travaux vraiment sérieux sur cette
entité morbide est-elle beaucoup plus récente.

Sans doute, cette affection a été connue de toute
antiquité, dès l'apparition de l'homme sur notre pla-
nète, pourrait-on presque dire. La soudaineté du mal
avait frappé de bonne heure les observateurs, qui lui
donnèrent tour à tour les noms de *mal sacré*, *mal
d'Hercule*, *mal caduc*, *mal des comices*, ou bien *mal
Saint-Jean*, *mal démoniaque*, etc. ; mais la conception de l'épilepsie symptomatique, distincte de l'épilepsie essentielle, est toute moderne ; et plus la science
progresse, plus elle rétrécit le champ de la première,
pour élargir celui de la seconde. Comme l'a écrit le
docteur Burlureaux (1), « l'épilepsie essentielle n'est
plus qu'un jalon d'attente, et elle perd du terrain
d'année en année, à mesure que l'épilepsie symptomatique en gagne. » Qu'est-ce à dire, sinon qu'il n'y
a pas *une* épilepsie, mais *des* épilepsies, reconnaissant les causes les plus diverses, et ayant toutes pour
trait commun une excitation particulière des centres
nerveux. N'est pas épileptique, pour tout dire, *au*

(1) Art. *Épilepsie*, du *Dict. encycl. des sciences médicales*.

sens médical du mot, celui-là seul qui présente *tous* les symptômes de la grande attaque. L'épilepsie est loin d'avoir toujours ces allures tragiques qui la décèlent aux yeux des profanes : cette névrose a des aspects singulièrement variés. C'est *la maladie pro téiforme par excellence* (1). « Outre ses formes habituelles, le grand et le petit mal, elle peut revêtir cent autres transformations, la forme délirieuse, hallucinatoire, larvée, sensorielle (2). »

Retrouve-t-on de pareilles manifestations chez l'impérial sujet ? Nous avons signalé une hallucination, qui peut être, à la rigueur, rapportée au « mal caduc ». Cette hallucination s'est produite la nuit, de même que la crise dont Mlle George se montra si effrayée : ce caractère nocturne des attaques a été maintes fois noté.

Les anamnestiques héréditaires ne manquent pas non plus, et Lombroso a eu garde de n'en point tirer parti pour sa thèse. « On sait, dit-il, que les épileptiques descendent fréquemment de parents alcooliques. Or, comme le rapporte Antommarchi, le père de Napo-

---

1. Il en serait de même de l'hystérie, dont on a fait, à s'en rapporter aux docteurs Corre et Laurent, « une forme morbide beaucoup trop restreinte ». Le mot *hystérie* désigne aujourd'hui « un ensemble de stigmates mentaux et physiques... L'esprit hystérique ne se résout pas en une formule fixe ; il est, au contraire, essentiellement variable... » — *Revue scientifique*, loc. cit.

2. *Traité des Épilepsies*, par le docteur J.-B. Gélineau. Paris, Baillière, 1901, p. 598.

léon Iᵉʳ avait des habitudes d'intempérance. » Antommarchi a-t-il réellement rapporté le propos qu'on lui prête, nous n'oserions être aussi affirmatif que M. Lombroso.

Le savant professeur de Turin poursuit : « Il (le père de Napoléon) mourut jeune d'une maladie cancéreuse. C'était un homme bien doué au point de vue intellectuel, mais de tendance brouillonne et intrigante, et qui semble avoir complètement manqué de sens moral. C'est ainsi qu'il abandonna Paoli, dont il s'était montré l'ami et le partisan enthousiaste, pour adopter le parti des Français, lorsque celui-ci alla en exil.

« Les sœurs de Napoléon étaient sans pudeur, principalement cette Pauline qui osa se montrer nue devant le sculpteur Canova. C'était une hystérique (Lévy. *Napoléon intime*, p. 317).

« Lucien était intelligent, mais égoïste.

« La mère de Napoléon était une femme d'un caractère résolu, sérieux, mais très ambitieux.

« Quant aux stigmates physiques, rappelons que Napoléon était de petite taille (1) (1 m. 59), et que l'amplitude de ses bras était hors de proportion avec sa taille (1 m. 67). Sa circonférence crânienne était

---

1 Pour se hausser la taille, il marchait de préférence sur la pointe des pieds : il s'était donné une espèce de mouvement de corps, qu'il avait copié de Louis XVI et de Louis XVIII (A. C.)

de 0 m. 56, et, par conséquent, ne dépassait pas les dimensions moyennes.

« La forme du crâne était de la variété mésocéphale, avec des tempes resserrées. Il n'y manquait pas de ces *anomalies de dégénérescence*, qu'on retrouve chez les épileptiques et les criminels, tels que : la grosseur disproportionnée de la mâchoire inférieure, avec le prognathisme lémurien ; la grandeur inusitée de l'os malaire et des cavités orbitaires ; le peu de développement du système pileux du menton.

« Il y avait disproportion entre les deux moitiés, supérieure et inférieure du corps, parce que les jambes étaient manifestement trop petites pour le tronc. Les épaules étaient ramassées, le dos un peu voûté (1).

« Il souffrait d'une hyperexcitabilité tout à fait anormale de la sensibilité. C'est ainsi qu'il faisait faire du feu dans sa chambre jusqu'au mois de juin.

« Il prétendait percevoir des bruits que personne n'entendait distinctement. Il se plaignait souvent d'une céphalalgie unilatérale, et avait au suprême degré cette sensibilité que j'ai appelée *météorique* et qui le renseignait sur les moindres changements qui

(1) Un peintre qui a joui d'une certaine célébrité dans les premières années de la Restauration, et qui avait eu très fréquemment l'occasion de voir et d'observer le grand Empereur, avait fait la remarque *qu'il avait le dos excessivement voûté*, ou, comme on dit vulgairement, le *dos rond*, ce qui paraissait tenir à la fois à la largeur des épaules et à l'élévation exagérée de l'une d'elles. (Moreau de Tours. *Psychologie morbide*, p. 558.)

allaient s'opérer dans l'état de l'atmosphère. Il en souffrait beaucoup, surtout les jours très secs.

« Il avait des *tics* musculaires qu'on retrouve très fréquemment chez les épileptiques, surtout quand il était excité. Ainsi, s'occupait-il d'une chose nouvelle, il élevait fréquemment le bras et l'épaule droite. Les lèvres étaient aussi le siège de mouvements convulsifs (1). »

L'Empereur, dans ses moments ou plutôt dans ses longues heures de travail et de méditation, avait, en effet, un tic particulier, qu'il conserva toute sa vie : il consistait à relever fréquemment et rapidement l'épaule droite, ce que les personnes qui ne lui connaissaient pas cette habitude interprétaient quelquefois en geste de mécontentement et de désapprobation, cherchant avec inquiétude en quoi et comment elles avaient pu lui déplaire. Pour lui, il n'y songeait pas, et répétait coup sur coup le même mouvement, sans s'en apercevoir (2).

Ce mouvement involontaire de l'épaule droite, on prétend que Turenne et le czar de Russie Pierre le Grand (3) le présentaient aussi. Mais Napo-

(1) *Deutsche Revue*, loc. cit.

(2) *Mémoires de Constant*, t. II, p. 54.

(3) On fait ici allusion à un tic auquel le czar Pierre était sujet et dont Saint-Simon parle dans ses *Mémoires*, tic qui « lui démontait les yeux, toute la physionomie et donnait de la frayeur. »

léon avait, en outre, un mouvement de la bouche, de gauche à droite.

Un autre tic dont ne parle pas Lombroso, et qui annonçait chez l'Empereur une colère violente, c'était le tressaillement de son mollet gauche. Qui ne se souvient de la description magistrale de Tolstoï :

« ... Après avoir fait quelques pas en silence, il s'arrêta devant Balachow; son visage semblait s'être pétrifié, tant l'expression en était devenue dure, et sa jambe gauche tremblait convulsivement. « La vibration de mon mollet gauche est très significative chez moi », disait-il plus tard [1].

A Sainte-Hélène, il éprouvait souvent ce trouble précurseur, à l'approche de son tortionnaire. Quand il sentait Hudson Lowe dans le voisinage, il le recevait avec *sa figure d'ouragan*, la tête penchée, l'oreille en avant. Ils se considéraient un moment « comme deux béliers qui allaient s'encorner [2] », et quand l'émotion de Napoléon était trop forte, il sentait la vibration de son mollet gauche, symptôme qu'il n'accusait qu'à de rares intervalles.

[1] *La Guerre et la Paix*, par le comte Léon Tolstoï Paris, 1884, p. 235.

[2] *Mémorial de Sainte-Hélène*. t. III. p. 341.

V

Son irritabilité était excessive; or, si nous en croyons les aliénistes (1), « l'irascibilité constitue le trait dominant du caractère habituel des épileptiques. Ces malades sont généralement soupçonneux, querelleurs, disposés à la colère et aux actes violents, pour les plus légers motifs, souvent même sans motifs appréciables. Ces dispositions à la colère sont souvent remplacées par des dispositions précisément inverses, dont le contraste avec les précédents est très important à signaler... Cette alternative constitue le fond du caractère épileptique. » Ce tableau de l'épilepsie psychique est-il applicable à Napoléon, c'est ce qui nous reste à établir.

« J'ai les nerfs fort irritables, disait-il lui-même, et, dans cette disposition, si mon sang ne battait pas avec une continuelle lenteur, je courrais risque de devenir fou (2) ».

On a cité plusieurs traits de l'irritabilité de l'Empereur; nous ne rapporterons que ceux dont la véracité est la moins contestée (3).

(1) Jules FALRET, De l'état mental des épileptiques, in *Archives générales de médecine*, décembre 1860 et janvier 1861.

(2) Mme DE RÉMUSAT, citée par H. TAINE, *le Régime moderne*, t. I (Paris, 1893), p. 58.

(3) Taine a fait tressaillir les âmes sensibles, en rapportant

Un jour que Corvisart était allé, à son ordinaire, s'informer de la santé de l'Empereur, on lui apprend qu'il est renfermé et ne veut voir personne. Cependant le médecin se fait annoncer; on ouvre; que voit Corvisart? Napoléon écumant de colère, frappant du pied, jurant, en un mot furieux au plus haut degré. Corvisart s'informe avec prudence quelle peut être la cause de cette irritation, et si elle a quelque rapport avec son art. — « Oui, sans doute, docteur, dit Napoléon, il y a une demi-heure que, faisant ma toilette, un misérable crin de ma brosse à dents s'est implanté entre deux incisives, et je ne puis l'arracher. » Le médecin regarde dans la bouche, enlève la cause du mal, et Napoléon reprend toute sa sérénité. Quatre jours après, il partait pour l'expédition de Russie (1).

Un autre jour, Napoléon fait appeler Champagny et lui demande brusquement pourquoi il lui a toujours caché les sentiments guerriers de la maison d'Autriche. Champagny répond : « C'est que je ne savais pas que vous prendriez la couronne d'Italie ! » A ces

l'épisode du coup de pied donné par Napoléon à Volney. Son renseignement était cependant puisé à une source des plus sérieuses : il l'avait, en effet, emprunté aux *Souvenirs d'un nongénaire* (Mémoires de François-Yves Besnard, publiés par C. Port, t. II, 1880, p. 198, où se trouve une note de l'éditeur des Mémoires, sur d'autres brutalités de Napoléon.

(1) *Études de l'homme*, etc., par Réveillé-Parise (Paris, 1845), t. I, pp. 313-314.

mots, un joli soufflet vient caresser les joues de l'imprudent.

N'est-ce pas Villemain qui a raconté que l'Institut étant allé voir l'Empereur à son retour de l'île d'Elbe, l'orateur chargé de parler au nom de la délégation osa glisser quelques mots sur la paix ; l'Empereur, irrité, l'interrompit d'un grand coup de botte dans le derrière.

Napoléon a plus d'une fois battu ses domestiques. En Egypte, n'a-t-il pas frappé d'un coup de cravache son écuyer Vigogne ? Plus tard, il lui arriva de cravacher Jardin, son premier piqueur ; un autre jour, à la Malmaison, c'est également de sa cinglante cravache qu'il stimula le zèle d'un cocher à Joséphine, qui n'obéissait pas assez vite ; à Posen, plus tard, autre coup de cravache à un écuyer. Pourquoi ces violences puisque, d'un autre côté, il était toujours fort poli avec ses domestiques et ne passait jamais devant eux sans les saluer ?

D'aucuns ont voulu y voir un ressouvenir de son éducation première. C'est dans son île, a-t-on écrit (1), que Napoléon avait pris ces manières ; tout enfant, il aura vu le seigneur son père frapper le vilain, le manant (*il manente*), comme on dit aujourd'hui, et s'entretenir ensuite avec lui presque sur un pied d'égalité : « c'est la familiarité féodale corse, et

____

1 *Revue bleue*. 19 septembre 1896. p. 367.

Napoléon était resté sur ce point aussi corse que
le plus corse des Corses. »

L'explication est puérile et nous ne la reproduisons
que pour son originalité.

Lorsque Napoléon est en colère, il lui arrive de
jeter par terre son chapeau, il lui arrive même de le
bousculer du pied, comme à la fameuse entrevue qu'il
eut à Dresde, en 1813, avec M. de Metternich.

Ce mouvement d'humeur est, dirions-nous, un indice de son tempérament, de sa constitution névropa-
thique. « Erreur, nous réplique-t-on. Nous avons vu
le geste même de Napoléon reproduit par un vieillard
corse, qui jetait sa *barrella* (casquette) à terre, et la
piétinait, tout comme le grand homme, son idole, dont
nous avions parlé devant lui avec irrévérence. »

VI

Son ministre Chaptal, qui le connaissait bien, nous
a révélé (1) sur le compte de son maître, des particularités qui éclairent d'un jour singulier sa psychologie.
« Napoléon, nous dit-il, était destructeur par habitude et par caractère.

(1) *Mes souvenirs sur Napoléon*, par le comte CHAPTAL, pp. 336
et suiv.

« Dans la salle du conseil et au milieu d'une délibération, on le voyait, un canif ou grattoir à la main,
dépecer le bras de son fauteuil et y faire des entailles
profondes [1]. On était sans cesse occupé à rapporter
des pièces à ce fauteuil, qu'on était sûr qu'il dépèce-
rait le lendemain.

« Pour varier ses plaisirs en ce genre, il s'emparait
d'une plume et couvrait de larges barres d'encre chacune des feuilles de papier qu'il avait devant lui. Dès
qu'elles étaient bien noircies, il les froissait dans ses
mains et les jetait à terre.

« Lorsqu'on apportait quelque ouvrage de sculpture
délicat, il sortait rarement de ses mains qu'il ne l'eût
mutilé. Je me rappelle que je lui présentai un jour
son portrait à cheval exécuté à la fabrique de Sèvres
avec une vraie perfection. Il le plaça sur une table.
Il cassa les étriers, puis une jambe et, sur l'observation que je lui fis que l'artiste mourrait de chagrin,
s'il voyait ainsi mutiler son ouvrage, il me répondit
froidement : « On répare tout cela avec un peu de
« pâte. »

« Caressait-il un enfant, il le pinçait jusqu'à le
faire crier. A la Malmaison, il avait une carabine
dans son cabinet, avec laquelle il tirait constamment,

---

[1] « Je le vois encore, lit-on dans les *Souvenirs du duc de
Vicence* (I, p. 118), assis près d'un tout petit bureau de bois
peint en noir; il le lacérait dans tous les sens avec un canif
qu'il tenait à la main. »

par la fenêtre, sur les oiseaux rares que Joséphine entretenait dans les bassins du parc.

« La manie de la destruction le possédait au point qu'il n'entrait jamais dans la serre chaude de la Malmaison, sans couper ou arracher quelqu'une des plantes précieuses qu'on y cultivait. »

Entre autres coutumes destructives, il accommodait le feu avec son pied, brûlant ainsi ses souliers et ses bottes, surtout quand il était en colère ; alors tout en parlant et en se fâchant, il repoussait violemment les tisons dans la cheminée.

Il terrorisait, à la lettre, ceux qui, par état, devaient l'approcher ou le servir. Même ses ministres — nous en avons vu l'exemple par Chaptal — ne l'abordaient qu'avec appréhension. Son grand argentier lui-même, Maret, duc de Bassano, se troublait à ce point, qu'il en perdit à un moment l'appétit et le sommeil. Le vieux Portal, son médecin, qui fut longtemps à connaître la cause de son mal, l'ayant enfin découverte, lui dit paternellement : « Mon cher ami, vous êtes un homme mort, si vous ne faites usage d'un remède souverain dont voici la recette : toutes les fois que vous devrez avoir une entrevue avec l'Empereur, il faut que vous disiez ces paroles cabalistiques : « Je m'en f... iche ! » On dit que le duc mit la chose en pratique et recouvra la santé 1.

(1) *Souvenirs du docteur Prosper Menière.* Ces souvenirs nous furent communiqués en manuscrit par leur possesseur, le doc-

Quand une fois Napoléon avait pris une décision, le moindre obstacle l'irritait, la moindre observation le mettait en fureur, et si la contradiction devenait trop vive, il frappait du pied, se battait la tête avec le poing, et finissait même quelquefois par se rouler à terre. D'autres fois, la colère lui donnait des crispations nerveuses, aboutissant, quand elles étaient poussées au paroxysme, à de violentes convulsions (1).

Étaient-ce de véritables attaques d'épilepsie ? La description qu'on nous en donne est trop incomplète pour que, sur ce seul signe, nous prononcions un verdict sans appel.

Napoléon était, quant à lui, convaincu qu'une « humeur âcre », répandue dans son sang, était la vraie cause de son irascibilité (2).

Cette *humeur âcre*, sur laquelle nous nous expliquerons plus au long à une autre place (3), était, selon toute vraisemblance, non la gale, comme on l'a dit, mais un eczéma consécutif à la gale, eczéma dont la

teur Émile Menière, avant d'être publiés, tronqués et incomplets, par une maison d'édition. Nous ne croyons pas, sans pouvoir l'affirmer, que l'anecdote ci-dessus rapportée y ait été recueillie.

1 *Mémoires et anecdotes sur la Cour de Napoléon Bonaparte* (1818), p. 14.

2) *Hist. et Mémoires*, par le général comte DE SÉGUR (Paris, 1873), t. IV, p. 82.

3 Dans la 2ᵉ série des *Morts mystérieuses*, où nous traiterons des maladies et de la mort de Napoléon.

persistance avait mis en défaut la science des médecins de Napoléon.

Déjà, à l'époque du Consulat, Corvisart avait été appelé à le traiter pour cette manifestation diathésique, qui donna naissance aux plus étranges rumeurs.

Les agents secrets du futur roi Louis XVIII ne manquèrent pas de s'en faire les échos complaisants, dans la relation, au jour le jour (1), des événements qu'ils rédigeaient à l'intention de leur souverain.

« Les uns disent que c'était un crachement de sang ; d'autres rappellent l'histoire d'une certaine dartre qu'il eut l'imprudence de faire rentrer, ce qui l'obligea à se faire ouvrir un cautère. Ils ajoutent qu'à la suite d'une course à cheval, dans un terrain marécageux, où Bonaparte s'enfonça et dont on eut beaucoup de peine à le tirer, le cautère s'est fermé et que l'humeur s'est portée sur la poitrine, ou sur le cerveau ; car, ici, nous avons encore à choisir entre deux versions différentes. Ceux qui favorisent la dernière prétendent que le Premier consul est réellement dans un état assez voisin de la folie, qu'il en a même des accès. Nous croyons qu'il faudrait des preuves très fortes et très évidentes pour adopter cette opinion, vu que, si elle était fondée, il serait difficile de cacher longtemps la vérité. Il paraît

1 *Relations secrètes des agents de Louis XVIII*, par le comte REMACLE, p. 377.

cependant certain, d'après des personnes qui l'approchent, que son sang est dans la plus violente agitation, qu'il est bouillant pour ainsi dire, et que, pour le calmer un peu, on est obligé de baigner notre grand homme et de le tenir presque continuellement dans l'eau, et l'on ajoute que ce n'est qu'alors qu'on peut lui parler raison et obtenir de lui des décisions calmes et raisonnables. On approche déjà beaucoup de la démence. Mais il faut avouer que tous ces bruits sourdement répandus ne se trouvent point confirmés par le bulletin de son voyage. »

Sans nous préoccuper du plus ou moins de véracité de ces racontars, nous devons en retenir ce fait, qu'au commencement du siècle dernier, où l'humorisme régnait en maître, on croyait que la disparition subite d'une éruption cutanée, telle que la teigne ou la gale, pouvait provoquer l'apparition de l'épilepsie ; aussi se hâtait-on de rappeler l'éruption, quand survenait une maladie interne prenant la place de l'affection prurigineuse.

Mme de Rémusat a conté, dans ses *Mémoires*, qu'on fit coucher Louis, roi de Hollande, avec un galeux, pour le guérir d'un vice du sang. Lors de la campagne de Prusse, Napoléon ayant éprouvé des troubles gastriques, on le recouvrit, prétend-on, des vêtements portés par un galeux (1). Cette doctrine

(1) V. notre article du *Journal de médecine de Paris*, 1892, p. 289.

de l'inoculation de la gale, comme moyen préventif et même curatif de certaines maladies, eut longtemps cours dans le monde scientifique. Vallé, médecin de l'armée d'Italie, reprenant les théories d'un praticien normand de grand renom, Lepecq de la Clôture, prétendait que l'inoculation de la gale était un remède souverain du *mal caduc* ; et, vers 1817, Archambault, qui faisait alors autorité en ces matières, n'hésitait pas à recommander ce procédé hasardeux.

Si on a fait subir un pareil traitement à Napoléon, n'avons-nous pas là un indice de probabilité, sinon de certitude, en faveur d'une opinion qui nous apparaît désormais comme plus vraisemblable ? Si on ne croit plus aujourd'hui que les maladies de la peau, les ulcères, les exutoires, les cautères ne font pas disparaître sans retour l'épilepsie, on ne nie pas qu'elles en suspendent pour un temps le cours. Sur ce point, nos ancêtres avaient vu juste ; et les traitements auxquels fut soumis Napoléon sont tout au moins l'indice que les médecins redoutaient une crise de cette nature chez leur auguste client, peut-être parce qu'ils en avaient été déjà les témoins, ou que l'Empereur lui-même les avait renseignés sur ce point.

VII

Plus que personne en effet, il s'observait, n'ayant

qu'une foi relative dans la médecine de son temps ;
or, il avait remarqué une particularité, dont il était
incapable néanmoins de tirer toutes les conséquences
qu'elle comportait, c'est que ses artères donnaient un
peu moins de pulsations que le terme moyen ordinaire
chez les hommes. Il faisait constater tantôt à son
valet de chambre Constant, tantôt à Corvisart, son
premier médecin, en appliquant leur main sur sa
poitrine, qu'on percevait à peine les battements de
son cœur.

Son pouls était de la régularité la plus parfaite,
mais il était presque toujours au-dessous de 60 pulsations. Entre trente et trente-cinq ans, au dire du
docteur Hallé [1], il n'allait pas au delà de 50 à 55 pulsations.

Dans le procès-verbal d'autopsie de l'Empereur
rédigé par les chirurgiens anglais, il est noté que
« la couche de tissu cellulaire qui recouvrait la poitrine avait un pouce d'épaisseur. » Le cœur était
également recouvert d'une couche de graisse. Cette
polysarcie expliquerait évidemment la difficulté qu'on
avait à en entendre les battements ; mais Napoléon ne
fut pas toujours doué d'un pareil embonpoint, et cependant, de bonne heure, la contractilité de son
muscle cardiaque fut si faible, que c'est tout au plus
si on ressentait un léger frémissement vibratoire à la

[1] *Journal écrit à bord de la frégate* LA BELLE-POULE, par le
baron Emm. de LAS CASES.

surface de son thorax. La lenteur du pouls devait en résulter ; mais, en elle-même, n'a-t-elle pas une signification précise pour les pathologistes ?

D'après le docteur Saurel, qui a consacré à cette question sa thèse inaugurale, il y aurait lieu de distinguer trois variétés de *pouls lent* : le pouls lent qu'on peut dire physiologique, parce qu'il s'observe chez des sujets qui ne présentent aucun trouble de la santé, tel ce malade du docteur Vigouroux (de Dun-le-Roy), dont le pouls ne battait que vingt fois à la minute depuis cinq ans, sans qu'il en fût résulté pour lui rien de fâcheux ; ou cet autre malade, cité par Rendu, qui n'avait que 18 pulsations et n'en était pas le moins du monde incommodé.

Une seconde variété est le *pouls lent transitoire*, qui disparaît avec la cause qui l'a fait naître : une tumeur, par exemple, qui comprimerait le nerf pneumogastrique.

La troisième espèce est caractérisée par une diminution considérable du nombre des pulsations radiales, sans concomitance de faux pas du cœur, et par l'apparition *d'attaques syncopales et épileptiformes*.

A quelle variété doit-on rattacher la modalité de pouls lent que présentait Napoléon ? Le cas étant particulièrement épineux, nous l'avons soumis à notre cher maître et ami, le docteur Huchard, qui voulut bien nous répondre, à la date du 1ᵉʳ avril 1897 on voit que cette étude n'a pas été improvisée hâtivement , par une longue lettre, dont nous détachons le passage suivant :

« Page 790 du *Traité des névroses* par AXENFELD et HUCHARD, 1883 , voici ce que vous pouvez lire :

« *Le mal comitial* n'est pas incompatible avec le développement d'une puissante intelligence. L'histoire rapporte que Jules César, Pétrarque, Newton, Mahomet, Pierre le Grand et l'un de ses petits-fils, Paul Ier, notre grand comédien Molière, etc., étaient sujets à des attaques convulsives et vertigineuses. *Napoléon Ier lui-même n'aurait pas échappé à cette névrose.* »

Jusque-là, rien que d'hypothétique ; mais dans son *Traité des maladies du cœur et des vaisseaux*, signé de son seul nom, le docteur Huchard se montre un peu plus explicite (Cf. 2e édit., 1893, p. 320). Au chapitre relatif à la maladie de *Stokes-Adam*, caractérisée par « le pouls lent permanent, avec attaques syncopales et épileptiformes », nous relevons :

« Il ne faut pas confondre ce pouls lent permanent avec attaques syncopales, avec le pouls lent permanent, presque physiologique, de certains individus, et qui ne s'accompagne d'aucun accident grave. *On cite comme exemple* NAPOLÉON Ier, qui n'avait pas plus de 40 pulsations, d'après Corvisart, mais *il paraît* qu'il aurait eu pendant sa vie quelques attaques épileptiformes. »

C'est ce qu'on pourrait appeler, ce nous semble, une pétition de principe. Nous ne sommes guère plus avancés, puisqu'il reste à démontrer que les attaques syncopales de l'Empereur étaient bien des attaques de haut mal, ce qui expliquerait, en effet, la lenteur du pouls ; mais, comme cette lenteur s'observe également chez certains sujets qui n'ont aucune lésion, nous n'avons pas encore la preuve péremptoire que nous cherchons. C'est, toutefois, une présomption à ajouter aux autres, et, à ce titre, l'argument n'est pas de ceux qu'il faille négliger.

On nous permettra de citer un autre extrait de la lettre de notre éminent correspondant, parce qu'il nous aidera à débrouiller l'écheveau passablement enchevêtré, à résoudre l'énigme particulièrement délicate que nous avons pris à tâche de déchiffrer.

« Napoléon devait être, nous écrivait le docteur Huchard, passablement névropathe, car il pleurait comme une femme ; *mais il n'était pas hystérique*. Il avait trop de volonté pour l'être, puisque *les hystériques ne savent pas, ne veulent pas vouloir*, comme je l'ai écrit, en 1882, dans mon étude sur le caractère, les mœurs et l'état mental des hystériques. » Voilà, du moins, un avis nettement exprimé, et contraire à celui des docteurs Corre et Laurent (1) et aussi à celui du docteur Félix Regnault (2).

(1) *Revue scientifique*, 16 septembre 1893.
(2) *Hypnotisme. Religion*, par le docteur F. REGNAULT. Paris, 1897, p. 196, note 1).

Certes oui, Napoléon était un névropathe, dans toute l'acception du terme, dirons-nous, pour donner plus de force à notre conviction. Sa sensibilité exaspérée, dans telles circonstances qu'on a rapportées, accuse une nervosité excessive. Les contemporains qui en ont été témoins (1) n'ont pas failli à nous en instruire.

En 1806, au moment de partir pour l'armée, quand il dit adieu à Joséphine, son attendrissement devient une attaque de nerfs, et l'attaque est si forte, qu'elle s'achève par un vomissement : « Il fallut l'asseoir, dit un témoin, lui faire prendre de l'eau de fleur d'oranger ; il répandait des larmes ; cet état dura un quart d'heure. »

Même crise de nerfs et de l'estomac en 1808, quand il se décide à divorcer; pendant toute une nuit il s'agite et se lamente comme une femme ; il s'attendrit, il embrasse Joséphine, il est plus faible qu'elle : « Pauvre Joséphine, je ne pourrai jamais te quitter ! » Il la reprend dans ses bras, il veut qu'elle y reste, il est tout à la sensation présente, il faut qu'elle se déshabille à l'instant, qu'elle se couche à côté de lui, et il pleure sur elle : « A la lettre, dit Joséphine, il baignait le lit de ses larmes. »

Le 18 brumaire, aux cris de : *Hors la loi !* il avait failli se trouver mal, et si on ne l'eût entraîné hors de la salle, il fût tombé en syncope.

(1) Mme de Rémusat, *Mémoires*, cités par H. Taine, *le Régime moderne*, t. I, p. 59.

Après l'abdication de Fontainebleau, devant les vociférations de la foule qui l'accueillent lors de son passage en Provence, il prend peur et ne s'en défend pas.

Dans l'auberge de la Calade, il tressaille et change de couleur au moindre bruit ; les commissaires qui montent plusieurs fois dans sa chambre, le trouvent toujours en larmes. Il les fatigue de ses inquiétudes et de ses irrésolutions, dit que le gouvernement français veut le faire assassiner en route, refuse de manger à table par crainte de poison, songe à s'échapper par la fenêtre (1).

VIII

On a parlé d'égoïsme ; on a prétendu que l'Empereur ne s'apitoyait que sur ses propres maux, que ses crises de sensibilité n'étaient qu'une réaction nerveuse, une simple détente organique. Il est juste de convenir qu'il eut parfois autre chose que ces accès d'une sensiblerie pour ainsi dire mécanique. Les quelques traits suivants, que les historiens de Napoléon ont négligé pour la plupart, en témoignent.

« Je vous prie, écrit-il à Corvisart, d'aller voir le grand juge et le citoyen Lacépède. L'un est malade

<hr>

(1) TAINE, *op. cit.*, p. 64.

depuis huit jours, ce qui me fait craindre qu'il ne tombe entre les mains de quelque mauvais médecin; l'autre a sa femme malade depuis longtemps ; donnez-lui un bon conseil qui puisse la guérir ; vous sauverez la vie à un homme estimable et que j'aime beaucoup... »

Un autre jour, le grenadier Coignet — c'est luimême qui le raconte — avait été victime d'une tentative d'empoisonnement. Il en fut fait rapport au premier Consul, qui donna l'ordre de mettre deux médecins de nuit auprès de ce brave et des infirmiers nuit et jour. Un officier de service venait, en outre, tous les matins, prendre des nouvelles du malade.

La veille de la bataille de Waterloo, le capitaine Elphinston avait été grièvement blessé et gisait sur le champ de bataille dans un état à peu près désespéré ; l'Empereur, passant près de lui, envoya son chirurgien de service, pour poser le premier appareil sur les blessures, dont le sang coulait avec abondance. Sa bonté naturelle pour les blessés alla, dans cette occasion, jusqu'à faire donner du vin du flacon d'argent, que l'un des chasseurs de la garde, de service près de sa personne, portait toujours en bandoulière, dans le cas d'une halte de bivouac. Ce secours providentiel sauva la vie du capitaine Elphinston.

Plus tard, M. Elphinston, frère du capitaine que Napoléon avait secouru, acquittant vis-à-vis de l'Em-

pereur une dette de reconnaissance, envoyait à
Sainte-Hélène un jeu d'échecs en ivoire d'un travail
merveilleux, une boîte de jetons et fiches avec un
panier en ivoire et deux magnifiques corbeilles de
très grande dimension, toutes ciselées à jour ; chacun
de ces objets portait la couronne impériale, des
aigles et des N (1).

A Sainte-Hélène, Marchand, le fidèle valet de
chambre, étant tombé malade, Napoléon n'hésita pas
à grimper le petit escalier qui conduisait à sa
chambre, pour lui apporter le breuvage recommandé
pour le soulager (2).

Voir des manifestations morbides dans ces traits de
sensibilité serait faire montre d'une injustice qui res-
semblerait trop à de l'hostilité préconçue. Pourquoi
ne pas admettre que les êtres exceptionnels ne s'élèvent
pas toujours au-dessus de la commune mesure, et
qu'ils appartiennent à l'humanité par quelques côtés ?

IX

Au risque d'encourir le reproche d'irrévérence,
nous venons d'aborder, avec toute la sincérité dont

(1) *Récits sur la captivité de Napoléon*, par MONTHOLON, t. II,
p. 111-112.

(2) « Marchand me l'a dit », ainsi termine son récit celui de
qui nous le tenons (Ch. MAURICE, *Hist. anecdotique du théâtre et
de la littérature*, t. I, p. 266).

nous sommes capable, un problème que d'illustres devanciers n'ont pas craint d'étudier sous tous ses angles. Si nous hésitons cependant à formuler des conclusions, ce n'est pas tant la qualité du personnage soumis à notre scalpel qui dicte nos appréhensions, que la crainte de voir notre pensée dénaturée par des commentaires hâtifs.

Napoléon Ier fut-il épileptique ? Au sens du mot tel que le vulgaire l'entend, nous nous croyons autorisé à répondre par la négative.

S'il avait été sujet à de véritables attaques, elles se seraient plus fréquemment renouvelées, et son entourage ne nous les aurait pas laissé ignorer. Nous avons, il est vrai, l'affirmation de Talleyrand et celle de Mlle George, dont nous avons scruté la valeur morale ; par contre, son valet de chambre, de même que son secrétaire — et pourtant Bourrienne ne se fit pas faute, plus tard, de médire de son ancien maître — s'accordent à déclarer qu'en leur présence Napoléon ne tomba jamais du « haut mal ».

On n'a pas laissé de faire pareillement remarquer (1) que, durant les sept années de captivité passées à l'île Sainte-Hélène, Napoléon — s'il eût été atteint de ce mal funeste — accablé par sa chute, en butte à toutes sortes de vexations, harcelé par les persécutions de son gardien Hudson Lowe, qui

1) Docteur GÉLINEAU, Les Épileptiques célèbres (*Chronique médicale*, 15 septembre 1900).

exerçait sur lui une surveillance si étroite, Napoléon, disons-nous, aurait eu à souffrir de nouvelles attaques, s'il y avait été réellement sujet.

Mais si nous considérons que l'épileptique présente des perturbations psychiques qui lui sont particulières, des altérations de l'esprit et du caractère, une perversion du sens moral, une variabilité d'humeur, un certain degré d'excitation cérébrale, alternant avec une phase de dépression ; si nous rattachons à l'épilepsie des crises d'orgueil démesuré, des actes de violence irraisonnée, une éclipse dans les forces soit physiques, soit intellectuelles, nul doute que Napoléon ne doive être rangé dans la catégorie de ces vésaniques. A tendre incessamment les ressorts de l'organisation même la plus merveilleuse qui fût, à penser, à vouloir, à agir pour tout le monde (1), qui ne risquerait de perdre l'équilibre ?

Les ennemis de Napoléon répandirent un moment le bruit qu'il était atteint de folie. Cette folie était celle d'un homme qui aurait rêvé l'irréalisable et qui le verrait s'accomplir au delà même de ses espérances.

Sa folie, c'est de s'être vu supérieur à tous les conquérants présents et passés, lui, le parvenu de basse extraction.

Cette folie, le professeur Lacassagne l'a définie

(1) *Récits de la captivité de Napoléon*, par Montholon, t. I, p. 18.

d'un mot (1) : c'est la *césarite*, provoquée par les influences extérieures, et pour l'éclosion de laquelle
l'hérédité n'est rien, le milieu est tout ; et quand
Napoléon disait : « J'ai couché dans le lit des rois ;
j'y ai contracté une terrible maladie », il témoignait,
à son propre insu, d'un sens clinique des mieux
avertis.

1 Cf. la Préface de nos *Morts mystérieuses de l'Histoire.*

LES DERNIERS MOMENTS DU DUC DE BERRY

(D'après la relation originale de Dupuytren.

I

Il est dans la destinée de certains hommes, qui
ont occupé de leur vivant une large place et ont
fait retentir les échos du bruit de leur renommée, de
tomber dans un oubli profond, au lendemain même
de leur mort. Les portes du Panthéon de l'Histoire se
ferment derrière leur cercueil, et c'est à peine si leur
nom, au bout d'un demi-siècle, évoque autre chose
qu'un souvenir symbolique. Reste-t-il davantage
aujourd'hui du plus prestigieux chirurgien de ce
siècle, de l'incomparable opérateur, du clinicien au
diagnostic impeccable que fut Dupuytren ?

On est tenu de s'en rapporter aux contemporains, qui nous ont conservé le récit de ses prouesses
opératoires : tout en déplorant que l'inventeur de
tant de méthodes ingénieuses, qui tiraient surtout
leur valeur d'une opportunité appropriée aux circons-

tances, n'ait songé à léguer à ceux qui l'ont suivi aucune œuvre durable.

Dupuytren, en effet, a très peu écrit. A part des mémoires de concours et quelques articles d'encyclopédies, il considérait la plume comme un vil outil, celui qui si dextrement maniait le scalpel. C'est donc une rareté, autant qu'une curiosité bibliographique, qu'un opuscule tout entier écrit de sa main (1), et qui n'emprunte pas seulement son intérêt à la personnalité de l'auteur, mais encore et surtout à l'événement historique qui en a été le prétexte.

II

Dans la nuit du 13 au 14 février 1820 (2) mourait,

(1) Le titre de l'opuscule est exactement celui-ci : « *Déposition faite le 25 mars 1820 à la Chambre des Pairs sur les événements de la nuit du 13 au 14 février, par M. Dupuytren*. Paris, Didot l'aîné. » Cette relation n'était pas destinée à l'impression ; mais un journal de l'époque l'ayant reproduite, « avec des négligences et des omissions graves » (c'est Dupuytren qui s'exprime ainsi dans la préface), « un ami du chirurgien » la fit « imprimer sur une copie authentique, en marge de laquelle on trouve quelques additions de la main de l'auteur lui-même. »

(2) On n'a pas manqué de noter cette coïncidence : c'est le 13 juillet 1817 que la duchesse de Berry est accouchée d'une fille qui n'a point vécu ; c'est le 13 septembre 1818 qu'elle a fait une fausse couche d'un garçon qui a succombé au bout de deux heures ; c'est enfin le 13 février 1820 que le fer d'un assassin lui a ravi son époux.

frappé par le fer d'un assassin, le duc de Berry.

C'était le dimanche gras. On donnait ce soir-là, à l'Opéra, le *Carnaval de Venise*, le *Rossignol* et les *Noces de Gamache*. Le rideau venait de se lever sur le second acte de cette dernière pièce. Le duc de Berry avait quitté sa loge, pour accompagner la duchesse, qui avait manifesté le désir de se retirer. La duchesse de Berry, alors en état de grossesse, sans qu'on le soupçonnât autour d'elle, avait passé la veille une partie de la nuit au bal. Sa fatigue était très naturelle. C'est au moment où il reconduisait la duchesse à sa voiture, rue Rameau, avec l'intention de remonter pour assister à la fin du ballet, que le duc de Berry fut frappé par Louvel. « La duchesse et Mme de Béthisy venaient de s'asseoir dans le fond de la voiture et la portière n'était pas encore fermée, lorsqu'un homme se glissa entre les chevaux et la sentinelle, et donna un coup de poignard au prince en pleine poitrine. M. de Choiseul a poussé l'homme de son bras, sans savoir ce qu'il avait eu le temps de faire ; le pauvre blessé lui-même, sentant seulement un coup violent, s'écria : *Voilà un fier brutal*, puis voyant le couteau dans la plaie et le sang s'échapper : Je suis assassiné, Caroline, un prêtre ! La duchesse a voulu se précipiter hors de la voiture ; Mme de Béthisy fit tous ses efforts pour l'en empêcher et la retint par la taille ; criant et sanglotant, déchirant le gant de Béthisy, la duchesse se fait enfin ouvrir

la porte de la voiture et tombe aux pieds de son
mari 1 . »

Le prince avait retiré le couteau de son sein et
l'avait remis à M. de Mesnard. Dans le passage où
se tenait la garde, il y avait un banc ; on y assit le
duc de Berry, la tête appuyée contre le mur, et l'on
ouvrit ses habits pour découvrir la blessure ; celle-ci
rendait beaucoup de sang. La duchesse, qui s'était
jetée sur le blessé, en fut tout éclaboussée (2).

De tous côtés, on s'était précipité à la recherche
d'un médecin. On ne parvint à rencontrer ni M. Tar-
tra, ni M. Dausse, chirurgiens « honoraires et de
fondation » pour le service du théâtre, qui avaient
l'habitude d'assister tous les soirs au spectacle.

Le blessé fut monté dans le petit salon de sa loge
par ses valets de pied, puis assis dans un fauteuil.

C'est alors que se présenta un jeune homme, du nom
de Drogard, se disant médecin, qui se mit en mesure
de prodiguer au blessé les premiers secours de l'art (3).

Après avoir déchiré la chemise, le praticien avait
constaté une blessure d'un pouce de largeur, fermée
par un caillot noirâtre, et placée au côté droit de la

(1 *Journal et Correspondance de Miss Mary Berry*; fragments
traduits par le comte FLEURY.

(2 V. le récit de Chateaubriand *Mémoires d'un bourgeois de
Paris*, par le docteur L. VÉRON, in-8; Paris, de Gonet, 1853, t. II
p. 14).

(3 Boullet, le libraire du théâtre de l'Opéra, dont la femme
était ouvreuse de la loge du Roi, aurait été le premier à don-

poitrine, un peu au-dessous et en arrière du sein.

M. Drogard se disposait à saigner le prince, quand était arrivé le docteur Blancheton. Frappé de l'état d'oppression du prince, et persuadé qu'il tenait à un épanchement dans la poitrine, le docteur Blancheton avait cru utile de détacher le caillot qui bouchait la plaie, et d'agrandir celle-ci à sa partie inférieure. Une petite quantité de sang noir s'écoula par cet orifice. M. Drogard tenta ensuite une saignée sur sur l'un des bras.

Le docteur Lacroix (1), d'autres disent le docteur Caseneuve, survenu ensuite, renouvelle la tentative sur l'autre bras. Une troisième saignée, pratiquée à

ner des soins, d'après son récit, mais nous ne sommes pas tenu de le croire sur parole. «... Je me saisis, dit-il, de ma petite pharmacie ; je la dépose sur le coin de la cheminée ; j'en extrais un flacon de vinaigre, et frotte avec la main les tempes du prince. Un jeune homme, nommé Drogar (sic), entre le premier dans le salon ; les assistants le questionnèrent en lui demandant s'il était chirurgien. Il répondit qu'il était l'enfant d'Esculape. Je coupai, déchirai ses vêtements, afin de mettre sa plaie à découvert... »

(1) Il est quelquefois désigné sous le nom de Lacroix-Lacombe. C'est ce docteur Lacroix-Lacombe (ou Lacroix) qui alla réveiller son voisin, un tapissier du nom de Duriez, logé 6, rue Rameau, pour lui emprunter un lit de sangle avec un traversin, deux draps et deux matelas, pour y placer la victime de l'attentat. Un troisième matelas fut prêté par le docteur Blancheton, qui demeurait dans la même maison que le chanteur royaliste Ange Pitou, à qui sont dus ces détails.

Peu de temps après, Duriez réclama son lit, et, comme on ne lui répondait pas, il rédigea un mémoire et s'adressa pour

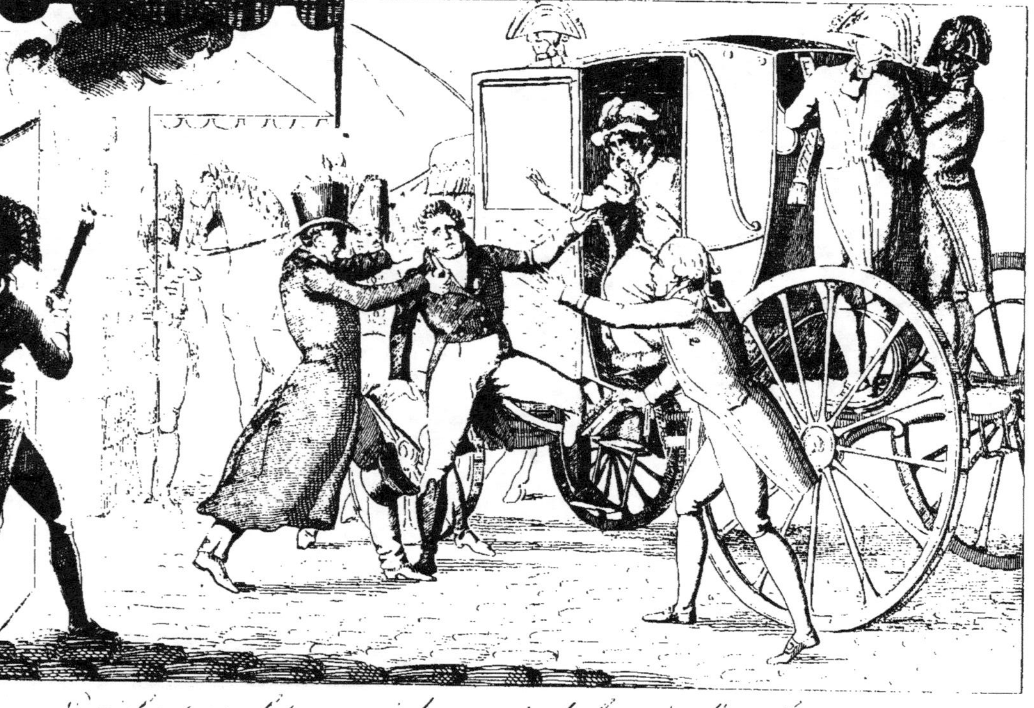

Jour funeste du 14 février 1820
Qu'il est cruel pour moi de mourir de la main d'un français !!!!

l'un des pieds, ne donne pas de meilleur résultat que les deux premières : à peine quelques grammes de sang s'échappent par cette issue.

On songe à appliquer des ventouses sur la plaie. « Tout manquait pour un cas aussi imprévu. Lorsqu'il a fallu pratiquer la saignée, la princesse a été obligée de se dépouiller de sa ceinture pour en faire une ligature. On eut beaucoup de peine à trouver la veine. On demanda une bandelette ou une jarretière pour la ligature. La princesse et Mme de Béthisy détachèrent la leur ; mais comme elles étaient élastiques, on n'en put faire usage. » Roullet, qui donne ces détails, ajoute qu'il jeta alors sa cravate aux chirurgiens ; mais comme elle était de mousseline, ils ne

le faire imprimer au susdit Pitou, alors libraire, rue Lulli, n° 1. Celui-ci consentit à l'imprimer à ses frais, exigeant toutefois, à titre de gratification, que lui fût donné le traversin qui avait servi au duc de Berry.

Le mémoire à peine paru, Duriez fut largement rémunéré ; seulement on ne voulut pas lui rendre le lit, qui lui avait été payé dix ou douze fois sa valeur ; et Pitou, très chagrin de n'avoir pas son traversin, intenta un procès à Duriez qu'il fit condamner à cinq cents francs de dommages-intérêts. Cf. *Véritable coucher de Mgr le duc de Berry, le 13 février 1820 ; suivis d'événements importants, authentiques et inédits, communiqués par l'un des médecins appelés à donner ses soins à Son Altesse Royale, et par Duriez, tapissier, qui a fourni le coucher du prince ; rédigé par L. A. Pitou, auteur du Voyage à Cayenne, de l'Urne des Stuarts et des Bourbons, etc. A Paris, chez Duriez, tapissier, rue Rameau, n° 6, et Louis-Ange Pitou, libraire, rue de Lully, n° 1, derrière l'Opéra. 1820. In-8° de 61 pp.)*

purent s'en servir. Ce fut la ceinture de la duchesse qui servit de ligature.

Comme toujours dans l'affolement général, on manquait des choses les plus indispensables. On venait d'administrer un lavement au prince et l'on avait, en outre, ordonné un bain de pied ; mais la misérable bouillotte qu'on avait pu se procurer étant insuffisante, on courut chercher de l'eau chaude dans une maison voisine, qu'on apporta dans un chaudron de cuisine, et ce fut dans le seau de la garde-robe que le prince dut mettre ses jambes, pour prendre le bain de pied qu'on avait jugé nécessaire (1).

Le docteur Bougon (2) était arrivé sur ces entrefaites, presque en même temps que les docteurs Thérin et Fournier. Bougon, n'écoutant que son dévouement, supplée aux ventouses par la succion. — « Que faites-vous, lui dit le prince, la plaie est peut-être empoisonnée! » Mais, ni la succion, ni les ventouses, qu'on est parvenu à appliquer, ne donnent de résultat.

Cependant, une légère amélioration s'est manifestée ; elle est de courte durée : l'oppression et les douleurs n'ont pas tardé à reparaitre.

(1) *Le Carnet*, avril 1902.

(2) Le docteur Bougon, premier chirurgien ordinaire de Monsieur, avait été prévenu de ce qui se passait par Esquirol, médecin de la Salpêtrière. Il avait jadis suivi le duc de Berry à Gand ; aussi celui-ci n'eût-il pas de peine à le reconnaitre.

On annonce enfin Dupuytren, que le duc de Maillé
était allé chercher.

III

« Il était plus de minuit, conte Dupuytren ; je
dormais d'un profond sommeil, lorsque j'entendis
tout à coup ma porte s'ouvrir avec fracas, et mon
valet de chambre annoncer que Monsieur, frère du
Roi, était là, que Monseigneur le duc de Berry était
assassiné, qu'on m'attendait et que j'eusse à me
lever bien vite. » Dupuytren habitait alors place du
Louvre, n° 4.

Le duc de Maillé et le comte d'Audenarde, qui,
depuis une heure, cherchaient Dupuytren, avaient
tout d'abord, songé à le demander aux deux domiciles
de M. de Rothschild, rue d'Artois et rue d'Anjou, où
le chirurgien avait passé les deux précédentes nuits.

Dupuytren, mis au courant de l'événement, ne perd
pas un instant. Il s'habille, monte en voiture, et, au
bout de quelques minutes, arrive à l'Opéra. On l'introduit dans la pièce où se trouve le blessé.

C'était la première fois que le chirurgien se trouvait en présence du prince. Cependant, du plus loin
qu'il l'aperçut, le duc de Berry le salua par son nom ;
puis, quand il se fut rapproché, il lui dit, en lui tendant affectueusement la main :

« Monsieur Dupuytren, je souffre cruellement ! »

Après un examen sommaire, qui lui a fait reconnaître la présence d'un épanchement sanguin dans le côté droit de la poitrine, Dupuytren se retire dans la pièce voisine, pour conférer avec les autres chirurgiens réunis au chevet du prince.

Afin de se rendre compte de la gravité de la blessure, Dupuytren se fait remettre le poignard qui a été l'instrument du crime. Voici la description très précise qu'il en donne :

« Il était formé d'une lame grossièrement travaillée et d'un manche plus grossier encore. La lame, longue de six pouces, était plate, très aiguë à sa pointe, et fort tranchante sur les côtés. Elle se fortifiait insensiblement jusqu'au manche ; celui-ci était fait d'un bois commun qui semblait travaillé au couteau ; et comme, en le pénétrant, la soie de la lame l'avait fait éclater, on avait eu la barbare prévoyance de la ficeler en cet endroit. Une prévoyance semblable avait fait enfermer la lame du poignard dans une gaine en cuir ; mais celle-ci, par un raffinement de barbarie plus inouï que tout ce qui précède, avait été pourvue, à son extrémité, d'une rondelle en cuir, destinée sans doute à empêcher qu'elle ne suivît le poignard lorsqu'il serait tiré de son fourreau, ou que sa pointe ne s'émoussât, s'il venait à tomber. »

Le meurtrier avait agi avec une telle force, que la première sensation du prince avait été celle d'un

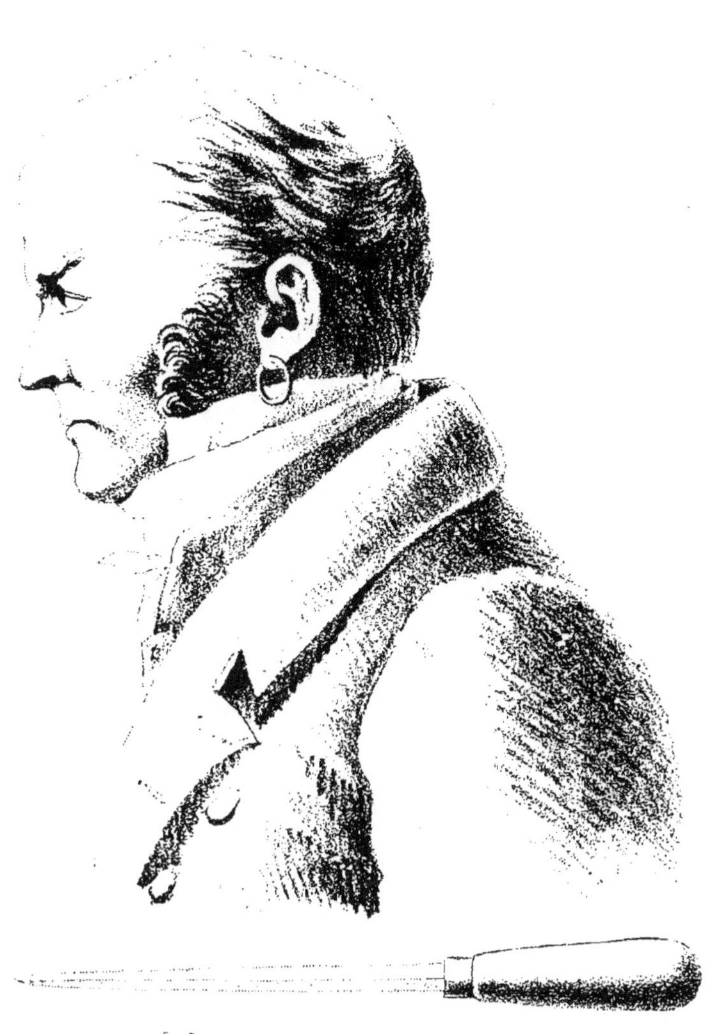

Louis Pierre Louvel

Dessiné dans la nuit du 13 au 14 Février 1820, dans
l'antichambre de l'administration de l'Opéra,
pendant le 1er interrogatoire.

coup de coude ; immédiatement après, portant la main à sa blessure, il s'était instinctivement écrié : « Je suis assassiné, je suis blessé à mort ! » Un pareil poignard, enfoncé de toute la longueur de la lame, avec une pareille violence, ne pouvait que déterminer une blessure très grave.

Il s'agissait, en l'espèce, d'une blessure pénétrante de la poitrine ; mais quel était l'organe lésé ? Quelle était la source de l'épanchement, qui s'était, presque de suite, manifesté ?

« Etait-ce une artère intercostale ? Etait-ce le poumon ? Etait-ce le cœur, ou quelqu'un des gros vaisseaux qui en partent ou qui s'y rendent ? » Dupuytren discute tour à tour ces hypothèses, et, contrairement à ce qu'on pouvait attendre de la finesse habituelle de son diagnostic, il ne conclut pas.

Quel parti restait-il à prendre ? Fermer la plaie ? Temporiser ? Continuer le traitement ? Ou évacuer l'épanchement sanguin ?

Une nouvelle consultation a lieu pour en décider. Fermer la plaie paraît périlleux. Attendre l'effet des traitements mis en usage n'est pas non plus sans danger. Continuer les soins déjà donnés semble au moins inutile. Dupuytren propose d'aller directement à la source de l'épanchement, afin de « donner au temps, à la nature et à l'art les moyens d'opposer au mal une résistance plus efficace. »

Comme l'opération offre peu de chances de

salut, il est décidé qu'on en référera à Monsieur, frère du Roi.

— « Je confie mon fils à votre talent », fut la seule réponse du prince.

Avant de commencer l'opération, on avait vainement insisté auprès de la duchesse, pour qu'elle consentît à se retirer dans une pièce voisine. Tout fut inutile. Malgré toutes les instances, elle voulut rester auprès de son époux.

L'opération fut alors commencée. « Une incision fut faite à la peau, et le doigt, dirigé suivant le trajet de la plaie, arriva par elle jusqu'à l'ouverture que le poignard avait faite aux muscles qui remplissent les espaces intercostaux... Cette douleur arracha au prince quelques cris, et lui fit faire quelques mouvements involontaires. Alors la princesse, retenant la main de son époux prête à déranger l'instrument : « *Charles ! Charles !* s'écria-t-elle d'un accent auquel il était impossible de résister, *c'est pour vous soulager ; si vous m'aimez, vous laisserez faire !* » et le prince laissa terminer l'opération commencée.

Cette incision exploratrice avait conduit à constater « une ouverture dans tout l'espace intercostal et une échancrure assez forte au bord des deux côtes, tant le poignard avait été plongé avec force. Elle avait confirmé l'existence d'un épanchement sanguin, mais elle n'avait pas fait découvrir d'où le sang était parti. »

Allait-on pousser plus avant l'exploration ?

Une nouvelle consultation a lieu, à laquelle prennent part MM. Baron, Roux et Dubois (1), qui viennent d'arriver.

Tout le monde tombe d'accord « qu'on ne pouvait fonder aucun espoir raisonnable sur la continuation de secours de ce genre. »

On repoussa de même les révulsifs, la saignée et les sangsues, à cause de l'extrême faiblesse du blessé. Le projet de transporter le prince à l'Elysée fut, pour le même motif, écarté.

« On proposa de lever l'appareil appliqué à la blessure, et de laisser la plaie à l'air ; cette proposition fut encore repoussée comme dangereuse. » Il fut arrêté « que le prince resterait dans le lieu où il était, que l'appareil serait maintenu sur la blessure ; qu'on favoriserait l'écoulement du sang épanché, par l'inclinaison du corps sur le côté droit ; qu'on observerait avec attention les symptômes du mal, dans l'intention de le soulager, si cela était possible, et d'agir plus efficacement, si la marche de la maladie venait à requérir une intervention plus active

(1 Y assistaient, en outre, d'après l'auteur d'une brochure contemporaine, les docteurs Bougon, Blancheton et Thérin ou Thercin ; tandis que MM. Lacroix, Caseneuve et Drogart étaient restés auprès du prince. *Relation historique, heure par heure, des événements funèbres de la nuit du* 13 *février* 1820, *d'après des témoins oculaires,* par J.-B. A. Harpé ; 3ᵉ éd., Paris, Dentu, éd., 1820.)

de l'art. » Après cette délibération, un bulletin fut rédigé pour être remis au roi. Les médecins n'y dissimulaient pas que la situation était désespérée.

Très alarmé, le roi se rend auprès du blessé. Tous les membres de la famille royale sont groupés autour du moribond.

Voulant s'assurer de l'opinion des gens de l'art sur l'état du duc de Berry, le monarque adresse à Dupuytren cette question : « *Superestne spes aliqua salutis ?* » Reste-t-il quelque espoir de salut ? « Sur une réponse négative, écrit Dupuytren, Sa Majesté, levant les yeux au Ciel, dit : *Que la volonté de Dieu s'accomplisse.* »

Le docteur Bourdon (1) a conté l'incident en termes quelque peu différents.

« Louis XVIII, écrit-il, lorsque le crime de Louvel lui fut annoncé, se fit aussitôt transporter près de son malheureux neveu, qu'il aimait. Entouré d'une foule de chirurgiens et des princes de sa famille ou de sa cour, et le cœur navré de tristesse, le roi ne savait comment s'informer, sans associer le blessé à ses alarmes, de l'issue probable du coup. Parler bas et à l'oreille, à l'oreille d'un simple sujet, les rois n'ont point de telles habitudes : les grands de la terre parlent haut, quoique certains d'être écoutés. Cependant, roi lettré et homme érudit, Louis XVIII

____

(1) BOURDON, *Illustres médecins et naturalistes.* p. 423-425.

eut la pensée de s'exprimer en latin. Jadis, c'était la
langue des docteurs et des clercs, et le prince connaissait son neveu pour un fort mauvais bachelier.
S'adressant donc à Dupuytren, dont la physionomie
saisissante attirait ses regards, le roi prononça rapidement quelques mots latins, et cela déconcerta Dupuytren. Ce n'est pas qu'il n'eût assez de latin pour
comprendre une phrase ou traduire un passage, non !
Mais répondre précisément, sans indiscrétion ni solé-
cisme, c'était là le point difficile ; et les hommes de
l'ordre de Dupuytren aiment mieux s'abstenir que
d'affronter l'ambiguïté ou le ridicule. Ce fut Antoine
Dubois qui répondit avec ce laconisme et cette jus-
tesse qui furent comme le cachet de toute sa vie. »

IV

Cependant l'état du prince empirait. Des douleurs
atroces se faisaient sentir à l'épigastre ; le malade se
plaignait également de violentes douleurs à la nuque.
On ordonna les antispasmodiques, pour apaiser la
soif continuelle dont le prince était dévoré ; on lui
fit boire des gorgées d'orangeade. En attendant
l'orangeade qu'on avait demandée à l'Elysée, on n'avait
pu lui donner qu'un verre d'eau dans lequel on avait

pressé une orange, avec deux morceaux de sucre apportés par un employé du théâtre (1).

Des bandeaux trempés dans l'eau froide, alternativement vinaigrée ou éthérée, furent placés autour de sa tête; les évacuations qui semblaient le soulager furent entretenues.

Bientôt survinrent des vomissements, suivis par des déjections alvines.

Les souffrances devenaient de plus en plus intolérables. Le blessé en invoquait le terme, sentant bien qu'il ne pouvait plus désormais compter que sur un miracle de la nature.

Pendant cette agonie, le moribond se sentait pourtant ranimé, quand il pressait la main de ses médecins. Une compression légère sur la plaie, faite alternativement par Dupuytren et Bougon, lui procura quelque soulagement.

« Sa délicate attention s'étendit jusqu'à ceux de ses médecins qui étaient absents : *Où sont MM. Portal et Guérin ?* dit-il une fois ; et bientôt après, il ajouta : *Ce n'est pas pour moi, c'est pour eux que je les demande.* »

Une seule marque d'impatience lui échappa pendant le cours de ses souffrances. « Ses regards s'étant portés sur une personne qui se tenait auprès de son lit,

1. *Souvenirs du lieutenant-général de Reiset.* t. III (fragment paru dans le *Carnet,* avril 1902).

un bonnet noir sur la tête : *quelle est cette personne ?* dit le prince avec un mouvement d'effroi très marqué ; on la lui nomma ; il détourna ses regards et se tut. »

Les historiens ont été très intrigués par la personne « *en bonnet noir* », qui avait si fort effrayé le prince. Nous croyons savoir qu'il s'agissait du chirurgien Dubois. Si nous nous en rapportons, en effet, à la liste des chirurgiens qui ont assisté le prince dans la nuit du 13 février, liste publiée dans le *Récit historique de l'assassinat*, par Roullet, le portier de l'Opéra, nous y lisons :

M. Dubois. — « Une pelisse brune, un *bonnet noir*. Il s'est découvert à l'arrivée du roi... Tous les chirurgiens se réunissaient autour de lui pour le consulter. » Dupuytren lui-même s'inclinait devant ses avis.

A un moment, s'adressant à Dupuytren, le prince lui avait dit : « *Monsieur Dupuytren, je suis bien touché de vos attentions et de vos soins, mais ils ne sauraient prolonger mon existence ; ma blessure est mortelle ; elle a pénétré jusqu'au cœur.* »

Jusque-là, le prince était resté couché sur le côté droit, position dans laquelle le poumon gauche, exempt de lésion et libre de toute compression, avait suffi aux besoins de la vie ; mais aussitôt le blessé retourné, « le sang épanché dans le côté droit de la poitrine, pressant de tout son poids le poumon sain, l'empêcha de continuer ses fonctions. » Le pouls, la respiration se ralentirent ; les facultés intellectuelles s'abolirent progressivement. On se borna, dès lors, à faire des frictions à la région précordiale, et des inhalations de liqueurs aromatiques et stimulantes.

« Bientôt la respiration devint insensible à la vue. » Les médecins demandèrent une glace : le roi donna sa tabatière, dont le verre fut placé devant la bouche et les narines du prince. « Le verre ne fut terni par aucune vapeur; le souffle avait disparu ; le petit-fils de saint Louis et d'Henri IV n'était plus ! »

Les médecins, sentant leurs efforts impuissants, avaient prié le roi de se retirer. Louis XVIII leur répondit : « Je ne crains pas le spectacle de la mort, et j'ai un dernier devoir à rendre à mon fils. » S'appuyant alors sur le bras de Dupuytren, il s'approcha du lit funèbre, ferma les yeux et la bouche du prince, lui baisa la main, et se retira sans proférer une parole.

Il avait eu, en arrivant dans ce lieu de douleur, un mot d'un égoïsme sénile, qui pourrait bien n'être pas de pure invention. Comme le duc de Berry s'excusait d'avoir, par cet événement, dérangé le roi et troublé son sommeil, Louis XVIII lui aurait répondu : « J'ai fait ma nuit !.. » Le mot peint l'homme; il doit être authentique ; il est rapporté, en tout cas, dans la relation de Chateaubriand, qui n'est pas suspect d'hostilité à l'égard de la royauté.

(1) *Mémoires secrets du dix-neuvième siècle*, par le vicomte de BEAUMONT-VASSY.

V

Les docteurs Bougon et Caseneuve avaient été préposés à la garde du corps du défunt, tandis que Dupuytren quittait la chambre mortuaire pour se rendre à son service de l'Hôtel-Dieu (1). Il ne devait revenir auprès du prince que pour l'autopsie de son cadavre.

Cette autopsie, pratiquée par Dupuytren et Roux, révéla que l'arme avait traversé le poumon droit à sa partie antérieure, le péricarde près de son union avec le diaphragme et l'oreillette droite du cœur (2) : celle-ci présentait une ouverture en deux points opposés : l'un, près de l'ouverture de la veine cave inférieure ; l'autre, vis-à-vis de la première. On constata,

(1) Un mois après la mort du duc de Berry, S. A. R. Monsieur, qui avait déjà dit à l'habile praticien combien il avait été touché de son dévouement, voulut lui donner des preuves de sa gratitude : il lui envoya un officier de sa maison, chargé de lui remettre le portrait de son fils, admirablement peint sur une boîte enrichie de diamants, laquelle contenait six billets de banque de mille francs. Mais le chirurgien ne consentit à garder le portrait avec son entourage, que sous la condition expresse qu'on reprendrait les six mille francs.

(2) Le cœur du duc de Berry fut donné à la ville de Lille en 1820 et l'urne qui le contenait fut confiée à l'église Saint-Maurice et placée dans un monument funèbre qui fut démoli en février 1830, lors de l'envahissement de l'église par des bandes populaires. Feller, dans sa *Biographie universelle*, dit : « Le corps du duc de Berry fut transporté à Saint-Denis, son cœur

en outre, un épanchement de deux livres de sang dans le côté droit de la poitrine [1].

Henri IV, frappé comme le duc de Berry, était mort sur le coup ; mais il convient d'ajouter que le poignard avait pénétré dans l'oreillette gauche du cœur. Le duc de Berry avait eu, au contraire, l'oreillette droite transpercée, ce qui explique qu'il ait pu survivre quelques heures.

Il n'est pas besoin de répéter ce qui a été si souvent dit, qu'en aucune occasion Dupuytren ne fit preuve de moins de sang-froid. Il était contraire à tous les principes de sonder une plaie pénétrante de poitrine : ce n'était pas seulement courir le risque

dans la chapelle de sa terre de Rosny et ses entrailles à Lille, où l'on éleva à sa mémoire un monument que la révolution de 1830 a détruit. »

(1) Pendant que les chirurgiens faisaient l'ouverture du corps, le docteur Baron, médecin des Enfants de France, prenait les notes qui servaient à rédiger le procès-verbal officiel.

A défaut de cette pièce, nous en donnons le résumé ci-dessous, communiqué par l'un des médecins assistant à l'autopsie à M. Hapdé, l'auteur de la brochure citée au cours de notre travail.

« Appelés pour procéder à l'ouverture du corps de Son Altesse Royale, les hommes de l'art ont *observé* :

« 1° A l'extérieur, une plaie de deux pouces, à la partie supérieure et latérale droite de la poitrine : cette plaie, primitivement d'un pouce, avait été agrandie par le *débridement* ;

« 2° Plus profondément, une ouverture au cinquième espace intercostal ;

« 3° La partie inférieure du poumon droit, traversée ;

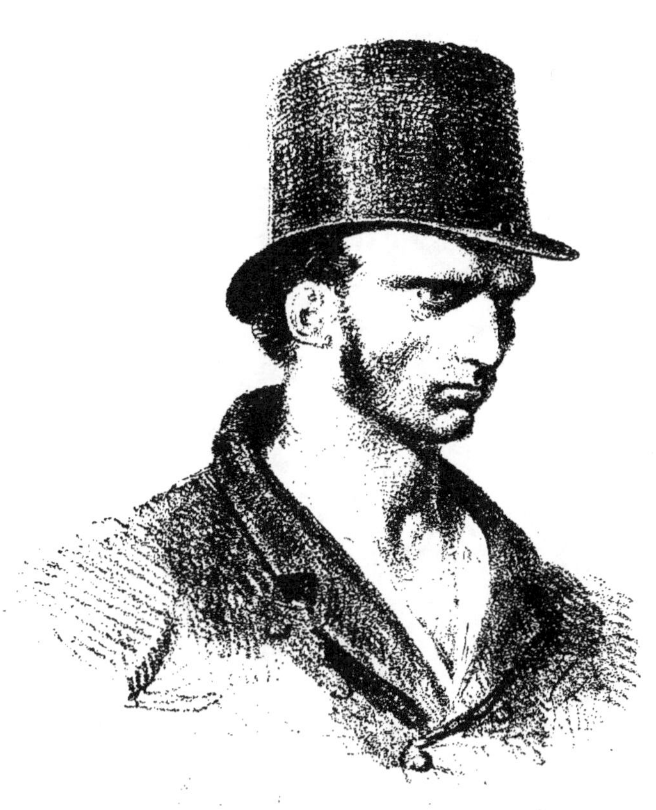

LOUIS PIERRE LOUVEL.

*Dessiné sur la place de Grève, en montant
à l'Echaffaud.
le 8 Juin 1820.*

d'augmenter l'hémorragie, mais encore de détruire des adhérences salutaires.

Peu après l'événement, parurent de nombreuses brochures, écrites par des chirurgiens, dont certains jugeaient, en termes assez vifs, la conduite de l'illustre maître.

Un octogénaire, le docteur VALENTIN, membre de l'ancienne Académie de chirurgie, protesta avec véhémence contre le traitement mis en usage par Dupuytren, et critiqua, non sans aigreur, le procès-verbal d'autopsie, signé de dix-neuf docteurs, «supposés anatomistes ».

Valentin se refusait à croire à une lésion de l'oreillette droite — car, dit-il, la mort aurait été plus ra-

« 4° Le *péricarde*, percé, contenait une once et demie de sang coagulé et non coagulé ;

« 5° Deux ouvertures correspondantes à l'oreillette droite du cœur ;

« 6° Une piqûre à la superficie du centre *aponévrotique* du *diaphragme* où le poignard s'était arrêté.

« La poitrine contenait deux livres de sang.

« Toutes les dimensions d'un instrument qui a été présenté, long de six pouces, plat sur ses deux faces opposées, tranchant des deux côtés, très aigu, parurent s'accorder avec toutes les *dimensions* de la plaie.

« Ainsi le poignard a été dirigé obliquement de dehors en dedans et d'avant en arrière ; il est entré tout entier dans la poitrine. » On peut comparer le texte de cette note avec le procès-verbal, publié par M. NAUROY *Les Derniers Bourbons*, Paris, 1883, dont nous n'avons pris connaissance que notre travail terminé.

pide, et si le cœur eût été blessé, la quantité de sang épanché aurait été plus considérable. D'après le même, il eût fallu donner issue à ce sang, et pratiquer, en outre, de nouvelles saignées [1]. On s'explique le ton acerbe de cet opuscule, quand on sait que l'auteur était très lié avec Distel, premier chirurgien du roi ; Distel, l'ennemi juré de Dupuytren.

Un autre confrère, FORESTIER [2], regrettait seulement qu'on n'eût pas insisté davantage sur les saignées et qu'on n'eût pas appliqué de ligatures aux membres.

La classe de chirurgie de l'Académie témoigna publiquement sa désapprobation de la conduite de Dupuytren. L'erreur du célèbre chirurgien dicta le sujet mis cette année même au concours par la savante compagnie : *Quelle est la méthode préférable dans le traitement des plaies pénétrantes de poitrine ?* Le 28 août 1828, l'Académie décernait une médaille d'or au docteur Briot, auteur du mémoire récompensé. Le docteur Briot conseillait la *non intervention,* tout au plus la *suture* de la plaie extérieure. On y a ajouté, depuis, les soins antiseptiques ; mais le fond de la doctrine est resté ce qu'il était à l'époque où venait de se passer l'événement qui fut le prétexte de ce tournoi scientifique.

[1] *Observations sur les rapports de MM. les docteurs en médecine,* etc., par VALENTIN ; Paris, 1850, in-8.

[2] *Un mot sur les deux procès verbaux dressés après la mort de S. A. R. Mgr le duc de Berry,* par FORESTIER ; Paris, 1850, in-8.

I

Il y a une dizaine d'années environ, au cours de recherches sur Napoléon, nous étions amené à cette découverte qui fut pour beaucoup une révélation, qu'il coulait du sang français dans les veines du sultan actuel.

Abd-ul-Hamid II se trouvait être, disions-nous, l'arrière-petit-fils d'une Nantaise, Mlle du Buc de Rivery, devenue, à la suite de circonstances que nous rappellerons plus loin, *sultane validé*. Mlle du Buc étant la cousine germaine de l'impératrice Joséphine, Napoléon III et le Commandeur des croyants avaient, de ce fait, des liens de parenté assez étroits : ils étaient, tous deux, petits-fils d'une créole de la Martinique.

Coïncidence étrange, l'impératrice Joséphine serait née la même année que Mlle de Rivery, en 1766.

Il paraît qu'au moment où Mme de la Pagerie

sentit les douleurs de l'enfantement, l'habitation de son mari venait d'être ravagée par un coup de vent qui avait détruit la maison principale ; la pauvre mère fut réduite à accoucher dans un coin intact d'un des bâtiments d'exploitation, désigné aux colonies sous le nom de *purgerie*. C'est en cet endroit que vint au monde l'enfant à qui l'on avait prédit qu'elle serait un jour *plus que reine*.

Il demeure donc établi que Mlle du Buc et Mlle de la Pagerie, destinées toutes deux à une si haute fortune et à préparer l'accès de deux trônes, l'un à l'orient, l'autre à l'occident de l'Europe, à leur petit-fils, étaient nées la même année, dans la même colonie, une île française que, par un autre rapprochement étrange, Christophe Colomb découvrait le même jour qu'un navigateur espagnol découvrait Sainte-Hélène.

Ce n'est pas tout. Il a fallu, pour que les secrets desseins de la Providence s'accomplissent, pour et par ces deux femmes, qu'elles quittassent la Martinique et vinssent en France, contre toutes les habitudes du pays et même les prévisions de leurs familles.

Mlle du Buc de Rivery était au nombre des jeunes filles qui, par exception, allaient, à cette époque surtout, recevoir leur éducation loin du toit paternel. D'un autre côté, ce n'était point Mlle Joséphine, mais Mlle Maria de la Pagerie, sa sœur, qui

était destinée par une de ses parentes, intimement
liée à la famille de Beauharnais, à épouser le jeune
créole de ce nom alors à Paris. Mais Maria de la
Pagerie était atteinte d'une grave maladie, qui ne lui
permettait pas de s'éloigner de sa mère. Ce fut donc
Joséphine qui, selon les vœux de sa parente, vint
sceller les liens si vivement désirés entre les deux
familles (1).

II

Napoléon III connaissait l'histoire de cette cousine
germaine de sa grand'mère, l'impératrice Joséphine,
bien qu'il n'en fût jamais parlé dans son entourage.

La première fois que le secret en transpira, ce fut
lors du voyage du sultan Abd-ul-Aziz à Paris, pendant l'Exposition de 1867.

Parlant de ce voyage, le journal officiel de Constantinople, *la Turquie*, prit occasion de la parenté
de Napoléon III avec la sultane favorite, pour célébrer les liens qui unissaient les deux dynasties, et
faire remonter à la cousine des Tascher de la Pagerie
l'honneur d'avoir lancé la Sublime Porte dans la voie
des réformes.

« Certes — disait *la Turquie* — l'influence de
Mlle de Rivery, devenue *sultane validé*, a dû déve-

1 *Histoire de la Martinique*, par SIDNEY DANEY.

lopper l'esprit réformateur de son fils Mahmoud.
C'est donc à une Française que l'empire ottoman est
redevable de ses premiers pas dans la voie du progrès. »

En réalité, Mahmoud n'était pas le fils, mais le
neveu de Sélim III, auquel il avait succédé (1).

Quand fut livré à la publicité, prématurément et
un peu à notre insu, le résultat d'une enquête à peine
commencée, nous ignorions que cette histoire, qui
ressemble par tant de côtés à un conte, était depuis
longtemps connue.

Elle avait d'abord paru, *sous forme romanesque*,
vers 1820 (le 10 septembre 1821 exactement), dans
un des ouvrages de ce conteur fécond qui signait ses
œuvres l'*Hermite de la Chaussée d'Antin*, et qu'on sait
être l'académicien Jouy. On la retrouve, *sous forme
d'histoire vraie*, dans un journal qui puise d'ordinaire ses informations à des sources sérieuses (2).

(1) Cf. le *Petit Parisien* des 22 octobre 1895 et 9 janvier 1896.
(2) *L'Illustration*, du 11 février 1854. C'est grâce à l'obligeance
du directeur de cette revue, que nous pouvons publier le très
curieux portrait de la « sultane française ». C'est un privilège
que notre confrère a bien voulu nous réserver, et nous lui en
renouvelons publiquement notre gratitude. Le cliché de l'*Illustration* a été fait d'après une miniature possédée par un
membre de la famille du Buc.
Disons, à ce propos, qu'il n'existe pas, comme l'assurait
naguère un journaliste mal informé, au château Borély, à
Marseille, de portrait de la sultane française ni de son fils, le
sultan Mahmoud. Il n'y a au musée d'archéologie de Marseille

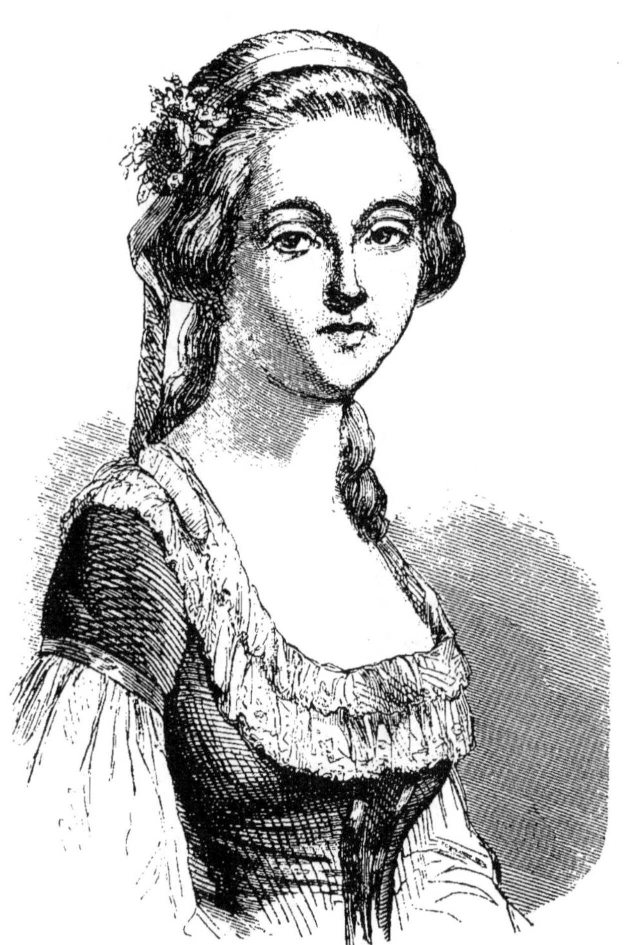

Mademoiselle du Buc de Rivery.

Voici en substance quel était le récit de notre confrère.

En 1766, naissait à la Martinique Mlle Aimée (et non Aline, comme il était dit dans le roman) *Dubuc de Rivery*.

Vers l'âge de neuf ou dix ans, la jeune fille dut être envoyée en France, pour y achever son éducation. Elle partit pour Nantes, et c'est dans le couvent des Dames de la Visitation de cette ville qu'elle fut placée.

Une tradition s'est conservée à ce couvent, qu'à une époque « qui est comprise entre 1750 et 1780 », Mlle du Buc, « alors âgée de quinze ou seize ans, quitta le pensionnat pour retourner dans sa famille (1). »

A partir de ce moment les faits sont connus. Rappelée par sa famille en 1784, la jeune fille s'embarque pour retourner dans son pays. Le navire qui la portait, atteint d'une voie d'eau et près de s'engloutir dans les flots, fut rencontré par un bâtiment espagnol faisant voile pour Majorque, qui recueillit l'équipage et les passagers du navire nantais. Au moment d'atteindre sa destination, le bâtiment espagnol fut attaqué et capturé par un corsaire algérien.

Aimée du Buc de Rivery, accompagnée d'une

qu'un portrait du vice-roi d'Égypte. Méhémet-Ali. Nous tenons le renseignement de M. Clerc. l'ancien directeur du musée Borély.

1 *Le Populaire* de Nantes, du 25 février 1897.

vieille gouvernante, fut conduite à Alger. Le dey de cette régence fut frappé de sa beauté et, suivant les mœurs orientales et barbaresques de cette nation, voulant faire la cour au Grand Turc, son maître, lui expédia la jeune fille en présent.

Sélim, qui régna quelques années après sur la Sublime Porte, ne fut pas insensible aux charmes de la jeune Martiniquaise. La jeune fille, subissant son étrange destin, devint la sultane préférée du Grand Seigneur ; et, en 1808, son fils, né en 1785, ayant pris les rênes de l'empire turc, sous le nom de Mahmoud II, elle se trouva *sultane validé* [1].

Mais, dira-t-on, de quelle importance est tout cela pour l'histoire générale ? La réponse à cette question, un médecin, doublé d'un homme de lettres, va nous la fournir.

III

Le 18 décembre 1896, notre confrère Paul de Régla, pour qui Constantinople et ses mystères n'ont depuis

[1] Cf. *Histoire de la Martinique*, par SIDNEY DANEY, t. IV, p. 35. Ajoutons, pour être complet, que cette version de l'historien de la Martinique a été combattue par le docteur du Rufz de Lavison *Étude historique sur la Martinique*, qui s'est appuyé sur un ouvrage de M. Adrien Dessales *Histoire des Antilles*, t. II, p. 385), où sont produits des témoignages, nullement concluants selon nous, de l'invraisemblance de l'histoire rapportée par Sidney Daney.

longtemps plus de secrets, nous écrivait la lettre qui
suit :

« MON CHER CONFRÈRE,

« Il est de tradition dans le harem de Constantinople que le sultan Mahmoud, père d'Abd-ul-Medjid
et grand-père du sultan Mourad V, frère du sultan
régnant Abd-ul-Hamid II, est issu d'une kadine française, dont des pirates barbaresques se seraient
emparés. On ajoute même que cette Française, belle
et intelligente, aurait eu sur son fils Mahmoud assez
d'influence, pour en faire le sultan réformateur que
l'histoire connaît.

« Ce qui est certain, c'est que *je tiens de Mourad même* qu'il doit ses sympathies françaises, son
goût pour notre littérature et notre langue, au sang
français qui coule dans ses veines. C'est bien à cela
que sont dus aussi les agissements anglais dont il a
été victime, grâce à la faiblesse et à l'ignorance de
notre diplomatie. »

Cette lettre confirmait ce que nous avions appris
d'autre part : que le sultan Mahmoud fut un réformateur, dont la Turquie pourrait à bon droit honorer la
mémoire. Comme l'écrivait, dès 1846, un historien
autorisé (1), le sang qui coulait en partie dans les
veines de Mahmoud II dut exercer son influence sur la

1 *Histoire de la Martinique*, par SIDNEY DANEY, t. V, p. 236

direction de ses idées [1], et le porta à tenter des réformes qui rendent son règne célèbre dans l'histoire de l'Islamisme. Ce fut sans doute aussi à l'action secrète de la sultane validé que Sébastiani fut redevable de l'ascendant qu'il exerça sur le Divan en 1807 et qui le fit triompher des intrigues et des armes anglaises.

Malheureusement pour l'avenir de la Turquie, le fils de Mlle du Buc de Rivery mourait, en juin 1839, de la maladie des ivrognes, dans un accès de *delirium tremens* (2), au moment peut-être où il allait mettre ses vastes projets à exécution.

IV

On raconte que le sultan Mahmoud II eut la curiosité de faire contrôler le récit que sa mère lui avait fait de ses aventures. Il aurait envoyé à la Martinique un drogman, qui en aurait rapporté une note, écrite ou dictée par les frères de Mlle du Buc de

(1) Le sultan Mahmoud aurait eu un moment l'idée de se convertir au christianisme. On pressent l'importance qu'aurait eue ce grand acte, au point de vue des relations de la Turquie avec les nations chrétiennes de l'Orient (Cf. un ouvrage paru en 1877, chez Dentu, sous titre : *Empire ottoman de* 1839 *à* 1877, par un ancien diplomate.)

(2) V. l'*Événement* (fin février ou premiers jours de mars 1897.

Rivery, note confirmant de tout point ce que nous venons de relater.

L'auteur de cette révélation prétend que cette note avait été déposée aux archives de l'ambassade de France à Constantinople. Il affirme l'y avoir vue, de ses yeux vue, ce qui s'appelle vue (*sic*).

Cette note existe-t-elle toujours ? C'est un point d'histoire qu'il ne nous a pas été possible d'élucider.

Quoi qu'il en soit, la légende est créée et désormais indestructible : il est établi, et pour longtemps, que le « *sultan rouge* » est issu d'une Française, qui aurait pu chanter, comme Mme Angot, de joyeuse mémoire :

> Le sultan, certain soir,
> Brûlant de mille flammes,
> Me jeta le mouchoir...

VARIÉTÉS RÉVOLUTIONNAIRES

A QUI DOIT-ON IMPUTER LA MORT DE LAVOISIER ?

En racontant les péripéties du drame qui aboutit à l'exécution de Lavoisier, J.-B. Dumas a fait remarquer que, pour le tribunal révolutionnaire, le grand chimiste n'était qu'un chiffre : ce n'est pas Lavoisier que le tribunal de sang condamna, c'est le fermier général n° 5, comme « auteur ou complice d'un complot tendant à favoriser les ennemis de la France, en exerçant toute espèce d'exactions, en mêlant au tabac de l'eau et des ingrédients nuisibles à la santé des citoyens (1). »

1) Lavoisier, dans son interrogatoire, n'a pas nié les fraudes : il a dit seulement qu'il les avait lui-même signalées au ministre, chaque fois qu'il en avait été informé.

« Interrogé s'il ne s'est pas rendu coupable de dilapidation des finances du gouvernement, d'exactions, de concussions et de fraudes envers le peuple ? — Répond que quand il a connu quelques abus, il les a annoncés au ministre des Finances, notamment relativement au tabac, ce qu'il est en état de prouver par pièces authentiques. » *Interrogatoire du 18 floréal an II.*

La haine contre la ferme générale remontait loin. Dès 1789, à la réunion des États généraux, les commis des entrées aux barrières s'étaient plaints, en termes des plus vifs, de ceux qu'ils accusaient de faire peser sur eux la plus tyrannique des autorités. Le point de départ des poursuites de 1793 et du jugement de 1794 se trouve dans ces paroles des commis aux entrées : « Nos adversaires redoutent le dépouillement des pièces dont ils s'obstinent à nous refuser communication, pièces d'autant plus intéressantes qu'elles feraient rentrer dans le trésor national des millions. »

La ferme générale, sous l'influence d'attaques répétées, finit par être supprimée, et des commissaires furent nommés pour en assurer la liquidation, qui devait être terminée le 1ᵉʳ janvier 1793.

Survient le procès de Louis XVI, qui détourne un moment l'attention des fermiers généraux.

La lutte entre Girondins et Montagnards absorbe, un peu plus tard, la Convention. Le 5 juin 1793, le député Montaut reprend l'accusation contre la ferme générale ; sous le prétexte que les commissaires liquidateurs retardent involontairement la reddition de leurs comptes, il obtient un décret de l'Assemblée qui supprime la commission de liquidation et ordonne la mise sous scellés des papiers et la mise sous séquestre des fonds en caisse.

Quelques mois plus tard, un nouveau décret ordonne

que les scellés seront apposés sur les papiers particuliers des membres des diverses compagnies de
finances. Lavoisier est pour la première fois mis en
cause.

Les 10 et 11 septembre 1793, on fait une perquisi-
tion au domicile de l'ancien fermier général, boule-
vard de la Madeleine. Le 28 du même mois, les scellés étaient levés, et le secrétaire-greffier de la section
des Piques, en renvoyant à Lavoisier le procès-verbal relatif à levée des scellés, ajoutait : « Tout ce
qu'il (le procès-verbal) contient rend hommage à votre
civisme et est susceptible de dissiper toute espèce
de soupçon. » Lavoisier pouvait se croire désormais à l'abri des poursuites.

Mais les commissaires liquidateurs furent de nouveau
invités à présenter leurs comptes ; on leur accordait
pour cette opération, comme délai extrême, le
1er avril 1794. Quelques jours après, néanmoins, un
conventionnel, Dupin, député de l'Aisne, faisait
nommer une commission de six membres, chargés
« de dénoncer tous les abus en finances ». Cinq commissaires reviseurs étaient, de plus, « autorisés à
examiner tous les comptes », et devaient « soumettre
leur travail au bureau de la comptabilité, sur les
abus qu'ils dénonceront ou découvriront ». C'était
une sorte de contrôle exercé sur les commissaires
liquidateurs. Ceux-ci ne s'en inquiétèrent point et
poursuivirent leur besogne, afin d'être prêts à la

date fixée par la Convention, c'est-à-dire le 1ᵉʳ avril suivant.

Mais les événements marchaient à une allure précipitée. Dès le 14 novembre, Bourdon (de l'Oise) demandait que les fermiers généraux rendissent leurs comptes, non plus dans quatre mois, mais dans un mois. « Voilà la centième fois, s'écria-t-il, que l'on parle des comptes des fermiers généraux. Je demande que ces sangsues publiques soient arrêtées, et que, *si leurs comptes ne sont pas rendus dans un mois*, la Convention les livre au glaive de la loi (1). »

Nul ne se leva à ce moment, pour faire remarquer que la Convention se déjugeait ; qu'elle avait accordé un délai qu'elle devait être la première à respecter. L'interpellation de Bourdon (de l'Oise) eut un résultat presque immédiat : une semaine ne s'était pas écoulée que les fermiers généraux étaient décrétés d'accusation, et la Convention décidait que tous seraient mis en état d'arrestation. *Lavoisier fut donc arrêté, en son unique qualité de fermier général.*

On a dit qu'un ancien salpêtrier l'avait dénoncé en raison de ses fonctions à la ferme et à la régie des poudres. Un autre délateur l'aurait signalé comme

(1 On a fait remarquer, non sans raison (*Les Sciences pendant la Terreur*, par G. Pouchet, 1896, p. 40, que « l'enquête sur la ferme générale fut longue, très longue, en un temps où on menait révolutionnairement toute chose. » Ce que nous venons de rapporter en est le suffisant témoignage.

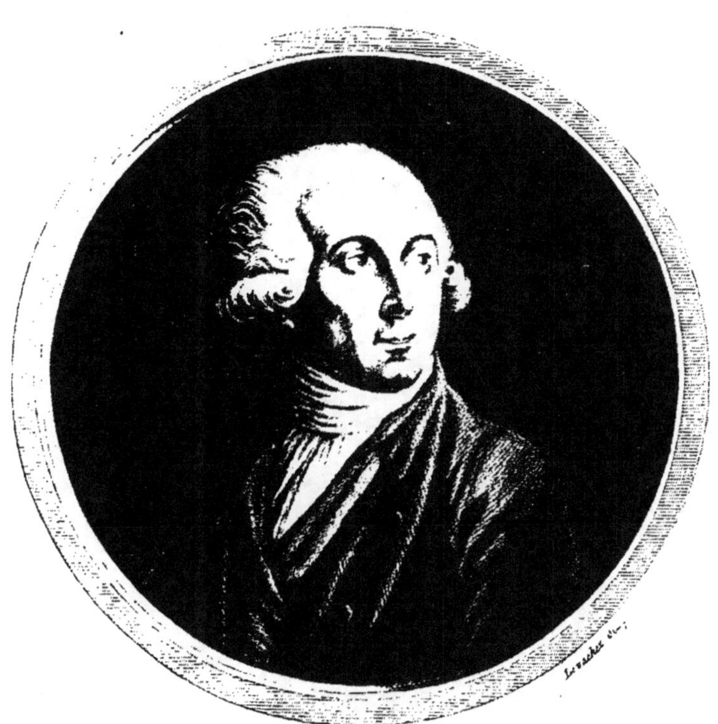

Lavoisier.

ayant entretenu des intelligences avec un émigré. On
a également prétendu — et ceci paraît mieux prouvé,
— que Fourcroy l'avait fait éliminer du *Lycée*, au
moment où cette société fut régénérée selon la formule nouvelle. c'est-à-dire la formule révolutionnaire.

Il est établi, en effet, que Fourcroy a exigé l'épuration du Lycée des Arts, épuration qui eut pour
conséquence la radiation de Lavoisier sur la liste de
ses fondateurs. Les procès-verbaux de l'Académie
des sciences, que M. Berthelot a dépouillés (1),
attestent, en outre, que Fourcroy, peu après la
révolution du 19 août et la chute de la royauté,
réclama et voulut imposer à ses propres collègues,
dans la séance du 25 août 1792, l'épuration de l'Académie (2).

La motion fut écartée, ajoute M. Berthelot, pour
cette raison que l'Académie n'a le droit d'exclure
aucun de ses membres et ne doit point prendre connaissance de leur conduite et de leurs opinions

(1 BERTHELOT. *La Révolution chimique* : LAVOISIER, p. 204.

2) Voici le texte authentique, tiré des registres de l'Académie
(séance du 25 août 1792) : « M. Fourcroy annonce à l'Académie
que la Société de médecine a rayé de sa liste plusieurs membres émigrés et notamment connus comme contre-révolution-
naires. Il propose à l'Académie d'en user pareillement envers
certains de ses membres connus pour leur incivisme, et qu'en
conséquence, lecture soit faite de la liste de l'Académie pour
prononcer leur radiation après discussion. »

politiques, « le progrès des sciences étant sa seule occupation. »

Dans la séance suivante, Fourcroy revient à la charge. Il insiste, il propose d'en référer au ministre de l'intérieur, c'est-à-dire au ministre intronisé violemment par la révolution du 10 août. Quelques mois encore, et Fourcroy provoquera la destruction même du corps scientifique auquel il appartenait.

On aura oublié ces agissements de Fourcroy, quand celui-ci sera devenu un grand personnage, courtisan d'un despote militaire, après avoir été le flatteur d'une démagogie terroriste.

Le même Fourcroy aura l'audace de prononcer un éloge de Lavoisier, qu'il avait laissé égorger sans faire entendre un cri de protestation !

Mais Fourcroy n'a pas été le seul coupable en la circonstance. Aucun des savants qui disposaient alors de quelque influence, ni Monge, ni Hassenfratz, ni Guyton de Morveau (1) ; aucun des amis des jours prospères n'intervint en faveur de Lavoisier.

(1) Il convient cependant de dire, en hommage à la vérité, qu'après l'arrestation de Lavoisier, le Comité des assignats et monnaies adressa une énergique protestation au Comité de Salut public (1ᵉʳ nivôse) : « La pièce de cinq décimes est prête, y était-il dit ; les flacons sont découpés ; dans quatre ou cinq jours, on peut en avoir fabriqué pour 50.000 livres ; » mais il faut des poids pour peser ces pièces, des poids nouveaux dont la fabrication est d'une extrême délicatesse, et la fabrication de ces poids vient précisément d'être suspendue par l'arresta

Lavoisier s'était employé pour faire nommer Guyton de Morveau à la place de procureur de la Monnaie de Paris. Il avait défendu auprès du ministre des finances les intérêts du jeune Fourcroy. Aucun des deux ne se souvint à l'heure du danger des services rendus. Fait caractéristique : la correspondance de Mme Lavoisier ne renferme aucune lettre de savants, tels que Fourcroy, Hassenfratz, Guyton de Morveau, qui siégeaient en 1794 sur les bancs de la Convention. N'est-il pas à supposer que Mme Lavoisier, connaissant leur conduite passée, avait cessé toute relation avec eux ?

Par crainte ou par indifférence, ceux que nous avons nommés ne tentèrent rien pendant les cinq mois

tion de Lavoisier. « Prenez telle mesure que vous croirez convenable à l'égard de ce citoyen, mais il faut qu'il puisse travailler dans son laboratoire... S'il n'y a pas de faits graves sur son compte, faites en sorte que l'activité soit promptement rendue aux travaux dont il est chargé, avec toutes les mesure de sûreté que vous croirez convenables. »

Le Comité des assignats et monnaies ne fut pas seul à intervenir en faveur de Lavoisier. M. J. Guillaume nous apprend que, dès le 28 frimaire, la Commission des poids et mesures avait écrit au Comité de sûreté générale pour lui représenter « combien il était urgent que le citoyen pût être rendu aux travaux importants qu'il a toujours suivis avec autant de zèle que d'activité. » Sur cette demande, le Comité de sûreté générale passa à l'ordre du jour, motivé sur ce que « le citoyen Lavoisier est porté sur la liste des ci-devant fermiers généraux, mis en état d'arrestation en exécution du décret de la Convention Nationale. »

de la détention de Lavoisier. Il est difficile de dire
ce que les efforts de ceux qui jouissaient d'une grande
influence dans les conseils de la République auraient
pu obtenir, s'ils étaient intervenus en faveur de
Lavoisier ; peut-être aussi eussent-ils trouvé difficilement accès auprès de politiciens, peu disposés
par nature et par profession à s'incliner devant les
supériorités intellectuelles, et engagés dans des
luttes implacables, où chacun d'eux jouait sa
tête et avait pris l'habitude de ne tenir aucun
compte des individus étrangers au combat (1).

La preuve est faite aujourd'hui, que Lavoisier a
été plus la victime des événements que des
hommes. Certes, tous n'ont pas fait leur devoir, de
ceux qui auraient pu intervenir utilement. Mais on
peut se demander quel eût été le résultat de cette
intervention. Consommer une nouvelle hécatombe ! Le
sacrifice eût été beau sans doute, mais combien inutile.

En tout cas, il semble établi que Lavoisier n'a pas
été, comme d'aucuns l'ont laissé entendre, la victime
d'une vengeance personnelle. Ainsi, en à croire le
dernier en date des biographes de Lavoisier, Marat
devrait être rendu responsable de la mort de
Lavoisier. Examinons en quelques mots cette autre
accusation.

Marat, au dire de M. Grimaux, avait pour Lavoi-

____

(1) BERTHELOT. *op. cit.*

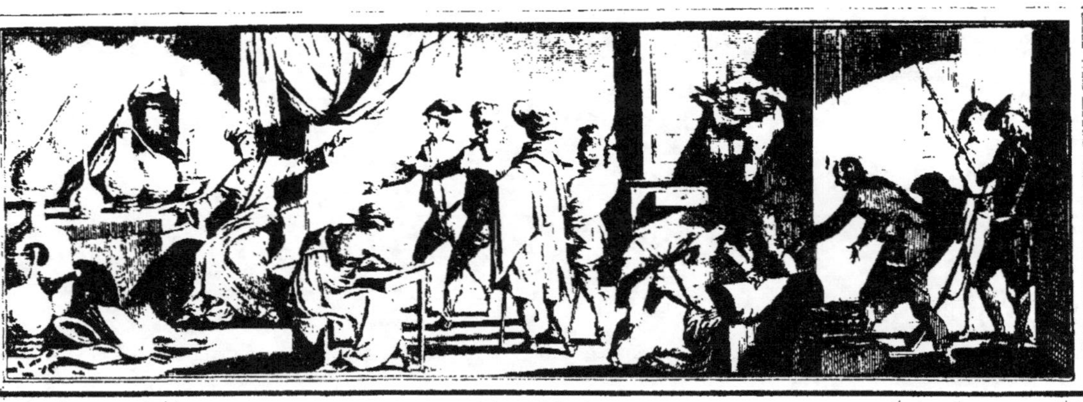

Arrestation de Lavoisier.

sier « la haine de la médiocrité envieuse; son âme,
pleine de rancune, n'oubliait pas qu'en 1780, le
Journal de Médecine ayant annoncé à tort que le
Traité du Feu avait eu l'approbation de l'Académie,
Lavoisier avait démenti le fait en quelques paroles
dédaigneuses. Aussi, quand il posséda l'*Ami du
peuple*, tribune ouverte à toutes les dénonciations,
il savoura sa vengeance avec âpreté. »

D'abord, relevons les erreurs : ce n'est pas le
Journal de Médecine, mais le *Journal de Paris* qui
avait relaté les découvertes de Marat. Ce n'est pas
Lavoisier, mais Le Roi, de l'Académie des Sciences,
qui envoya à ce journal la rectification dont il s'agit.

Arrivons à l'accusation formulée contre Marat,
d'avoir préparé la mort de Lavoisier.

Lavoisier a été guillotiné dix mois après l'assassinat
de Marat. On était en plein régime de Terreur.
Pense-t-on qu'on allait fouiller dans la collection de
l'*Ami du peuple*, pour y trouver des arguments
contre ceux qu'on voulait supprimer ? On ne s'embar-
rassait pas de tant de formalités.

Encore une fois, Lavoisier a été arrêté en sa qualité
de fermier général, et la Convention ayant décrété
que ces sangsues publiques » seraient « livrées au
glaive des lois », Lavoisier dut subir le sort commun (1).

(1. Lavoisier était-il coupable des accusations portées contre
les fermiers généraux. dans leur ensemble? Rien n'est moins

La vérité est qu'il fut guillotiné, parce que ceux-là
mêmes qui auraient pu le sauver ne s'en inquiétèrent
en aucune façon : pas plus Monge, gêné par ses relations avec Robespierre, qu'Hassenfratz, dont Lavoisier avait soutenu la candidature à l'Académie, et
qui était devenu un des membres actifs du club des
Jacobins ; pas davantage son ami Guyton de Morveau, que son autre ami Fourcroy, dont le crédit
était grand, ne s'entremirent au moment opportun.

Fourcroy, notamment, fut retenu par la peur, quoi
qu'on ait dit pour le justifier. « Caractère faible, dénué
de toute espèce de ressort », a dit de lui Chevreul ;
« plein de versatilité », suivant Grégoire, son collègue
au Conseil d'Instruction publique. Fourcroy était

prouvé. S'il fut impliqué dans l'accusation, c'est sans doute
parce que son beau-père, M. Paulze, avait pactisé avec l'étranger. M. J. Guillaume *La Révolution française*, revue d'histoire
moderne et contemporaine, t. XLII, janvier-juillet 1902, p. 50
a relevé, à ce sujet, un passage des Souvenirs de la comtesse
Dash, qui semble ne laisser aucun doute sur la culpabilité de
M. Paulze :

« Quand il le père de la narratrice, née Gabrielle-Anne de
Cisternes, lequel était l'avant-dernier des vingt-quatre enfants
issus de l'aïeul de notre écrivain avec Mlle Paulze, sœur du
fermier général dont il va être question eut seize ans, on
l'embarqua pour Paris. Le père de sa mère, M. Paulze le futur
beau-père de Lavoisier était président de la ferme générale et
fort riche ; il habitait sur la place Vendôme un hôtel qui lui
appartenait... La Révolution le trouva dans une très belle position de fortune... Mon père était très curieux à entendre lorsqu'il parlait de l'ancien régime. Il avait connu tout ce qui a

de ces hommes qui, sans conviction profonde, sont en temps de révolution menés tour à tour par l'ambition et par la peur. Asservi au pouvoir, il fut Jacobin fougueux et courtisan de Bonaparte ; le 18 frimaire an II (8 décembre 1793), pendant le scrutin épuratoire au club des Jacobins, il faisait étalage de ses sentiments de civisme, et, quinze ans après, il mourait de chagrin, parce qu'il croyait avoir encouru la disgrâce de Napoléon (1).

Le temps est venu où Lavoisier est vengé de toutes ces défections. L'heure de la réhabilitation a sonné pour le savant à qui l'on doit les découvertes qui ont immortalisé son nom. La Justice immanente est parfois tardive ; elle n'en est que plus éclatante.

laissé un nom dans les différentes conditions et dans tous les partis. Il avait même eu l'honneur d'être reçu assez intimement chez *M. le prince de Condé, qui devint chef de l'émigration, et à qui M. Paulze envoya trois millions en secret,* sans exiger aucune reconnaissance. Ces trois millions n'ont jamais été remboursés. » *Mémoires des autres,* par la comtesse DASH. Paris, 1895, p. 3-4.

Coffinhal et ceux qui prononcèrent la condamnation des fermiers généraux connaissaient-ils le fait révélé presque avec jactance par la petite-nièce du coupable ? Rien ne permet de le supposer ; mais ils avaient eu, comme on voit, l'intuition de la vérité. Cela ne justifie pas, à tout prendre, la condamnation de Lavoisier.

(1) GRIMAUX, *op. cit.*

I

« Il est affreux d'avoir à dire qu'on le condamna (Lavoisier) — et plus affreux encore d'avoir à rappeler qu'il ne put obtenir un délai pour compléter des expériences utiles. »

Qui s'exprime ainsi ? Louis Blanc, qui n'est pourtant pas suspect de prévention contre la Révolution. Le même historien ajoute :

« Les uns prêtent à Dumas (le président du tribunal révolutionnaire), les autres à Fouquier-Tinville (1), une réponse que rend douteuse l'excès de sa

(1) La réponse dont il s'agit — annote Louis Blanc — est attribuée à DUMAS par les auteurs de *l'Art de vérifier les dates* (t. I, p. 183). Elle est attribuée à FOUQUIER-TINVILLE par l'auteur de l'article LAVOISIER du *Dictionnaire de la Conversation*. Quant à la *Biographie universelle* celle de Michaud, elle ne nomme personne et s'exprime ainsi : « Le chef de cette horrible troupe, etc. »

brutale imbécillité, joint à la non-concordance des témoignages : *Vous n'avons pas besoin de savants.* »

Avant de rechercher l'origine du *mot* que l'on a tantôt attribué à Dumas, tantôt à Fouquier-Tinville, et qui n'est ni de l'un ni de l'autre, il convient d'établir la réalité du *fait.*

Lavoisier a-t-il imploré un sursis, et ce sursis lui a-t-il été refusé ?

« L'homme qui avait négligé de prendre un défenseur, a-t-on prétendu (1), n'a pas pu descendre à la prière. » Lavoisier n'a pas pris de défenseur, rien de plus exact ; il n'en a pas moins été défendu par un défenseur d'office, comme tous les accusés du procès auquel il fut mêlé. Il a fait mieux : il a rédigé sa propre défense; l'argument invoqué manque donc de consistance. Si, en réclamant un délai pour terminer des expériences en cours, Lavoisier a sacrifié à sa dignité, il a fait, en tout cas, ce sacrifice à la science, dont il fut le plus noble, le plus désintéressé des serviteurs.

Ceux-là ont jugé le prétexte vain, qui ont cherché à faire la preuve que la requête de l'illustre chimiste ne fut pas présentée au tribunal. Deux contemporains, disent-ils en substance, dont un témoin oculaire du procès, ont gardé le silence et sur la demande de sursis, et conséquemment sur la réponse qu'elle

(1) POUCHET, *Les Sciences pendant la Terreur* (Paris, 1896); aux bureaux de la *Société de l'Histoire de la Révolution.*

aurait provoquée : dans la *Notice* de Lalande, comme dans les *Mémoires* de Delahante, le silence gardé sur un fait aussi capital est bien significatif (1).

Mais ce qui a été ignoré des uns a été su des autres, mieux placés sans doute « pour avoir connu tous les détails du procès. » Au témoignage de Lalande nous pouvons opposer celui de Fourcroy qui, sans parler de délai, donne pour vrai le mot qui servit de réponse à cette demande : celui surtout de Mme Lavoisier, en état, j'imagine, de savoir ce qui s'était passé.

Croit-on que Cuvier, le savant intègre, aurait enregistré les déclarations de Mme Lavoisier, si lui-même n'y avait ajouté foi, s'il n'en avait recueilli l'écho autour de lui ? « Lavoisier, écrit-il, ne dédaigna pas de demander aux misérables qui venaient de le condamner un délai de quelques jours, afin, disait-il, de pouvoir terminer des expériences salutaires pour l'humanité. Il entendait sans doute des recherches sur la transpiration, qui avaient été suspendues en effet par son emprisonnement, lorsqu'elles promettaient les plus beaux résultats. Tout fut inutile. Le chef de cette horrible troupe répondit d'une voix féroce *qu'on n'avait plus besoin de savants*, et le coup fatal fut porté le 8 mai 1794. »

Sur le fait lui-même, Cuvier ne saurait être plus

(1) Lecture faite par M. J. Guillaume à l'Assemblée générale de la *Société de l'Histoire de la Révolution*, le 29 avril 1900. (*La Révolution française*, t. XXXVIII, janvier-juin 1900, p. 391.

affirmatif, et s'il ne désigne pas un nom, quand il réédite le mot fameux, c'est que jamais paternité ne fut plus disputée.

II

On a contesté que la phrase légendaire ait été prononcée ; nous serions assez disposé à partager cette opinion, si l'on veut entendre par là que le propos attribué aux juges de Lavoisier n'a pas revêtu d'emblée la forme lapidaire sous laquelle il est parvenu jusqu'à nous. On retrouve, ici comme ailleurs, ces « combinaisons, additions et adultérations, opérations tantôt inconscientes, tantôt méditées, d'où sortent, pour être offerts en pâture à la crédulité humaine, ce qu'on appelle les mots historiques (1). »

Sept mois après la mort de Lavoisier apparaît la première version ; elle est du conventionnel Grégoire (2), qui s'exprime ainsi :

« Il faut transmettre à l'histoire un propos de Dumas, concernant une science dont les bienfaits incalculables s'appliquent à divers arts, et spécialement à celui de la guerre. Lavoisier témoignait le désir de ne monter que quinze jours plus tard à l'é-

(1) J. GUILLAUME, art. précité.
(2) GRÉGOIRE, *Troisième rapport sur le vandalisme.*

chafaud, afin de compléter des expériences utiles à la
République. Dumas lui répond : *Vous n'avons plus
besoin de chimistes.* »

Grégoire se trompait sur l'auteur de la réponse, qui
était, selon plus de vraisemblance, Coffinhal ; mais
nous n'avons aucune raison de supposer qu'il ait
forgé celle-ci de toutes pièces.

Cette phrase se retrouve, en effet, à quelques
variantes près, dans une cantate du littérateur Désau-
dray, cantate qui fut exécutée le 15 thermidor de
l'an IV, dans la cérémonie funèbre où Fourcroy, ju-
geant l'occasion bonne de se justifier, prononça ces
paroles mémorables:

« Reportez-vous, s'écria-t-il, à ce temps affreux où
Lavoisier a péri avec tant d'autres illustres martyrs
de la liberté, du savoir, des talents et des vertus...
et répondez à ceux qui puisent dans ces horribles sacrifices des doutes perfides, ou des calomnies, plus
criminelles encore, contre des hommes à qui l'on supposait quelque pouvoir ou quelque influence pour
arrêter ces attentats : ces hommes n'avaient-ils pas
mérité, aux yeux des tyrans, le sort de Lavoisier,
par leurs travaux et leur vie consacrée tout entière à
l'utilité publique? Leur arrêt n'était-il pas prononcé?
Quelques jours encore et leur sang ne se mêlait-il
pas à celui de cette illustre victime? Le juge-bourreau n'avait-il pas annoncé que *la République n'avait
plus besoin de savants ?...* »

Fourcroy avait-il des raisons personnelles pour ne pas nommer « le juge-bourreau », nous n'avons pas à nous en préoccuper. Si on impute le mot de préférence à Coffinhal, c'est que Coffinhal présida la section du tribunal révolutionnaire chargé de juger les fermiers généraux, et que ni Dumas ni Fouquier-Tinville ne prirent part aux débats.

Se fût-il rencontré, dans l'auditoire de Fourcroy, un contradicteur, on n'aurait pas manqué d'en faire mention dans les feuilles publiques ; la phrase incriminée était donc bien dans la note du temps puisque nul n'a songé à en contester l'esprit, sinon la lettre.

III

Ceci nous amène à aborder la seconde partie de notre démonstration : comment la Révolution a-t-elle traité les hommes de science ? A-t-elle songé à réclamer leurs services ?

Il n'y avait pas quinze jours. dit le *Mercure de France* d'octobre 1790, que la Révolution était faite, que l'on criait déjà dans les rues : *La suppression de toutes les Académies*, « ces lanternes sourdes des tyrans. »

Le 8 août 1793, la Convention rendait le décret qui

supprimait toutes les académies et sociétés savantes dotées par le gouvernement. La veille encore, l'Assemblée s'était cru forcée de recourir à l'Académie des sciences, pour savoir quel avantage il y aurait à porter le titre des pièces d'or et d'argent de la République au dernier degré de fin. Mais, comme le rapporte l'historiographe de cette Académie (1), il n'était plus possible de rencontrer les hommes capables de donner la réponse : ceux qui n'étaient pas dans les cachots se tenaient dans l'ombre, et pour faire un rapport, même scientifique, au Comité de Salut public, il fallait plus de courage que n'en aurait demandé jadis la présence devant le feu ennemi. On ne rencontre pas deux fois l'héroïsme de Berthollet, osant déclarer, au nom de la science, à la face de Robespierre, que les accusations dirigées contre quelques munitionnaires étaient calomnieuses (2).

Chabot se plaisait à dire qu'il n'aimait pas les *savants* : le mot était, pour lui, synonyme de celui d'*aristocrates*. Quant à Dumas, il était d'avis de guillotiner tous les hommes d'esprit. Chez Robespierre on disait qu'il n'en fallait plus qu'un (3).

La Commune ayant cru voir dans l'Académie de chirurgie une réunion *d'aristocrates*, la Convention

(1) Alf. MAURY, *l'Ancienne Académie des Sciences*, pp. 329 et suiv.

(2) Voy. ce que rapporte sur l'héroïsme de Berthollet, en cette occasion, M. CHEVREUL, dans le *Journal des savants* 1860, p. 243.

(3) *La Révolution française*, juillet-décembre 1901, p. 250.

décréta la suppression de ce corps savant, le même jour que les autres Académies.

L'Académie de chirurgie, n'étant pas « dotée par le gouvernement », aurait dû, pour ce motif seul, échapper à la proscription commune. Depuis nombre d'années elle vivait non d'une subvention de l'Etat, mais du produit des legs qu'avait consentis en sa faveur le chirurgien La Peyronie. La Convention ordonna néanmoins la confiscation, au profit de la nation, de la terre de Montigny et des autres propriétés que l'Académie devait aux libéralités de son bienfaiteur.

Cette mainmise pour raison d'Etat constituait une véritable spoliation, mais, dans les temps troublés, on sort souvent « de la légalité pour rentrer dans le droit ». A l'heure où la Terreur régnait en permanence, qui eût osé se plaindre d'une iniquité pourtant flagrante?

On devait en voir bien d'autres par la suite.

Desault, chirurgien-major de l'hospice de l'Humanité, fut incarcéré, sur un ordre du Comité de Sûreté générale, « pour sa conduite politique depuis les premières époques de la Révolution ».

Le mathématicien Cousin, membre de la ci-devant Académie des Sciences, avait été arrêté et détenu au Luxembourg. Arrêté également Vandermonde, pendant l'été de 1793; Vandermonde, dont ses collègues Monge, Borda et Lavoisier, réclamèrent vainement la liberté.

La Métherie, professeur au Collège de France, arrêté le 17 germinal, sans indication de motif, n'était relâché que le 13 floréal suivant.

Volney fut retenu plusieurs mois dans la maison de santé de Piepus.

Le minéralogiste Sage, emprisonné comme suspect, ne put obtenir de faire son cours à la Monnaie, même sous la surveillance d'un garde.

Plus infortunés Bailly et Lavoisier, qui périrent sur l'échafaud révolutionnaire; Condorcet, qui se laissa mourir de faim.

Ces trois victimes sont loin d'être les seuls membres de l'Académie des Sciences que la Révolution ait immolés. D'autres payèrent de leur vie l'illustration qu'ils avaient acquise à la fois dans la politique et dans la science : Malesherbes, Bochart de Saron, teignirent de leur sang la guillotine, qui semblait être devenue un autel destiné aux sacrifices humains.

Ainsi finit l'Académie par le martyre, la prison et l'exil. Voilà quelle récompense tant de dévouements et d'efforts recevaient de la nation qui héritait des découvertes qu'ils avaient enfantées [1] !

(1) *L'Ancienne Académie des Sciences*, par Alf. Maury, p. 333.

IV

Bien qu'elle eût proclamé, par la bouche, il est vrai, d'un de ses plus indignes représentants, qu'elle n'avait pas besoin de savants, la République ne s'était jamais plus trouvée dans la nécessité de recourir à leurs lumières.

Dès le 14 août 1793, la Convention nationale, « ouï le rapport de son Comité d'instruction publique », décrétait que « les membres de la ci-devant Académie des Sciences continueront de s'assembler dans le lieu ordinaire de leurs séances, pour s'occuper spécialement des objets qui leur auront été ou pourront leur être renvoyés par la Convention nationale. En conséquence, les scellés seront levés, et les attributions annuelles faites aux savants qui la composaient leur seront payées comme par le passé et jusqu'à ce qu'il en ait été autrement ordonné. »

Tout manquait pour les moyens de défense de la patrie : poudre, canons, approvisionnements. Les arsenaux étaient vides ; l'acier n'était plus apporté de l'étranger ; le salpêtre ne venait plus de l'Inde. Seuls, les hommes dont on avait proscrit les travaux pouvaient rendre à la France ce qui lui faisait défaut.

« Tout annonçait que la République allait périr, avant d'avoir eu une année d'existence. Dans cette extrémité, on appela au Comité de Salut public deux nouveaux membres, que l'on chargea de la partie militaire. Ils organisèrent les armées, conçurent des plans de campagne, préparèrent les approvisionnements.

« Il fallait armer neuf cent mille hommes ; et, ce qui était plus difficile, il fallait persuader la possibilité de ce prodige à un peuple méfiant, toujours prêt à crier à la trahison. Pour cela, les anciennes manufactures n'étaient rien ; plusieurs, situées sur les frontières, étaient envahies par l'ennemi. On les recréa partout avec une activité jusqu'alors inconnue. Des savants furent chargés de décrire et de simplifier leurs procédés ; la fonte des cloches donna tout le cuivre nécessaire.

« L'acier manquait, on n'en pouvait tirer du dehors, l'art de le faire était ignoré ; on demanda aux savants de le créer, ils y parvinrent ; et cette partie de la défense publique devint indépendante de l'étranger... Au milieu de cette sanglante persécution, tous les moyens de défense sortirent de l'atelier obscur où le génie des Sciences s'était retiré (1). »

La poudre était ce qui pressait le plus ; les arsenaux étaient vides ; l'armée allait en manquer. On l'avait faite jusqu'alors avec du salpêtre de l'Inde ; on ne pouvait désormais songer à l'extraire de ce

(1) J.-B. Biot, *Essai sur l'histoire générale des sciences pendant la Révolution française*, p. 34. Paris, an II (1803).

pays, puisque tout moyen de communication était
rompu. Les membres du Comité de Salut public en-
joignent aux administrateurs de la Régie de leur fabri-
quer dix-sept millions de livres de poudre dans l'espace
de quelques mois. « Les savants offrirent d'extraire
tout du sol de la République. Une réquisition générale appela à ce travail l'universalité des citoyens. Une
instruction, courte et simple, répandue avec une incon-
cevable activité, fit d'un art difficile une pratique vulgaire. Toutes les demeures des hommes et des animaux
furent fouillées. On chercha le salpêtre jusque dans les
ruines de Lyon ; et l'on dut recueillir la soude dans
les forêts incendiées de la Vendée. » Mais le salpêtre
brut, mélangé de sels et de terres, n'est pas propre à
la fabrication de la poudre. Les chimistes durent
inventer des moyens nouveaux pour raffiner et sécher
le salpêtre en quelques jours. « On suppléa aux
moulins en faisant tourner par des hommes des four-
neaux où le charbon, le soufre et le salpêtre pulvéri-
sés étaient mêlés avec des bouts de cuivre. Par ce
moyen, la poudre se fit en douze heures. Ainsi se
vérifia cette assertion hardie d'un membre du Comité
de Salut public : on montrera la terre salpêtrée, et
cinq jours après on en chargera le canon (1). »

Malgré tant de services rendus, la République
persécutait les savants. Daubenton n'échappa à la

____

1. Biot, op. cit.

proscription que, parce qu'ayant composé un ouvrage sur l'amélioration des troupeaux, on le prit pour un simple berger. Cousin, le mathématicien, qui composait dans sa prison des ouvrages de géométrie, trompait les ennuis de sa captivité en donnant des leçons de physique à ses compagnons d'infortune.

V

Par une contradiction singulière, bien que la plupart des hommes de science eussent embrassé la cause de la Révolution, tel Chaptal qui écrivait des brochures de parti, Monge, un mouton devenu enragé, Fourcroy, président des Jacobins du 11 au 26 frimaire, Hassenfratz, assidu aux séances de ce même club; malgré l'autorité de tous ces savants, la Société dont ils font partie ne met jamais à l'ordre du jour une seule question touchant aux sciences et à l'instruction. L'esprit qui l'anime avant tout est celui de Rousseau. Pour les Jacobins, la grande affaire, c'est l'éducation. La Commune, elle-même, ne vit rien au delà de l'instruction primaire (1).

En pleine Terreur nous voyons cependant éclore

(1) *Les Sciences pendant la Terreur*, d'après les documents du temps et les pièces des Archives nationales, par G. Pouchet, p. 25.

une revue scientifique et littéraire, *la Décade philosophique*, qui renferme quelques travaux de valeur ; par contre, les *Annales de chimie* avaient cessé de paraître en juillet 1793. « La nécessité de s'occuper uniquement de la défense de la République, les événements de la Révolution, enfin les occupations et les fonctions publiques des auteurs étaient les causes naturelles de cette suspension. »

La création du télégraphe, a-t-on dit, est antérieure à l'an II, mais c'est pendant la Terreur que fut installée la première ligne : dès le 26 juillet 1793, la Convention avait nommé Claude Chappe « ingénieur télégraphe », et s'en était remise à son Comité de Salut public du soin d'examiner quelles lignes il convenait d'établir en premier lieu.

Mais ce qu'on doit ajouter, c'est que la Convention a été stimulée, en la circonstance, par un homme auquel on n'a pas rendu suffisamment justice, par Lakanal.

Chappe avait présenté, en 1792, son ingénieuse machine à l'Assemblée législative ; celle-ci n'y donna aucune attention. Un an plus tard, l'inventeur s'adresse à la Convention qui, « plus zélée, dit Lakanal, pour tout ce qui intéresse la gloire des sciences et des arts », nomme une commission.

Chappe en est-il beaucoup plus près du but ? Sa correspondance de cette époque nous le montre découragé par le mauvais vouloir des uns, l'indifférence des autres, traité de rêveur, « rebuté de toutes parts », réduit, selon sa propre expression, « à désespérer entièrement du succès, à abandonner son projet... »

Lakanal intervient. Il se met à l'œuvre, étudie tous les éléments de la question, expérimente en petit avec Chappe, en grand avec Daunou et Arbogast, cherche et trouve le moyen de réduire les dépenses de premier établissement, convainc — une fois convaincu lui-même — et le Comité et la Convention, fait décerner une récompense nationale à l'inventeur, obtient des fonds pour une première ligne, et imprime à l'exécution des travaux une incroyable activité.

Le rapport de Lakanal est du 25 juillet : un mois après, on communiquait de Paris à la frontière du Nord ; le 1er septembre, Carnot pouvait lire à la tribune de l'Assemblée la fameuse dépêche : « Citoyens, Condé est restitué à la République : la reddition a eu lieu ce matin à six heures 1) ! »

C'est encore à Lakanal — il convient de ne pas l'oublier — que l'on doit la conservation du Jardin des Plantes. De création royale, comme les Académies, puisqu'il n'était, depuis plus d'un siècle et demi, qu'une annexe de la maison du Roi, le Jardin des Plantes était fatalement destiné à subir le sort de

1) *Lakanal, sa vie, ses travaux à la Convention et au Conseil des Cinq-Cents*, par M. Isidore Geoffroy Saint-Hilaire. Extrait de *la Liberté de penser*, n°s 17 et 18, avril et mai 1849.

toute institution ayant cette origine suspecte. Lakanal apprend qu'on va attaquer devant la Convention « l'établissement ex-royal » ; le même jour, il est chez Daubenton. et se fait remettre un mémoire rédigé en 1790 pour l'Assemblée constituante, et qui lui fournissait tous les éléments de défense. Le lendemain, 10 juin 1793, il est à la tribune, et les vandales, rendus muets de surprise, l'entendent lire un rapport écrit durant la nuit, et présenter un vaste projet, aussitôt converti en loi : le jardin royal des Plantes était érigé en Muséum d'histoire naturelle. Grâce à cette transformation, l'établissement séculaire était sauvé de la destruction.

Notre impartialité nous commande de reconnaître que le Comité de Salut public, à peu près seul dans la tourmente, rendit aux sciences l'hommage auquel elles avaient tout droit de prétendre. Le 28 floréal de l'an II, une décision de ce Comité instituait à Meudon un atelier pour « la fabrication du muriate suroxygéné de potasse » : c'est peut-être le premier document officiel où figure le nom de l'oxygène récemment découvert par Lavoisier. Le même Comité créait l'École polytechnique, agrandissait l'École des mines et le Muséum, songeait aux embellissements du jardin national des Tuileries. Le mérite d'avoir institué la première commission savante aux armées revient également au Comité de Salut public.

On ne songe plus à s'étonner que les arts de

la guerre aient trouvé des défenseurs au sein de ce
Comité, quand on sait que des officiers du génie,
comme Prieur et Carnot, en faisaient partie.

VI

On a dit (1) que le 9 thermidor laissa inachevée
l'œuvre du Comité de Salut public ; c'est une exagération manifeste.

Après la chute de Robespierre, « les sciences, sor-
tant du foyer où elles avaient été concentrées et
cachées, reparurent dans tout leur éclat. Les sciences
et les arts, ranimés par la liberté, travaillèrent avec
une activité nouvelle à préparer les victoires au
dehors et à réparer les maux du dedans... Les
savants qui avaient opéré de si grandes choses,
jouissaient d'un crédit sans bornes. *On n'ignorait
pas que la République leur devait son salut et son
existence* (2). » C'est alors que sont fondées l'Ecole
polytechnique, l'Ecole des mines. Le Muséum s'agran-
dit, le Collège de France rouvre ses portes, les écoles
de médecine sont rétablies, dès que la tourmente
commence à s'apaiser.

« Dès que la tempête a cessé de soulever les flots ».

(1) Pourchet. *br. cit.*, p. 58.
(2) Biot, *loc. cit.*

écrit Lakanal, la Convention, à l'instigation de ce dernier, vote cinq décrets qui font le plus grand honneur à celui qui les a inspirés : les lois du 29 octobre 1794, du 2 avril et du 24 juin 1795, fondent trois grandes institutions : l'École normale, l'École des langues orientales, le Bureau des longitudes ; celles du 17 novembre 1794 et du 25 février 1795 organisent les écoles primaires et les écoles centrales : l'édifice tout entier de l'instruction publique était reconstruit.

A Lakanal revient encore le mérite d'avoir été le principal organisateur du grand corps, que Condorcet avait conçu dès 1792, dans son immortel *Rapport sur l'organisation générale de l'instruction publique*, et dont Daunou fit décider la réalisation immédiate, par le mémorable décret du 25 octobre 1795, de cet Institut national des sciences et des arts, destiné à remplacer les académies supprimées. Il n'y avait pas trois ans qu'elles avaient cessé d'être et, comme honteuse du coup qu'elle avait porté à l'intelligence, l'assemblée révolutionnaire réparait solennellement sa faute par cette belle création.

L'Institut devait, ce sont les termes de la loi, suivre tous les travaux scientifiques et littéraires ayant pour objet l'utilité générale et la gloire de la République. C'est surtout à Lakanal que l'on doit cette œuvre réparatrice. Une plume éloquente, en retraçant la vie de ce courageux citoyen, a rappelé les circons-

tances de la formation du nouveau corps scientifique (1).

Si l'an II marque une date importante dans l'histoire
de la science française, si on peut citer deux ou trois
noms de savants illustres, comme ceux de Fourcroy,
de Guyton de Morveau, quelle pléiade se presse dans
l'enceinte de l'Académie régénérée !

La première classe de l'Institut, et la nouvelle
Académie des sciences qui n'en est que la continuation, ont compté parmi leurs illustrations non seulement bon nombre des hommes éminents qui avaient
appartenu à la vieille Académie, Lagrange, Laplace,
Monge, Méchain, Legendre, Lemonnier, Lalande,
Daubenton, Tenon, A.-L. de Jussieu, Desfontaines,
Lamarck, Adanson, Haüy, Tessier, Borda, Ro-
chon, Coulomb, Berthollet, Bougainville, mais des
hommes nouveaux qui les égalèrent souvent : des
zoologistes, tels que Georges Cuvier, Latreille,
les deux Geoffroy Saint-Hilaire et de Blainville ;
des anatomistes, des physiologistes, des médecins
et des chirurgiens, tels que Pinel, Hallé, Corvisart,
Dupuytren, Larrey, Chaussier, Magendie et Lalle-
mand (2).

Si le 9 thermidor a décapité le Comité de Salut
public, qui eut sa part dans le mouvement, les

1) Cf. *Éloge de Lakanal*, par MIGNET.
2) *L'Ancienne Académie des Sciences*, par Alf. MAURY, p. 341.

réformes et les créations scientifiques de l'an II, pourrait-on nier qu'il a sauvé bien des têtes, qui seraient certainement tombées sous le couperet égalitaire ? Combien qui sortirent de prison, où depuis plusieurs mois ils languissaient, loin de leurs travaux ! Combien tombés dans la misère, après avoir subi pendant deux années le régime terroriste, purent goûter à nouveau, sous un régime réparateur, les joies de l'existence !

Etablissons donc une balance équitable et concluons que la réponse faite à Lavoisier par un sectaire en démence n'est que l'indice de la mentalité de certains hommes et non de toute une époque. Les progrès de la science sont indéfinis : un cataclysme ne peut qu'entraver momentanément sa marche continue et constamment ascendante.

UNE INFIRMERIE-PRISON SOUS LA TERREUR

I

Quelques jours après le 10 août 1792, le Conseil
général de la Commune avait chargé Chaumette,
muni à cette occasion de pleins pouvoirs, de visiter
les hôpitaux, afin de s'assurer de la manière dont
étaient traités « les frères blessés » dans la journée
mémorable ; « les faire placer dans des lieux aérés
et des lits seuls, et faire transporter à l'hôpital de la
Charité ceux qui pourraient l'être. »

Le Conseil autorisait son délégué « à prendre tous
les renseignements qui lui paraîtront intéresser le
bien des malades et à porter sur-le-champ remède
aux abus qui lui seraient dénoncés (1). »

Chaumette était tout désigné pour une pareille

(1) Cf. le *Catalogue d'une importante collection de Documents
autographes et historiques sur la Révolution française*, etc. Paris,
Charavay, 1862, p. 272, n° 400.

mission. Ancien étudiant en médecine (1), il était, plus que tout autre, apte à remplir avec compétence les fonctions qui lui étaient confiées. S'en acquitta-t-il avec zèle, les informations nous manquent à ce sujet ; en tout cas, ce zèle eut de quoi s'exercer.

La plupart des hôpitaux, pour ne pas dire tous, étaient remarquables par leur insalubrité (2). Dans le plus important d'entre eux, l'Hôtel-Dieu, la situation était navrante : une série de rapports officiels, publiés de 1786 à 1792, nous offrent le tableau exact de cette situation. Ils nous révèlent que, dans cet hôpital, deux, quatre et jusqu'à six malades sont couchés dans le même lit ; qu'en général, ils n'ont pas le quart d'air nécessaire à respirer ; que ceux qui cherchent à s'en procurer sur les ponts et dans de très petites cours sont jambes et pieds nus, même au cœur de l'hiver ; enfin, qu'il en résulte la mort de près de deux mille malades chaque année, qu'on aurait pu conserver (3).

C'est alors que naît le projet de reléguer hors Paris les hôpitaux, en particulier les *Enfants-Trouvés*, la *Pitié*, les *Quinze-Vingts*, et d'affecter les bâti-

---

1 V. *Chronique médicale*, 1901, p. 143 (article du docteur MIQUEL-DALTON).

(2) Cf. *L'Assistance publique à Paris*, par TUETEY, t. III, notamment aux pages 9, 26, 106 et 107.

3) *Archives nationales*, F¹⁵ 242, cité par TUETEY, *op. cit.*, t. III, p. 24.

ments de l'École militaire aux malades de l'Hôtel-Dieu. Un architecte présente le plan d'un lit, « permettant de coucher plusieurs malades isolés très près les uns des autres ». Dans ces « lits tournants, pour les personnes très malades qui ne verront rien qui les incommode, l'air viendra par l'entrée du lit et par en haut. On en peut faire pour quatre malades comme pour douze. C'est une économie de bois de lit, de matelas, de draps ; et pour le terrain, dans une circonférence de vingt pieds, il peut tenir douze malades très à l'aise(1). »

Ces propositions étaient trop raisonnables pour être acceptées ; et puis y avait-il peut-être des raisons d'ordre budgétaire qui s'opposaient à leur mise en pratique. Néanmoins, on sentait confusément qu'il y avait des réformes à tenter et on s'employa, dans la mesure du possible, à donner satisfaction au vœu public.

II

Les maisons d'arrêt ou de détention regorgeaient de prévenus ; les hospices et les maisons de santé étaient de plus en plus encombrés. Le Comité des secours publics, nommé par la Convention pour constater l'état actuel des prisons au début de l'an-

1. TUETEY. loc. cit., pp. 33-35.

née 1793, dans un compte rendu, que l'on doit tenir pour véridique, rapportait qu'à la Salpêtrière, les filles qui y sont enfermées « vivent dans l'oisiveté, ne respirent que l'indépendance, ne sont passionnées que pour la débauche ».

Dans les hospices de santé, « la nourriture est plus propre à exciter les besoins qu'à les satisfaire. »

Dans tous les grands établissements de Paris, tels que Bicêtre et la Salpêtrière, toutes les misères humaines se coudoient, sans considération d'âge ni de sexe.

« Dans l'un, des hommes dégradés par jugement ou prévenus de crimes sont placés à côté de la vieillesse honorée, de la respectable infirmité ; dans l'autre, des citoyennes estimables, des mères de famille… voient près d'elles des filles déshonorées et qui, pour la plupart, conservent dans ce lieu de répression le ton, les manières et les discours de la plus scandaleuse licence. »

Le 17 mars de cette même année, le citoyen Grandpré, chargé d'inspecter la Conciergerie, ne peut se défendre d'un sentiment d'horreur, en voyant, entassés dans une seule pièce, « vingt-six hommes rassemblés, couchés sur vingt et une paillasses, respirant l'air le plus infect, et couverts de lambeaux à moitié pourris. Dans une autre, quarante-cinq hommes, entassés sur dix grabats ; dans une troisième, trente-huit moribonds pressés sur neuf cou chettes ; dans une quatrième, très petite, quatorze hommes ne pouvant trouver de place dans quatre cases ; enfin dans une cinquième, sixième et septième pièce, quatre-vingt-cinq malheureux se pressant les uns les autres, pour pouvoir s'étendre sur seize paillasses remplies de vermine, et ne pouvant tous trouver le moyen de poser leur tête. »

Les femmes n'étaient pas mieux traitées : cinquante-quatre d'entre elles étaient forcées de se coucher sur dix-neuf paillasses, ou de se relayer alternativement pour rester debout et ne pas étouffer en se mettant les unes sur les autres 1. »

Le rapport qu'on vient de lire n'a rien d'exagéré ; les récits des contemporains aident à le confirmer 2.

L'infirmerie de la Conciergerie était un édifice de vingt-cinq pieds de large sur cent pieds de long, fermé aux deux extrémités par des grilles de fer et recouvert d'une voûte surhaussée. La lumière n'y parvenait que par deux fenêtres en abat-jour, très étroites et ménagées dans les cintres de la voûte.

Quarante à cinquante grabats garnissaient les deux parois de ce boyau, et l'on voyait, jetés sur les grabats, deux à deux et souvent trois à trois, des malheureux atteints de maladies différentes.

1. *Arch. nat.*, M 669, cité par LE GRAND *Revue des Questions historiques*, 1890).

2. Notamment Beugnot, Nougaret, etc., dont nous résumons les impressions *de visu*.

Il était impossible d'y renouveler l'air. On ne
songeait pas seulement à le purifier; on ne pensait
pas davantage à nettoyer la paille des grabats et les
couvertures. Pour comble, les commodités de cette
partie de la prison étaient placées au milieu de l'infirmerie, et, comme elles étaient insuffisantes, les environs y suppléaient; et les environs... c'était l'infirmerie elle-même! Il arrivait parfois qu'on trouvait là,
couchés sur le pavé et souillés de leurs ordures, des
malades qui avaient fait effort pour s'y traîner et qui
étaient tombés de faiblesse ou avaient succombé à
la douleur !

Un malade venait-il à mourir, on lui recouvrait la tête
de la couverture, commune à lui et à son compagnon
de lit, et celui-ci gelait de froid et devait attendre,
pour être séparé de ce cadavre, l'heure réglementaire ;
ou qu'il y eût eu dans la journée trois ou quatre
morts, pour motiver un transport extraordinaire.

Au témoignage du chansonnier Ange Pitou (1),
qui avait été, pendant un certain temps, enfermé
dans ce lieu de détention, une odeur cadavéreuse vous
prenait à la gorge en y pénétrant : l'un avait la figure
couverte de boutons et d'ulcères, un autre les lèvres
bouffies et noires de charbon; deux ou trois autres
moribonds étaient dans le même lit. Un « sale co-
quin », nommé Pierre, condamné à dix ans de fers,

1) F. ENGLRAND, *Ange Pitou.*

était devenu infirmier depuis la mort de la Reine, à
qui il avait servi de valet de chambre. Il faisait sa
fortune au milieu de la putréfaction, car la plupart
des malades étaient sans connaissances et soigneusement dévalisés.

Ange Pitou avait été placé dans le coin des fié-
vreux. Pendant une absence, sa place avait été prise
à l'infirmerie et il fut mis avec les lépreux. « Des
vers gros comme le doigt, conte-t-il, tombaient des
paillasses et des cadavres vivants étaient entassés
jusqu'à quatre dans un lit (1). »

Croyez-vous le tableau poussé au noir ? Tous les
récits de l'époque le confirment ; tous s'accordent à déclarer que le service médical était des plus défectueux,
livré à des incapables ou à des hommes indignes de
la mission d'humanité que leur conférait leur titre.

Un d'eux, surtout, le docteur Théry, a mérité, par
son atroce conduite, la réprobation de tous les
gens de cœur. « Jamais — nous empruntons les
termes d'un narrateur, dont l'expression est toujours
mesurée (2) — un mot consolateur n'est descendu de sa

(1) « Malheur au prisonnier que l'on met à l'infirmerie ! (de la
Conciergerie), rapporte un autre contemporain. Placé sur un
grabat, à côté d'un moribond et quelquefois d'un cadavre, il
respire le méphitisme, et ajoute à sa maladie celle de tou-
ceux qui gissent dans cette salle et dont il pompe les miasmes. »
PROUSSINALLE, *Histoire secrète du Tribunal révolutionnaire*, t. II,
p. 49 (Paris, 1815).
(2) BEUGNOT, *loc. cit.*

bouche; jamais il n'a donné un signe d'intérêt à l'humanité souffrante et tourmentée. Sa visite journalière durait ordinairement dix-huit minutes, quelquefois vingt, vingt-deux, et n'a jamais passé vingt-cinq. En vingt-deux minutes il avait visité quarante malades, ce qui donnait un peu plus d'une demi-minute par individu.

« Sa recette habituelle était de la tisane, de la tisane, pour tout, et jamais que de la tisane. Un jour, il s'approcha d'un lit et dit, après avoir tâté le pouls de celui qui y gisait : « Ah! il est mieux qu'hier. — Oui, dit l'infirmier, il est beaucoup mieux... mais ce n'est pas le même ; le malade d'hier est mort. — C'est différent, qu'on fasse de la tisane (1). »

L'entassement, le défaut de soins, la mauvaise alimentation, constituaient le foyer le plus propice à l'éclosion et au développement des maladies.

Une épidémie de « fièvre pestilentielle » (probablement du scorbut) (2) ne tarda pas à se déclarer; le

(1) PROUSSINALLE, t. II, p. 5o.

(2) Voici comment la décrivait le médecin BAYARD, officier de santé de l'Hospice de l'Évêché : « Cette fièvre peut être appelée la *fièvre pestilentielle d'Europe*, parce que la plupart de ses symptômes lui donnent la plus grande ressemblance avec cette maladie terrible. Les personnes qui y sont les plus sujettes sont celles d'une constitution relâchée et d'un tempérament mélancolique; celles dont les forces ont été épuisées par de longs jeûnes, par des veilles, par des travaux rudes et fatigants, par les excès des plaisirs de l'amour, par les contentions d'esprit et de chagrin, par un air malsain, tel que celui que respirent ceux qui habitent

germe en avait été apporté du dehors, par des prisonniers nantais, qui l'avaient eux-mêmes contracté
dans les prisons d'Angers.

La Conciergerie dut être évacuée : une partie des
malades fut transportée à l'Hôtel-Dieu ; quant aux
autres, ils furent dirigés sur un nouvel établissement, dont nous allons parler avec quelques détails.

III

Les circonstances dans lesquelles cet hospice nouveau avait été créé méritent d'être connues.

Au mois d'octobre 1793, l'évêque constitutionnel de
Paris, Gobel, avait démissionné. Les locaux du
palais épiscopal étant devenus vides, on songea à
les affecter à une autre destination. Leur proximité
de l'Hôtel-Dieu fit tout de suite songer à les utiliser
comme hôpital.

Un décret de la Convention, du 5 pluviôse an II,
ordonnait au ministre de l'Intérieur de disposer,
dans le délai de trois jours, une partie de la maison

des lieux bas et qu'on ne peut ou qu'on n'a point soin de
renouveler. Tel est encore celui que corrompent les émanations
putrides des animaux et des végétaux en putréfaction ; aussi
cette fièvre est-elle très commune dans les prisons, dans les
hôpitaux, dans les infirmeries, surtout lorsqu'il y a eu trop de
monde, que ces lieux ne sont pas assez aérés ou que la pro-
preté y est négligée. » 2 ventôse an II. *Archives nationales.* W, 154.

épiscopale de Paris, pour former une infirmerie uniquement destinée aux prisonniers de la Conciergerie (1). Malgré l'activité déployée par les ouvriers, l'hospice ne fut prêt à fonctionner qu'une semaine plus tard ; encore était-il propre à recevoir seulement une vingtaine de malades.

La lettre suivante, adressée par Fouquier-Tinville au citoyen Lullier (2), montre les tâtonnements qui précédèrent l'installation du nouvel hospice :

> « Paris, le 18 pluviôse de l'an second
> de la République une et indivisible.

« L'accusateur public près le tribunal révolutionnaire au citoyen Lulier, agent national du district de Paris.

« Le citoyen Giraut, architecte, m'a communiqué, citoyen, une lettre du citoyen Pache, du 14 courant, par laquelle il te mande qu'il était informé qu'il y avait des ordres donnés pour que l'on préparât dans les bâtiments de l'évêché des infirmeries, non seulement pour les malades de la Conciergerie, mais encore pour tous les autres malades. Je n'ay eu aucune connaissance qu'il ait été donné de pareils ordres

(1) *Arch. nat.*, C 290, n° 901 (TUETEY, IV, 104).

(2) *Documents pour servir à l'histoire de la Révolution*, par D'HÉRICAULT, t. I, pp. 77 et suiv.

qui seraient entièrement contraires à l'esprit du décret, et si j'avais été instruit qu'il en existât de semblables, je me serais empressé de représenter tous les inconvénients que pourrait entraîner une pareille mesure.

« Le citoyen maire l'invite ensuite de prescrire à l'architecte de ne préparer qu'un local nécessaire pour la quantité de 30 à 50 lits, selon ce qui a été demandé par moy, en laissant tout le reste du bâtiment à la disposition des établissements publics pour y transférer les malades de l'Hôtel-Dieu; cette dernière partie exige une réponse plus développée que la première.

« Quand j'ai sollicité un hospice dans les bâtiments de l'évêché, mon intention n'a jamais été que le local fût restreint à un espace qui ne pût contenir que cinquante lits, et encore moins que des individus étrangers pussent être introduits dans les lieux dépendants des mêmes bâtiments, le même motif qui m'a déterminé à solliciter qu'il n'y eût qu'une maison d'arrêt pour les traduits au tribunal, me détermine, dans tous les temps, à représenter qu'un pareil mélange est impraticable dans l'espèce, et qu'il ne pourrait avoir lieu, quelques précautions que l'on prît, sans exposer une foule de conspirateurs à s'évader ! Une seule réflexion suffit pour convaincre de cette vérité, c'est que la plupart de ces conspirateurs sont riches, et l'expérience acquise depuis que je suis au Tribunal

m'a démontré qu'il était trop important de ne pas
admettre de prisonniers étrangers parmi ces conspirateurs.

« Quant à l'article des 50 lits, cela ne peut venir
que d'un malentendu de la part du citoyen maire :
il est très vray que j'ay observé au Comité de Sûreté
générale, que le nombre des malades était tel qu'il
fallait à l'instant 50 lits au moins; mais jamais je n'ay
dit, n'y n'ay pu dire que 50 lits suffiraient.

« Une dernière réflexion déterminante, c'est que :
1° le Tribunal est celui de toute la République;
2° qu'à raison de ce, les conspirateurs y sont traduits
de tous les points et en très grand nombre; 3° qu'il
existe en ce moment dans toutes les maisons d'arrêt
et maisons de sûreté plus de trois cent prévenus qui
sont sinon malades alités, au moins malingres, tant
à raison de leur vieillesse que parce que la plupart
ont été élevés dans la mollesse, et sont plus suscep-
tibles de périr, étant resserrés dans une prison telle
que celle de la Conciergerie dont l'air est insalubre,
ainsi que cela est arrivé depuis environ six semaines,
car il est nécessaire de réunir les malingres, comme
les malades, dans l'hospice; c'est le seul moyen de
les conserver pour faire frapper du glaive de la loy
ceux qui le méritent et éviter que les innocents incar-
cérés en gémissent; la proximité de l'hospice du
Tribunal est encore d'une grande considération.
Ainsy par toutes ces raisons et beaucoup d'autres que

la surcharge des affaires ne me permet pas de développer icy, il convient de donner aux établissements toute l'importance, étendue et sûreté qu'il sera possible. Le citoyen maire luy-même est trop juste et trop éclairé pour ne pas adopter ces propositions.

« Je vois souvent aux Comités de Salut public et de Sûreté générale le citoyen maire, mais, m'ayant été impossible de m'y rendre tous ces jours, je n'ay pas été à portée de conférer avec lui sur tous ces objets et beaucoup d'autres.

« Il paraîtrait convenable que le comble de l'église de Saint-Jean-le-Rond fût démoly, afin d'isoler complètement cet hospice et d'une manière (sic).

« Au surplus, je m'en rapporte à ton patriotisme et à ton zèle connu pour le bien public.

« Vⁱᵉ B. D'AGOURS.

« A.-Q. FOUQUIER. »

IV

Le Comité de Salut public, instruit des lenteurs qu'éprouvait l'établissement de l'infirmerie, par suite de la difficulté à se procurer les objets d'ameublement indispensables, avait autorisé le ministre de l'Intérieur à faire prendre directement dans les maisons d'émigrés, les linges, meubles et ustensiles nécessaires, et à désigner un nouvel architecte pour continuer les travaux commencés (1). Entre autres propriétaires émigrés, qui furent mis à contribution, nous relevons les noms d'Égalité, de la veuve Richelieu, de Pétion, du banquier Vandenyver, prévenu d'avoir fait passer des fonds à la Du Barry, crime qu'il devait expier sur l'échafaud.

Les réquisitions faites chez les émigrés n'ayant pas donné tout le résultat qu'on en attendait, on dut recourir au matériel d'anciennes maisons hospitalières. On mit à la disposition de l'apothicaire, — un personnage dont nous parlerons plus loin, le sieur QUINQUET, — « les objets et instruments de pharmacie qui pouvaient se trouver dans la maison des ci-devant Sœurs Grises de Saint-Lazare et autres établissements nationaux (2). »

Bientôt les locaux devenant insuffisants, on songea à les agrandir. Mais on fut aussitôt arrêté par la partie du bâtiment de l'Évêché contenant les trésors de Notre-Dame, où le Comité du Salut public avait fait, quelque temps auparavant, apposer les scellés. Le ministre demanda la levée des scellés, afin de pouvoir continuer les travaux. Le Comité révolutionnaire s'empressa de lui donner satisfaction, sollicitant seulement quelques jours de délai.

En dépit du zèle montré par les autorités, l'amé-

(1) Arch. nat., AF** 81, n° 601 TUETEY, IV, 107.
(2) Idem. F** 395 (LE GRAND. op. cit.)

nagement intérieur laissait encore à désirer. L'installation du laboratoire ne marchant pas au gré de l'apothicaire, l'Administration des armes dut chercher, dans son magasin des cuivres, des ustensiles pour la pharmacie de l'hospice de l'Évêché (1).

D'autre part, les officiers de santé, réunis chez l'économe, se plaignaient de n'être jamais consultés pour les réparations et constructions; celles-ci étaient, disaient-ils, « commencées par tous les bouts et ne finissaient point », ce qui les obligeait à entasser les malades les uns sur les autres, ou à en remplir les salles nouvellement enduites de plâtre, ce qu'ils jugeaient insalubre au premier chef.

De son côté, l'architecte réclamait l'établissement d'un chemin de ronde, pour empêcher toute communication extérieure, et la construction d'un aqueduc destiné à faciliter le prompt écoulement des matières des latrines, et éviter les exhalaisons occasionnées par leur séjour dans l'ancien aqueduc; il demandait également l'appropriation de la chapelle dite de *Saint-Jean-le-Rond*, pour l'établissement des salles de bains (2).

On n'avait pas attendu la réalisation de toutes ces améliorations pour édicter le règlement intérieur du nouvel hospice.

Un projet, daté du 4 germinal an II), indiquait quel

(1) *Arch. nat.*, AF^II S., n° 601 (THUILLAS, IV. 134-135).
(2) *Idem*, F^15 1167.

serait le personnel de l'établissement. Les chefs désignés étaient l'agent national et l'économe. Le service de santé se composait : d'un médecin en chef et son adjoint ; un chirurgien en chef et son adjoint ; un élève en chirurgie ; un apothicaire en chef ; un ou plusieurs élèves en pharmacie, suivant le besoin.

L'économe était plus spécialement chargé d'assurer l'ordre, tant extérieur qu'intérieur.

Le médecin en chef était tenu de faire sa visite, en été, à six heures du matin ; en hiver, à huit heures. Le chirurgien en chef, son adjoint ou l'un de ses élèves, devait suivre la visite du médecin, « soit pour lui rendre compte de l'état des plaies, décider les opérations à faire ; soit pour prendre note des saignées, pansements à faire ou vésicatoires à poser. »

L'apothicaire en chef, ou l'un de ses élèves, accompagnait le médecin tout le temps que durait la visite. Il y avait, en outre, pour assurer le service, des garçons de salle, des femmes de salle ou gardes-malades, une femme économe pour le linge, un chef de cuisine et ses aides, et un geôlier. N'oublions pas que l'hospice de l'Évêché était considéré à la fois comme infirmerie et comme maison de justice.

Aux termes d'un arrêté du Comité de Salut public (1), l'administration de l'hospice appartenait au ministre de l'Intérieur, et la police extérieure et les

---

(1) Daté du 15 ventôse (*Arch. nat.*, AF* II, 47 et 48).

mesures de sûreté, tant des prisonniers que de la maison, à l'accusateur public.

La police intérieure, attribuée à l'accusateur public, était confiée à l'économe en chef et au concierge, qui recevaient directement leur consigne de l'accusateur public.

Étaient seuls reçus dans cet hospice « les malades prévenus de crimes de contre-révolution ». Nul n'y était admis que sur un ordre par écrit de l'accusateur public (1).

Le concierge était personnellement responsable, aux termes de la loi, de toutes les évasions qui pourraient avoir lieu et de toute communication verbale ou par écrit avec les détenus. Il faisait tous les soirs l'appel, pour s'assurer si les personnes dont la garde lui était confiée étaient au complet ; il devait envoyer tous les jours, à l'accusateur public et au ministre de l'Intérieur, la liste des détenus qui avaient été amenés dans la journée.

Les hommes et les femmes ne pouvaient, sous aucun prétexte, à moins d'en avoir obtenu l'autorisation écrite de l'accusateur public, communiquer entre eux. Les officiers de santé et les infirmiers en chef étaient responsables de toute infraction à cette défense (2).

(1) Analogue au modèle ci-après, dont nous donnons un fac-similé. L'original nous en a été gracieusement communiqué par M. Noël Charavay.

(2) Arch. nat., F⁷⁶ 601.

TRIBUNAL RÉVOLUTIONNAIRE,

Établi à Paris, au Palais, par la loi du
10 Mars 1793,
L'an IIe de la République.

ACCUSATEUR-PUBLIC.

attendu La maladie du nommé jean parfait Constatée
par les officier de Santé pré le tribunal

Le Directeur et Econome de L'hospice national
a la cytoyand Loeche Necera et gardra jusque a nouvel
ordre par Ecrit de La ccusateur publie Le Susnommé auquel

Ordre de transférer à l'Hospice national du ci-devant Évêché le nommé Jean PARFAIT. — (Jean PARFAIT, instituteur, fut décapité le 2 messidor suivant, pour avoir tenu des propos nuisibles au recrutement).

Coll^{on}. Noël CHARAVAY.

La responsabilité de nos confrères était lourde; étaient-ils du moins rétribués proportionnellement aux services qu'on exigeait d'eux ? On va en juger. Il y avait un médecin par cent malades, dont le traitement était fixé à 3.000 livres (1), et deux officiers de santé, aux mêmes appointements ; l'un d'eux avait sa résidence à l'hospice. Ils étaient attachés tous deux au tribunal révolutionnaire ; ils étaient tenus de s'y transporter à la réquisition de l'accusateur public, et de dresser les procès-verbaux jugés nécessaires par le tribunal.

Le « maitre en pharmacie » chargé de la préparation des remèdes était appointé, comme les médecins et l'économe en chef, à 3.000 livres. Le concierge n'en touchait que 2.000.

Le premier concierge nommé, un certain Tarcilly, ne faisait pas, à ce qu'il parait, bon ménage avec l'économe et les officiers de santé, qui se plaignirent au ministre, que « cet homme, aussi immoral qu'incapable de remplir sa place, demandait pendant la nuit aux détenus leurs noms, prénoms, les noms de leurs

1   *Comité de Salut public, 6 prairial an II.*

« Le Comité de Salut public

« Instruit que les citoyens Théry, Souberbielle et Naury, officiers de santé du Tribunal révolutionnaire, ont soigné gratuitement pendant six mois les malades de ce Tribunal :

« Arrête qu'il sera payé par la Trésorerie nationale à chacun et par forme d'indemnité la somme de 1.500 livres faisant moitié du traitement de 3.000 livres qui leur est accordé. » *Archives nationales.*

femmes, leurs enfants et leur demeure... » ; qu'il
se servait « de propos d'homme presque toujours
épris (sic) de vin », ce qui avait provoqué des protestations sur le même ton. « On ne guérit pas des
malades, ajoutaient sensément les plaignants, en
les persécutant jour et nuit. » Il était impossible,
poursuivaient-ils, de faire le bien, tant qu'il serait
maintenu en fonction ; et il devenait urgent de lui
retirer son emploi. Cette requête fut favorablement
accueillie et le citoyen Tarcilly dut céder la place à
son successeur.

L'économe avait été, comme le concierge, remplacé
au bout de très peu de temps, mais pour un motif
plus honorable : « pour cause de maladie dont il est
mort », ainsi qu'il est dit dans « l'état des personnes
employées à l'hospice du ci-devant Évêché ».

V

Cet état, très curieux à consulter, nous renseigne
sur le nom des médecins qui furent primitivement
attachés à cet hôpital-prison.

Le premier officier de santé nommé fut le citoyen
Théry. Il était entré en service le 12 pluviôse, le
même jour que les deux chirurgiens Naury et Bayard.
Naury était l'ami de Fouquier-Tinville. Quant à
Théry, compatriote de Robespierre, il avait été dési-

gné comme médecin du tribunal révolutionnaire,
par l'influence de son puissant protecteur. Voici
la lettre que le dictateur écrivait, en faveur de son
protégé, au tribunal :

Paris, le 10 mai 93, II rép.

J'ai appris que le tribunal révolutionnaire devait nommer
un médecin; je vous indique et aux républicains le citoyen
THÉRY, recommandable par ses talents dans l'art de guérir
et par son patriotisme. Il n'est pas indifférent aux bons
citoyens de connaître des hommes qui méritent leur confiance. Je me suis fait un devoir de vous annoncer un
patriote qui a des principes et une conduite ferme dans la
ligne révolutionnaire. Vous ne négligerez point l'occasion
d'être utile à un républicain.

ROBESPIERRE.

Au citoyen FOUQUET DE TAINVILLE, accusateur
au tribunal révolutionnaire à Paris.

En marge, se lisent les annotations suivantes :

Pris en très grande considération.

MONTANÉ, président.

Jean-Baptiste-Joseph THÉRY, accepté comme médecin du
tribunal le 11 juin.

MONTANÉ, président.

D'après l'avis unanime de nos Confrères (1).

On retrouve les signatures de Naury et de Théry

____

(1) CAMPARDON, *Hist. du Tribunal révolutionnaire de Paris*, t. I
(1862), p. 227-8.

apposées au bas d'une pièce médico-légale d'un caractère historique : l'autopsie du cadavre de Valazé, l'héroïque Girondin qui s'était frappé d'un coup de poignard au cœur, dans la salle même du tribunal où avait été prononcée sa sentence de mort.

Nous venons de vous présenter le citoyen Théry ; un trait manque à cette esquisse : un de ses « sujets », qui ne paraît pas avoir gardé de lui un excellent souvenir, va nous le fournir.

« Le meilleur remède qu'on peut attendre de ce nouveau docteur, écrit Paris de Lépinard (1), un Genevois établi à Lille, est sans contredit d'être privé des siens. »

L'historiographe des prisons de la Terreur n'est guère plus tendre dans ses appréciation sur le second officier de santé, le sieur Naury, « homme ignorant, saigneur impitoyable, d'une avidité effrénée ; au reste, ami de Fouquier, et membre épuré des Jacobins, il pouvait marcher de front avec son collègue Théry. »

Naury et Théry sont les bêtes noires des détenus enfermés à l'hospice de l'Évêché. Quand ils ne tuent pas les malades, ils prennent plaisir à les tourmenter. Ceux-ci se plaignent-ils d'être mal traités, ils les menacent de les renvoyer, quelle que soit la gravité de leur état ; c'est ainsi qu'ils ont imposé silence à

(1) *L'Humanité méconnue*, par Joseph Paris de Lépinard. *Mémoires sur les Prisons*, t. I, pp. 149 et suiv.; Paris, 1883.

une femme enceinte de six mois, qui s'était plainte
qu'un infirmier lui avait reproché le pain qu'elle mangeait (1).

Mais il est contre eux d'autres griefs, que nous
trouvons énumérés dans un document du temps.
Bien qu'ils n'y soient pas nommément désignés, il ne
saurait être question que de ces deux médicastres.
Leur réputation d'inhumanité et d'ignorance, déjà
bien établie, n'aura pas, du reste, à souffrir de ces
nouvelles révélations.

« Les horreurs qui se commettent journellement à
l'hospice (de l'Évêché) sont si grandes, écrivent le chef
infirmier et le chef infirmière (sic), qu'il est impossible de garder le silence... Une jeune personne de
vingt ans nommée Sara étant très malade, on lui mit
un vésicatoire aux jambes, il en provint un érysipèle
très dangereux qui fit craindre pour la vie de cette
jeunesse. Une citoyenne détenue, nommée Saint-
Agnand, dit à l'amie de la malade : « Il faut absolument lui mettre un pigeon vivant coupé en deux sous
la plante des pieds, afin que la gangrène ne s'y
mette point, et lui sauver la vie. » Le médecin monta
à la visite à six heures du soir; on lui en fit part, il
se mit fort en colère. La citoyenne Duviquet, détenue, amie de la malade, dit au médecin que cela
l'avait beaucoup soulagée et qu'elle la trouvait mieux.

1) V. le document cité quelques lignes plus loin.

Il lui dit : « Taisez-vous, je veux qu'on lui ôte, et vous, je vous ferai transférer, puisque vous n'avez pas confiance en moi... » Ce qu'il y a de vrai, c'est qu'il n'y a pas qu'elle qui n'a pas de confiance au médecin, car tous les jours les médecines, tisanes et potions sont aux commodités.

« D'ailleurs, ce qui prouve leur ignorance, c'est qu'on a été obligé d'aller chercher le chirurgien-major de l'hospice de l'Humanité, ci-devant Hôtel-Dieu, à minuit, pour faire l'opération à un malade qui avait la pierre.

« Un autre fait : une nommée Jeanne Péchaux étant fort incommodée d'une extinction de voix, elle demanda un vésicatoire. L'élève en chirurgie lui dit : « Ne vous en faites pas mettre un actuellement, car le sérat (*sic*) est si mauvais qu'il donne un érysipèle très dangereux, par l'économie des officiers de santé. » Il est étonnant qu'ils ont pu conserver la vie à cette malheureuse, pendant que tant d'autres sont morts de la gangrène que leur maudit sérat a occasionné (1)... »

A en croire l'économe de l'hospice (2), le bon ordre

(1) *Arch. nat.*, W. 77 [Tuetey. IV. 14?-5]. Document daté du 5 fructidor an II.

(2) A la date du 1er brumaire an III, la Commission des Administrations civiles, Police et Tribunaux, écrit au citoyen Enguchard, pour lui rappeler qu'il ne doit pas négliger de visiter chaque jour les malades et de suivre leur état (*Arch. nat.*, F7 3299^19, in Tuetey, IV, 156-8).

était loin de régner dans la maison : « les propos, les fausses dénonciations, tout est employé pour l'empêcher. L'officier de santé Naury ne se conforme pas plus au règlement que par le passé, il n'a jamais fait qu'une visite par jour et depuis quelque temps il ne prend même pas la peine de panser les malades. »

Un autre médecin de l'établissement, le successeur de Théry, Angucard ou Enguchard, ne se montre ni plus zélé, ni plus humain.

« Si l'on parle de règlement. le prétendu médecin Angucard, qui se dit le maitre dans la maison. répond qu'il sait ce qu'il a à faire; personne n'ose se plaindre qu'en secret : parce qu'il a fait croire aux uns qu'il a une grande influence auprès des tribunaux et qu'il peut leur être utile ou nuisible suivant l'échéance des cas, ce qu'il pratique à merveille; les autres, il les menace de les faire transférer... Ce n'est pas tout, si quelques malades se plaignent qu'ils ne peuvent pas exister, il leur répond qu'ils crèvent, à ceux qui ont des coliques. qu'ils pettent (*sic*), aux femmes enceintes qui demandent à être saignées, parce qu'elles sont dans cet usage. qu'on ne saigne que les bourriques, etc...

« Il y a un autre abus; les différents genres de maladies sont confondus, suivant que tel ou tel malade convient ou ne convient pas aux médecins. quelle que soit l'incommodité qui en résulte pour les uns ou pour les autres...

« Des malades non galeux se trouvent placés dans la salle des galeux... on en a vu jusqu'à trois ou quatre par jour dans la salle des morts. »

On pourrait croire à une inimitié personnelle de l'économe à l'égard du médecin ; mais voici un autre témoignage qui, loin d'infirmer les griefs à son endroit, les aggraverait plutôt. Ce témoignage émane de Paris de Lépinard, dont l'autobiographie fourmille de détails d'autant plus intéressants qu'ils ont été vécus.

Enguchard aurait été chassé de plusieurs hôpitaux, et notamment de celui de Compiègne, avant de prendre la place de Théry.

« Sa figure, sa manière de se coiffer, son maintien, tout, aux moustaches près, annonçait un de ces hussards qu'on expose quelquefois sur nos théâtres à la récréation publique. Ce coupe-jarret avait indubitablement le mot d'ordre pour exécuter les *empoisonnades*, comme Carrier les *noyades*, Collot les *fusillades*.

« La grande recette de celui-ci était la saignée, encore la saignée, et toujours la saignée (1). »

Connaissant son faible, certains malades usaient

<hr>

(1) Paris de Lépinard, *op. cit.* Après la mort de Robespierre, Enguchard publia un mémoire pour se disculper. On y porta peu d'attention. C'était l'usage, à cette époque, de rejeter sur le

du stratagème suivant : ils se faisaient appliquer par un de leurs camarades de détention une ligature teinte de sang sur le bras. Le lendemain, le médecin, persuadé que le malade avait été saigné, ne manquait pas de constater un mieux sensible et décrétait... qu'il fallait recommencer l'opération, à moins que le malade ne s'avisât d'aller beaucoup plus mal, ou de lui brûler la politesse en quittant cette vallée de larmes.

Enguchard et Naury, en raison de leur mentalité spéciale, devaient s'entendre et s'entendaient, en effet à merveille avec l'apothicaire Quinquet, dont nous n'avons pas encore esquissé la silhouette.

VI

C'est Quinquet qui, désolé de ne pas voir sa pharmacie garnie de bocaux et autres ustensiles, s'écriait, dans un accès de cynisme tranquille : « J'espère qu'on guillotinera quelques apothicaires, afin que rien n'y manque (1)! » Un confrère de Quinquet, Follope

tyran, dans des Mémoires soi-disant justificatifs, les crimes qu'on avait soi-même commis : témoin Carrier, Lebrun, André Dumont, etc. (Note de PROUSSINALLE, dans son *Hist. secrète du Tribunal révolutionnaire.*)

(1) « Dès les premiers instants de mon séjour à l'hospice, rapporte Paris de Lépinard, on s'était occupé de former une apothicairerie. Le hasard voulut un jour que je me trouvasse sur

fut — singulière coïncidence — guillotiné quelques jours après.

En sa qualité d'apothicaire de l'hospice de l'Evêché, Quinquet était tenu de se soumettre au règlement de cette infirmerie-prison. D'après ce règlement (1), le pharmacien devait se rendre dans les salles deux heures avant la visite du matin, pour administrer les médicaments prescrits la veille. Avec l'infirmier en chef, il devait veiller à ce que les malades prissent les remèdes qui leur avaient été prescrits.

« Le service de la pharmacie exigeant une activité continuelle, disait un autre article, la pharmacie ne sera jamais fermée; le pharmacien s'y trouvera toujours pendant les visites et distributions, et il restera constamment, et pendant vingt-quatre heures, un pharmacien en sous-ordre dans la pharmacie. »

Dans le cas où un médicament manquait, le phar-

l'escalier à peu de distance des officiers de santé, qui s'entretenaient de cet établissement. Quinquet, l'apothicaire de la maison, disait qu'il lui manquait encore beaucoup d'objets pour le perfectionner : « mais j'espère, ajouta-t-il, qu'on guillotinera « quelques apothicaires pour que rien n'y manque. » Ce bon mot fut accueilli par des éclats de rire. Je pris ma route vers le jardin, la tristesse sur le visage et les larmes aux yeux. Quelques détenus m'abordèrent, et me demandèrent le sujet de ma tristesse. Je leur fis part, en frémissant, de ce que je venais d'entendre, ils reculèrent d'horreur. » *Mémoires sur les Prisons*, t. I, p. 171.

(1) *Arch. nat.*, F15 601.

macien n'était point autorisé à lui en substituer un autre, sans en référer au médecin.

Il faut croire que Quinquet faisait fi du règlement, car on lui reproche de « s'ériger en officier de santé, de signer des rapports souvent dictés par la passion, enfin d'aller jusqu'à visiter les femmes enceintes d'un mois, six semaines, plus ou moins, qui n'en ont pas moins été conduites à la mort, quoique toute la médecine de tous les temps s'accorde à dire qu'il est impossible de prononcer un jugement certain sur la grossesse ou non grossesse d'une femme avant quatre mois et demi; une telle conduite dans la personne d'un homme qui n'a nulle connaissance dans cette partie ne peut être que le fruit du libertinage (1). »

Ce jugement, bien que peu indulgent, nous paraît mérité. Si Quinquet était « un homme instruit dans son art (2), sa moralité était pour le moins douteuse. »

Il est juste toutefois de reconnaître à la décharge de Quinquet et aussi d'Enguchard et de Naury, qu'ils ont eu le souci du régime des malades qui leur étaient confiés. Ils se plaignent à certain moment, que le vin qu'on distribue aux détenus est aigre, et « propre par conséquent à donner des *coliques* et la *diarrhée*, et à fournir la cause de tout plein de

---

(1) Lettre du sieur Ray, économe de l'hospice de l'Évêché à la Commission des Administrations civiles, police et tribunaux. (TUETEY, t. IV, pp. 143 et suiv.)

(2) Lettre de Rulin (*Arch. nat.*, F⁷ 3299¹⁹).

maladies en jetant le désordre dans l'estomac ».

L'inspecteur de santé des prisons s'émeut à son tour, devant les plaintes renouvelées des médecins. Il assiste à la visite et ne peut s'empêcher de constater qu'il a vu « beaucoup de malades attaqués de fièvres malignes, putrides, de rhumatismes goutteux, des catarrhes et peu de maladies chirurgicales ». Les traitements des uns et des autres lui ont paru « conformes à la saine pratique ».

Pendant la visite, les officiers de santé ont fait observer à l'inspecteur, « qu'ils ne pouvaient ordonner du vin aux malades qui en avaient besoin, vu sa mauvaise qualité ». Et l'inspecteur confesse que le vin, en effet, a « un goût acerbe, approchant de l'aigre (1). » Il en fait la remarque à l'économe, qui s'obstine à ne pas vouloir changer de fournisseur. C'est l'éternel conflit de l'administration et du service de santé !

Si le vin n'était pas potable, la nourriture était relativement abondante. On consommait, en moyenne, cent six livres de viande par jour, ce qui semblerait indiquer la ration d'une livre par personne; mais il y a de fortes raisons de présumer que les malheureux ne consommaient qu'une partie de la viande portée sur les états : une enquête, faite le 7 ventôse an III, nous révèle que, chaque matin, différentes personnes

---

(1) *Arch. nat.*, F⁷ 3229¹².

venaient à la cuisine de l'hospice acheter de la viande en fraude (1).

L'année précédente, un des officiers de santé de l'établissement, Bayard, avait été consulté, sur le régime qu'il conviendrait d'assigner à l'hospice national du tribunal révolutionnaire. Si l'on avait suivi à la lettre ses indications, nul n'aurait songé à se plaindre. Voici quel était, en effet, le menu proposé par le bienfaisant docteur : à dîner, le potage, le bouilli, avec une entrée soit de veau ou de mouton, ou de volailles, si le temps et les circonstances peuvent le permettre, ou des œufs.

Pour le soir, un rôti et un plat de légumes, comme épinards, chicorée, lentilles, haricots, pommes de terre, riz, et un peu de vin le matin, à midi et le soir; enfin toute autre espèce de légumes et de fruits que l'on pourra se procurer dans chaque saison.

On pouvait remplacer l'entrée du matin et le rôti du soir, quelquefois par du poisson, avec un plat de légumes toujours.

Avec cela, du bon potage pour les convalescents et les bien portants ; du bouillon léger pour les malades gravement atteints; des bouillons de veau pour des cas déterminés.

Le médecin Bayard était un brave homme dans toute l'acception du mot. Sa physionomie pleine de

(1) *Arch. nat.*, W 54 et 85 (LE GRAND, *op. cit.*, 24).

douceur appelait la confiance ; tous ses malades lui avaient voué une affectueuse gratitude.

Avant d'occuper son poste à l'hôpital de l'Évêché, il avait été chirurgien-major de la section de l'Indivisibilité, rue Louis, au Marais. Il avait dans l'hospice ce qu'on appelait un département, c'est-à-dire une salle de malades sous sa direction. Il faisait trois ou quatre visites de jour, et venait souvent à l'hôpital la nuit.

Son premier soin fut de défendre aux malades dont il était chargé de faire usage d'aucune drogue avant qu'il l'eût examinée. Quand un médicament qu'il jugeait nécessaire ne se trouvait pas à l'hospice, il l'achetait de ses propres deniers ; il n'y avait pas de jour qu'il ne rendît mille petits services aux détenus qui ne pouvaient communiquer au dehors.

À la suite d'une dénonciation ou de quelque louche manœuvre, il dut abandonner son poste, qu'il ne tarda pas à réintégrer. Il était, selon l'expression d'un de ceux qui avaient éprouvé ses bienfaits, « l'ange tutélaire des détenus (1). » Sa femme et ses filles le secondaient avec zèle, prodiguant aux prisonniers malades les soins les plus empressés.

En plusieurs circonstances, Bayard fit montre d'un rare courage. Souvent il refusa de livrer les victimes que le tribunal réclamait. Il s'y transportait lui-même, pour certifier leur malheureux état et

____

1. Paris de Lépinard. *l'Humanité méconnue*, p. 164-165.

l'impossibilité absolue où ils se trouvaient de présenter en personne leur défense.

On vient un jour pour enlever et conduire au tribunal le procureur de la commune de Sedan ; la civière était déjà près de son lit ; Bayard arrive à l'infirmerie, refuse de livrer son malade et s'écrie avec indignation : « Si l'on est si altéré de sang, qu'on verse le mien! »

Cette ferme attitude sauva le malade (1).

Bayard avait dans son service une femme enceinte, condamnée à mort ; après ses couches, pour dérober la mère à l'échafaud, le médecin cache l'enfant et continue à soigner la prévenue, comme si elle eût toujours été sur le point de devenir mère. Lorsque le brave médecin dut quitter l'hospice à la suite des intrigues de ses collègues (2), on s'aperçut de

(1) Voici comment Paris de Lépinard raconte l'épisode : « La municipalité de Sedan, composée de dix-sept pères de famille, ayant plus de quatre-vingts enfants, chétifs pour la plupart, fut guillotinée sans exception, le 10 prairial. Le procureur de la commune était à l'hospice ; on l'envoya chercher cinq fois de suite. La civière était devant son lit, la dernière fois, pour le porter à l'échafaud ; Bayard survint, refusa de livrer son malade, et dans le pourparler, il s'écria : « Si l'on est si altéré de sang, qu'on me guillotine moi-même ! » Le citoyen dont il s'agissait se nomme Veyrier, il est actuellement en liberté. J'ai vécu longtemps avec lui, nous nous sommes voué une amitié réciproque. » PARIS DE LÉPINARD, op. cit., p. 166-7.

(2) « ... Enguehard et Naury se liguèrent bientôt pour faire

la supercherie. Une infirmière se chargea de la
dénoncer : la malheureuse mère fut conduite à la
guillotine (1).

VII

Bayard était d'avis que le service d'infirmier fût
confié exclusivement à des femmes, « qui mettent
toujours auprès des malades plus d'attention, de
douceurs et de soins ». On évitera par ce moyen,
ajoutait-il, « d'avoir à faire à des sangsues, fripons
et ivrognes, dont le service est aussi dur et insolent
que désagréable (2). »

La manière dont se conduisaient les hommes chargés de ce service justifiait cette opinion : sur dix
d'entre eux, engagés du 18 au 30 ventôse, il n'y en
avait qu'un seul qui eût auparavant rempli cet emploi ;
les autres avaient exercé les professions les plus
diverses : on retrouve là un tailleur, un éventailliste,

éliminer Bayard, dont l'humanité contrastait si fort avec leur
barbarie. Ils s'associèrent à cet effet l'apothicaire Quinquet,
autre jacobin à face jésuitique, bien digne de figurer dans ce
sanguinaire triumvirat. La grande cause de leur haine contre
Bayard était l'attention qu'ils lui voyaient prendre à ce que
ses malades ne se gorgeassent point de drogues avant qu'il
les eût examinées. » PARIS DE L'ÉPINARD. op. cit., p. 166.

(1) CAMPARDON, *Hist. du Tribunal révolutionnaire*, t. I, p. 409.

(2) *Arch. nat.*, W. 154 et F¹⁶ 601.

un restaurateur, un cuisinier — et un volontaire réformé (1).

Bayard ne devait pas rester longtemps à l'hospice de l'Évêché; il ne tarda pas à être remplacé par Enguchard, dont on n'a pas oublié les tristes exploits. Aussitôt, — c'est un témoin *de visu* (2) qui l'assure, — les horreurs se renouvellent, « les cadavres sont à chaque instant promenés dans les salles, les civières reparaissent ; les moribonds sont emportés sans pudeur et sans pitié à l'échafaud ; les femmes enceintes, ou accouchées depuis quelques heures, sont traînées au tribunal ; la ciguë et le poison sont distribués largement. »

Cette accusation d'empoisonnement ne doit être acceptée que sous les plus expresses réserves. Il est à supposer que le narrateur se sera laissé entraîner par la fougue de son imagination. Il ne nous cite qu'un exemple à l'appui de ses dires, et qui est loin d'être concluant. Un certain Blamont, « fourrier d'un bataillon en garnison à Landrècies », était atteint d'une affection des plus graves. On lui avait appliqué des vésicatoires, qui n'avaient pas produit grand effet. Le malade va se plaindre à l'officier de santé qui, sur-le-champ, lui fait administrer une potion, qui le rejeta « dans les convulsions de la mort ». Dévoré par une

1 Le Grand, *op. cit.*, p. 20.
(2) Paris de Lépinard, *op. cit.*

soif ardente, le malheureux mit « à contribution toutes les cruches de tisane » qu'il put se procurer. Il en réchappa néanmoins et se rétablit peu après. Rien ne prouve, à tout prendre, que la potion ait contribué à aggraver le mal.

Passe encore d'accuser ces médicastres d'impéritie, mais de là à les traiter d'assassins, sans autres preuves, il y a un pas à franchir. Confondre dans la même réprobation un homme comme Bayard avec un Naury ou un Enguehard, serait tout aussi injuste.

Un autre chirurgien qui a moins fait parler de lui que Bayard était attaché à l'Hôtel-Dieu depuis sept ans, quand il fut adjoint à ses collègues de l'Évêché. Nous manquons de renseignements précis sur le citoyen Giraud ; nous savons seulement qu'il avait travaillé sous Desault, qui le tenait en grande estime (1). Giraud était plus spécialement préposé au traitement chirurgical des détenus de l'hospice. Il fut relevé de ses fonctions le 5 frimaire an III ; l'hospice ne contenait plus, à cette date, qu'un petit nombre de malades, et le rôle du chirurgien devenait superflu. Il fut remplacé, trois jours plus tard, par le fils d'un chirurgien de Lyon, l'officier de santé de 3ᵉ classe Cartier, qui avait fait l'intérim d'un officier de santé, à la Salpêtrière, pendant trois mois.

1) *Arch. nat.*, F⁷ 3299¹⁵ TUETEY, IV, p. 149.

VIII

L'hospice du tribunal révolutionnaire ne pouvait longtemps survivre à la juridiction d'exception dont il était l'émanation directe.

Quelques jours après le 9 thermidor, le citoyen Grandpré se rendait à l'hospice de l'Évêché et annonçait aux détenus qu'ils ne tarderaient pas à revoir la lumière du jour. Cette heureuse issue ne devait pas se produire aussi vite qu'il l'avait laissé espérer, et qu'il l'avait, de bonne foi, escomptée. Ce n'est que le 22 fructidor an II qu'il fut décrété (1 que « la totalité de la maison ci-devant dite de l'Archevêché devait être employée à l'usage du grand hospice d'Humanité », c'est-à-dire l'Hôtel-Dieu. C'était la suppression pure et simple de l'hospice-prison dont nous avons tenté de faire l'historique.

Le 5 nivôse, l'architecte de l'Hôtel-Dieu dressait un plan pour la construction d'un hospice sur l'emplacement de l'Évêché .2., et la Commission des secours publics faisait connaître les raisons qui motivaient la disparition de l'hospice du tribunal révolutionnaire : raisons d'économie surtout, la journée de malade dans cet hospice ne revenant pas à moins de

1 *Procès-verbaux de la Convention*. 22 fructidor an II.
2 *Archives de la Seine*. N° 1209 LE GRAND. *op. cit.*, p. 40.

« quarante à cinquante sous, pour la nourriture seulement, ce qui donne plus du double de la dépense des infirmeries des autres maisons. » En conséquence, on proposait de transférer les malades de l'infirmerie de l'Évêché dans celle de la maison Égalité ci-devant le Plessis, et de réunir l'ancien hôpital-prison à l'hospice d'Humanité (Hôtel-Dieu) (1).

Après un échange de vues entre la Commission des secours publics et celle des administrations civiles, ordre était donné de transférer aux infirmeries du Plessis les soixante-cinq détenus qui étaient encore à l'hospice de l'Évêché, malgré les protestations des officiers de santé de cet hospice, qui demandaient la conservation de l'édifice avec son appropriation actuelle (2).

Le lendemain, des chariots, fiacres, brancards et chaises à porteurs servaient à transporter les malades de l'Évêché à leur nouvelle destination (3).

Ainsi disparut cet établissement unique en son genre, dont l'histoire, généralement ignorée, nous a paru mériter d'être mise au jour.

(1) Tuetey, IV, p. 172-3.
(2) *Arch. Nat.*, AF II 41, fol. 43.
(3) *Idem*, F7 4799.

POSTFACE

Avant d'apposer le mot FIN au bas de cette page, un devoir nous incombe, auquel nous ne faillirons pas : celui de remercier tous ceux qui nous ont si libéralement communiqué des renseignements ou documents, et dont nous avons pu oublier de citer le nom au cours de cet ouvrage.

Une mention particulière est due à M. le professeur R. Blanchard, de l'Académie de Médecine, à l'obligeance duquel nous sommes redevable du Mandement relatif à la publication de « l'Edit du Roi Henry II, contre les femmes et filles qui recèlent leur grossesse. »

Nous remercions également M. Noël Charavay, auprès de qui les historiens sont toujours certains de trouver un sympathique accueil; M. Raoul Bonnet et M. A. Voisin, qui nous ont confié avec tant d'empressement les pièces de leur collection qui pouvaient nous être de quelque utilité.

Enfin, nous n'aurions garde d'oublier que c'est grâce à M. Dumont, le très érudit libraire, que nous avons pu enrichir ce livre de la plupart des gravures qui l'illustrent et qui contribuent dans une large mesure à en rehausser l'intérêt.

TABLE DES CHAPITRES

19-2-06 — Tours, Imp. E. Arrault et Cie.

TABLE DES GRAVURES